АШТАНГА ЙОГА

Перша Серія

АШТАНГА ЙОГА

Перша Серія

Грегор Маеле

Kaivalya Publications
Переклад: Інна Салямон

Опубліковано видавництвом Kaivalya Publications
A/c 181
Краббс-Крік (Crabbes Creek), NSW 2483, Австралія
© Грегор Маеле 2025 Ця книга захищена авторським правом. За винятком добросовісного використання з метою приватного вивчення, дослідження, критики або огляду, як це дозволено Законом про авторське право, жодна частина не може бути відтворена будь-яким способом без письмового дозволу автора.

Перше англомовне видання 2006 року під назвою "Практика та філософія Аштанга Йоги"
Видання італійською, французькою, німецькою та українською мовами у 2-х томах
Том 1 - Перша Серія
Том 2 – Йога Сутри

Переклад: Інна Салямон

ISBN: 978-1-7635825-5-2

Було зроблено все можливе, щоб зв'язатися з власниками авторських прав на цитовані матеріали, але не в усіх випадках це виявилося можливим.

Ця книга не замінює медичної консультації та інструктажу кваліфікованого вчителя. Перед початком занять зверніться за порадою до лікаря, а потім вивчайте йогу під особистим наглядом. Автор і видавець не несуть жодної відповідальності за травми або інші збитки, отримані в результаті виконання вправ, описаних у цій книзі.

Обкладинка: Грегор Маеле та Моніка Гаучі виконують Каундіньясану, позу, присвячену мудрецю Каундіньї, автору коментаря до "Пашупата Сутрі" Лакуліші.

Першому і найголовнішому з усіх вчителів, який був відомий під різними іменами, такими як Брахман, Дао, Пан і Мати, і який, після того, як всі імена залишилися позаду, все ще існує як незбагненна, світла, жива, мовчазна, безмежна порожнеча в моєму серці.

Запрошення

Ом
Ванде ґурунам чаранаравінде
Сандарашіта сватма сукхавабодхе
Нішріясе джанґалікаямане
Самсара халахала мохашантьяй
Абаху пурушакарам
Шандха чакрасі дхарінам
Сахасра шірасам шветам
Пранамамі Патанджалі

Ом
Я вклоняюся лотосовим стопам Вчителів
Які відкривають щастя самореалізації;
Які, як лікар у джунглях, усувають оману,
Спричинену великою отрутою зумовленого існування.
Патанджалі, який (представляючи змію нескінченності)
має тисячі білих, променистих голів,
який у людській подобі тримає в руках мушлю (що представляє звук),
диск (що символізує світло) і меч (що символізує здатність розрізняти),
Я падаю ниць.

Примітка

Важливо вивчати Аштанга Йогу за традиційною методикою, згідно з якою наступна поза додається лише тоді, коли учень добре засвоїв попередню. Таким чином можна уникнути надмірних навантажень, втоми та небажаних побічних ефектів. Рівень володіння позою може оцінити лише кваліфікований викладач.

Неможливо переоцінити важливість вивчення методу під керівництвом кваліфікованого вчителя. Неможливо вивчати йогу за книгою чи відео, тому що ці носії не можуть забезпечити зворотній зв'язок, коли учень погано виконує асану. У такому випадку користь від практики буде незначною або взагалі відсутня, і навпаки, може бути завдана шкода.

ЗМІСТ

Передмова..xiii
ПОДЯКИ xv

ВСТУП..1
   Частина 1..19
   Дихання. 19
   Банди 26
   Дріщті 33
   Віньяса 36
   Віньяса рахунок...40
АСАНИ..45
   Назви асан 45
   Йогічний підхід 46
   Постава - це стійкість і легкість. 46
   Дія і протидія / позиція і контрпозиція 47
   Як розтягуватися 49
   Повна Віньяса проти Половинної Віньяси 50
   Температура 51
   Самастхіті 54
   Сур'я Намаскара А 61
   Сур'я Намаскара Б 78
   Падангуштасана 89
   Пада Хастасана 92
   Уттіта Тріконасана 96
   Паріврта Тріконасана 104
   Уттіта Паршваконасана 108
   Паріврта Паршваконасана 113
   Прасаріта Падоттанасана А................................117
   Прасаріта Падоттанасана **Б** 120
   Прасаріта Падоттанасана В 121
   Прасаріта Падоттанасана Г 122
   Паршвоттанасана 124
   Уттіта Хаста Падангуштасана 126
   Ардха Баддха Падмоттанасана 133
   Уткатасана..144
   Вірабхадрасана А..148
   Вірабхадрасана Б 150

Пашімоттанасана 154
Пурвоттанасана 173
Ардха Баддха Падма Пашімоттанасана 176
Тріанг Мукха Екапада Пашімоттанасана 184
Януширшасана А 190
Януширшасана Б 195
Януширшасана В 198
Маріч'ясана А 202
Маріч'ясана Б 205
Маріч'ясана В 209
Маріч'ясана Г 212
Навасана 216
Бхуджапідасана 219
Курмасана 225
Гарбха Піндасана 233
Куккутасана 241
Баддха Конасана 244
Упавішта Конасана 250
Супта Конасана 254
Супта Падангуштасана 257
Убхайя Падангуштасана 263
Урдхва Мукха Пашімоттанасана 266
Сету Бандасана 268
Урдхва Дханурасана 272
Пашімоттанасана 282
Сарвангасана 284
Халасана 286
Карнапідасана 288
Урдхва Падмасана 288
Піндасана 290
Матсьясана 291
Уттана Падасана 292
Ширшасана 293
Падмасана 302
Шавасана 311

Глосарій 316
Бібліографія 329

Передмова.

У 3102 році до н.е. імператор Юдгіштхіра відійшов від справ і очікував смерті Крішни та початку темної епохи (Калі Юги). Через зростаючий матеріалізм і корупцію тієї епохи стародавні мудреці (*ріші*) відійшли в ущелини Гімалаїв.

Однак, як зазначає ведичний вчитель Девід Фроулі, *ріші* не зникли повністю: вони спостерігають за людством на відстані. Від нас залежить, чи стане можливим їхнє повернення, а разом з ними і значної частини знань, мудрості та інтелекту людства. Спільними зусиллями ми повинні спробувати розпочати новий золотий вік (Сатья Юга).

Ця книга - спроба відродити давню *дхарму* і зіграти свою роль у відновленні слави йоги, яку вона колись мала.

Нехай всі істоти відчують те, що є сприятливим.

Грегор Маеле
Перт, Австралія
Дев'ятий день світлого двотижневика в місячній оселі Пхалгуні, 5108 рік Калі Юги

Подяки

Висловлюю подяку всім наступним особам:

Вчителям, які вплинули на мою роботу -

Йогасана Вішарада Шрі Крішна Паттабхі Джойс з Майсура, який навчив мене цьому методу, який він отримав від свого вчителя Шрі Тірумалая Крішнамачарі. Без роботи К. Паттабхі Джойса Аштанга Віньяса Йога була б втрачена. Всі сучасні практики Аштанга Йоги прямо чи опосередковано отримують користь від його вчення.

Йога Шастра Пундіта Шрі Б.Н.С. Айенгар з Майсура, учень Т. Крішнамачар'ї та К. Паттабхі Джойса, який навчав мене філософії йоги.

Шрі А.Г. Мохан, учень Т. Крішнамачар'ї, який відповів на мої останні запитання щодо Йога Сутр.

Моїй дружині, Моніці Гаучі, за те, що пройшла цей шлях йоги разом зі мною, за те, що заохочувала мене продовжувати цей проект у моменти сумнівів, за надання цінної інформації для розділу практики і за те, що була моделлю на фотографіях асан.

А також -

Стів Денс - графічні ілюстрації та дизайн обкладинки

Адріан Кат - фотографія

Інні Салямон - за переклад та редагування українського видання

Наступним видавцям та авторам, які надали дозвіл на публікацію
використання їхнього матеріалу:
Адвайта Ашрама, Калькутта
Шрі Рамакрішна Матх, Ченнаї
Хохм Прес, Прескотт, Арізона
Шрі А.Г. Мохан, Ченнаї
Мотілал Банарсідасс, Делі
Монастир Капіл Мат, Мадхупур

Нарешті, дякую всім у 8лімбс Аштанга Йога в Перті, Австралія, за їхню роботу протягом більш ніж двох років, коли я займався написанням цього тексту.

ВСТУП

Під час навчальної поїздки до Дослідницького Інституту Аштанга Йоги в Майсурі в 1996 році я запитав майстра Аштанги К. Паттабхі Джойса про значення різних священних писань для методу Аштанга Віньяса. Зі словами "Це Йога Патанджалі", він вказав, що текстом першорядної важливості для цієї школи є *Йога Сутри*, складені древнім провидцем Патанджалі. Він сказав, що це складний текст, і тільки щире вивчення може привести до розуміння. Він закликав мене до щоденного вивчення *Йога Сутри* протягом тривалого часу. Поєднання цих занять зі щоденною практикою Аштанга Віньяси привело мене до усвідомлення того, що *Йога Сутри* і метод *віньяса* насправді є лише двома сторонами однієї медалі.

Це центральна тема цієї книги. Для того, щоб практика йоги була успішною, не можна відокремлювати практику від філософії. Дійсно, нові підходи до практики завжди виходили з філософії, в той час як практика готує інтелект до філософії. Насправді, *Йога Сутри* припускають що філософське дослідження - *свадхьяя*, або *вічара*, як називає його Шанкара - саме по собі є формою практики і невід'ємною складовою шляху до свободи.

Ця книга присвячена об'єднанню цих двох аспектів і відновленню того, що історично було єдиною системою, втраченою з плином часу.

Повторне відкриття системи Аштанга Віньяса

Уявлення про те, що *Йога Сутри* і система *віньяса* є двома сторонами однієї медалі, було сильно присутнє з самого початку сучасної лінії Аштанга Йоги. К.П. Джойс отримав метод *віньяси* від свого вчителя, Т. Крішнамачар'ї; вчитель самого Крішнамачар'ї, Рамамохан Брахмачарі, доручив йому розшукати те, що вважалося останньою збереженою копією невловимого писання, *Йога Корунта*, яке, як вважається, було складено древнім провидцем Ваманою.

Згідно з біографією Крішнамачар'ї,[1] *Йога Корунта* містила не лише систему віньяси, але й *Йога Сутри* Патанджалі та коментар до них, *Йога Бгаш'я*, складений Ріші Вьясою. Вони були об'єднані в одному томі. З цього видно, що в давнину те, що сьогодні вважається двома системами, які лише мають однакову назву - а саме Аштанга Йога Патанджалі та Аштанга Віньяса Йога Ріші Вамана - насправді було однією.

Ми бачимо тут також ідею про те, що йогічна філософія викладається разом з практикою. Практика асан (поз) сама по собі становить небезпеку. За словами К.П. Джойса, "Часткові методи йоги, що не відповідають їх внутрішньому призначенню, можуть створити навколо серця "шість ворогів" (бажання, гнів, жадібність, ілюзії, пристрасть і заздрість). Повна система Аштанги, що практикується з відданістю, веде до свободи в серці".[2]

---

[1] Krishnamacharya the Purnacharya, Krishnamacharya Yoga Mandiram, Chennai
[2] The Yoga Journal, Сан-Франциско, листопад/грудень 1995

Сьогодні, однак, ми знаходимося в ситуації, коли, з одного боку, є вчені, які намагаються зрозуміти *Йога Сутри*, не знаючи їх практик, а з іншого боку, є багато практиків Аштанга Віньяси, які є авторитетними в практиці, але не знають філософії своєї системи. Обидва аспекти, що практикуються разом, зроблять практику легкою, тому що ми знаємо, куди вона веде і як ми туди потрапляємо. Без цілеспрямованої практики філософія може перетворитися на просту теорію. Закріпившись у практиці, ми швидко засвоїмо філософію і досягнемо вищого рівня йоги.

Актуальність Аштанга Йоги сьогодні

Я не стверджую, що Віньяса Йога є єдиною формою Йоги Патанджалі. Це було б абсурдно. Однак це одна з автентичних репрезентацій сутри Патанджалі, яка все ще жива.

Ця система є цінною - і актуальною - сьогодні, тому що вона була задумана древнім провидцем Ваманою, автором *Йога Корунти*, спеціально для домогосподарів (ґріхастів). Домогосподар - це той, хто має роботу і сім'ю, живе і працює в суспільстві, на відміну від ченця, відлюдника або аскета (санньясі). Деякі форми йоги призначені для відлюдників, які не мають соціальної відповідальності і тому можуть займатися медитацією цілими днями.

Однак, бути відлюдником чи аскетом ніколи не було вимогою для занять йогою. Як пояснює *Бгаґавад Ґіта*, "Той, хто зовні виконує свої соціальні обов'язки, але внутрішньо залишається вільним, є йогом".³ Якби всі перестали виконувати свої соціальні обов'язки, продовжує текст,⁴ цей світ був би зруйнований зі зрозумілих причин. Тож не варто засмучуватися, якщо відповідальність за інших заважає нам приділяти більше часу своїй практиці, адже виконання обов'язку - це і є практика. Але важливо те, як ми практикуємо. Як ми витрачаємо дорогоцінний час, який можемо присвятити практиці?

Коли Т. Крішнамачарья завершив навчання, його вчитель, Р. Брахмачарі, запропонував йому одружитися, завести сім'ю і навчати йоги городян. Це стало несподіванкою для юнака: маючи таку високу підготовку, він міг би стати великим вченим або настоятелем монастиря. Але як вчитель йоги для міських жителів він мав би дуже низький соціальний статус.

Брахмачарі порадив Крішнамачар'ї вивчати *Йога Корунту*, бо знав, що це найкраще підготує його до навчання домогосподарів. Віньяса Йога, описана в цьому тексті, була ідеальною формою Йоги Патанджалі для домогосподарів, оскільки вона вимагала лише близько двох годин практики на день.

Вісім щаблів йоги, і як вони працюють разом

Згідно з Патанджалі, існує вісім "щаблів (гілок)" йоги. Як вони працюють разом, можна зрозуміти з наступної історії:

---

3 *Бгаґавад Ґіта* III.7
4 *Бгаґавад Ґіта* III.24

Одного разу в країні, де жив несправедливий король, щасливо жила пара. Король позаздрив їхньому щастю і кинув чоловіка у в'язничну вежу. Коли його дружина прийшла вночі до вежі, щоб втішити його, чоловік гукнув до неї, щоб вона повернулася наступної ночі з шовковою ниткою, міцною ниткою, шнуром, мотузкою, жуком і медом. Хоч і спантеличена таким проханням, дружина повернулася наступного вечора з усіма речами. Тоді чоловік попросив її прив'язати шовкову нитку до жука і намазати його вусики медом. Потім вона повинна була покласти жука на стіну вежі головою догори. Відчувши запах меду, жук почав лізти вгору вежею, сподіваючись знайти більше меду, тягнучи за собою шовкову нитку. Коли він досяг вершини вежі, чоловік схопив шовкову нитку і покликав свою дружину, щоб вона прив'язала міцну нитку до іншого кінця. Потягнувши міцну нитку вгору, він закріпив її і наказав їй прив'язати шнур до іншого кінця. Як тільки він отримав шнур, решта відбулася швидко. Прив'язавши мотузку до шнура, він підтягнув його вгору, закріпив один кінець і, спустившись вниз, вирвався на свободу.

Подружжя, звісно ж, йоги. Тюремна вежа уособлює обумовлене існування. Шовкова нитка символізує очищення тіла через асану. Міцна нитка символізує *пранаяму*, затримку дихання, шнур - медитацію, а мотузка - *самадхі*, стан чистого буття. Коли цю мотузку утримують, можливе звільнення від обумовленого існування.

Вісім щаблів йоги Патанджалі пов'язані з практикою Аштанга Віньяси таким чином:

Перший щабель складається з набору етичних норм, які забезпечують гармонійну взаємодію йога з навколишнім суспільством. Етичні заповіді: не завдавати шкоди іншим, бути правдивим, не красти, вступати в статеві стосунки тільки з партнером і утримуватися від жадібності.

Другий щабель складається з обітниць, які гарантують, що тіло і розум не будуть забруднені після того, як вони були очищені. Очищення в йозі не має нічого спільного з пуританізмом. Воно радше стосується "забрудненості" тіла і розуму. "Забрудненість" - це схильність тіла/розуму приймати умовності або штампи з навколишнього середовища. Дотримання обітниць - це фізична і ментальна чистота, вдоволеність, простота, вивчення священних текстів і прийняття існування Верховної Істоти. Перші дві складові спочатку впроваджуються ззовні, і вони формують платформу, з якої починається практика. Після того, як ми утвердимося в йозі, вони стають нашою другою природою: вони з'являться природним чином.

Третій щабель - це *асана*. Багато перешкод на шляху до пізнання своєї справжньої природи проявляються в тілі, наприклад, хвороби, млявість і тупість. Тіло глибоко впливає на роботу розуму та інтелекту, а якщо воно знаходиться в поганому стані, то й заважає їм. Завдяки практиці *асан* йоги тіло стає "сильним і легким, як тіло лева", за висловом Шрі К. Паттабхі Джойса. Тільки тоді воно стане ідеальним засобом на шляху йоги.

Як пояснюють Йога Сутри,5 кожна думка, емоція і досвід залишають підсвідомий відбиток (*самскара*) у свідомості. Ці відбитки визначають, ким ми будемо в майбутньому. Згідно з *Бгад Араньяка Упанішад*, доки не досягнуто звільнення, душа, подібно до гусениці, яка тягнеться з однієї травинки на іншу, силою своїх вражень у цьому житті, буде тягнутися і тягнутися до нового тіла в новому житті.

Це означає, що тіло, яке ми маємо сьогодні, є нічим іншим, як накопиченням наших минулих думок, емоцій і дій. Фактично, наше тіло - це викристалізована історія наших минулих думок. Це потрібно глибоко розуміти і споглядати. Це означає, що *асана* - це метод, який звільняє нас від минулої обумовленості, що зберігається в тілі, щоб прибути в теперішній момент. Варто зазначити, що насильницька практика лише накладе новий шар підсвідомих відбитків, заснованих на стражданнях і болю. Це також посилить ідентифікацію з тілом. В йозі ототожнення з чимось непостійним називається невіглаством (*авідья*).

Спочатку це може звучати досить абстрактно, але всі, хто бачив смерть близької людини, пам'ятають глибоке розуміння того, що після смерті тіло виглядає просто як порожня оболонка, що залишилася після неї. Оскільки тіло є нашим транспортним засобом і сховищем нашого минулого, ми хочемо практикувати *асану* до такої міри,

---

5 *Йога Сутра* II.12

щоб воно служило нам добре, одночасно вивільняючи і відпускаючи минуле, яке зберігається в ньому.

Йога - це середній шлях між двома крайнощами. З одного боку, ми можемо впасти в крайнощі фанатичної практики і прагнення до ідеалу, заперечуючи реальність теперішнього моменту. Проблема з цим полягає в тому, що ми завжди ставимося до себе лише як до тих, ким хочемо стати в майбутньому, а не як до тих, ким ми є зараз. Іншу крайність відстоюють деякі школи психотерапії, які зосереджуються на висвітленні минулих травм. Якщо ми так робимо, ці травми можуть посилити свій вплив на нас, і ми будемо ставитися до себе так само, як і в минулому, визначаючи себе "тим, що буде" і "процесом, через який ми проходимо". *Асана* - це запрошення попрощатися з цими крайнощами і прийти до істини теперішнього моменту.

Як минулі емоції, думки та враження проявляються в тілі? Деякі студенти йоги відчувають багато гніву, коли починають нахилятися вперед. Це пов'язано з тим, що минулий гнів зберігається в підколінних сухожиллях. Якщо ми свідомо відпустимо гнів, емоція зникне. Якщо ні, то вона проявиться в іншій формі, можливо, як акт агресії або як хронічна хвороба. Інші студенти відчувають, що їм хочеться плакати після інтенсивного прогинання спини. Емоційний біль зберігається в грудях, де він функціонує як броня, застигаючи навколо серця. Ця броня може розчинитися під час прогинання спини. Якщо відпустити цю броню, настає відчуття величезного полегшення, яке іноді супроводжується плачем.

Надмірна ригідність може бути пов'язана з ментальною ригідністю або нездатністю дозволити собі перенестися в невідомі ситуації. Надмірна гнучкість, з іншого боку, може бути пов'язана з нездатністю зайняти певну життєву позицію і встановити межі. У цьому випадку практика *асан* повинна бути більш силовою, щоб створити баланс і навчитися протистояти розтягуванню в невідповідних місцях. *Асана* запрошує нас визнати минуле і відпустити його. Це, в свою чергу, перенесе нас у теперішній момент і дозволить відпустити обмежувальні концепції, такі як те, ким ми себе вважаємо.

Четвертий щабель - це *пранаяма*. *Прана* - це життєва сила, яку також називають внутрішнім диханням; *пранаяма* означає розширення *прани*. Йоги виявили, що пульсація або коливання *прани* відбувається одночасно з рухами розуму (*читта вртті*). Практика *пранаями* полягає у вивченні та тренуванні дихання до такої міри, щоб воно стало спокійним і не збуджувало розум.

У системі *віньяса пранаяма* практикується за допомогою дихання *уджайі*. Злегка стискаючи голосову щілину, дихання розтягується надовго. Ми вчимося дозволяти рухам слідувати за диханням, що в кінцевому підсумку призводить до того, що тіло без зусиль катається на хвилях дихання. У цей момент вже не ми рухаємо тілом, а сила *прани*. Ми стаємо здатними дихати в усі частини тіла, що еквівалентно рівномірному поширенню прани по всьому тілу. Це і є *аяма* - розширення дихання.

П'ятий щабель - *пратьяхара* – утримання відчуттів. В "*Майтрі Упанішаді*" сказано, що якщо людина зациклюється на чуттєвих об'єктах, то розум підживлюється, що призводить до омани і страждань.⁶ Якщо ж паливо чуттів утримується, то, подібно до вогню, який згасає без палива, розум знову поглинається своїм джерелом - серцем. "Серце" в йозі - це метафора не емоцій, а нашого центру, який є свідомістю або "Я".

У Віньяса Йозі відхід від почуттів практикується через *дрішті* - фокусну точку. Замість того, щоб озиратися навколо під час виконання асани, що призводить до виведення почуттів назовні, ми залишаємося внутрішньо зосередженими, спрямовуючи свій погляд у визначені місця. Слух поглинається, прислухаючись до звуку дихання, який в той же час дає нам зворотній зв'язок про якість виконання асани. Утримуючи нашу увагу від розсіювання, ми розвиваємо те, що тантрична філософія називає центром (*мадх'я*). Розвиваючи центр, розум врешті-решт призупиняється, а прана, яка є проявом жіночого аспекту творіння, Богині або Шакті, перестає коливатися. Тоді розпізнається стан божественної свідомості (*бгайрава*).⁷

Шостий щабель - *дхарана* - концентрація. Якщо ви пробували медитувати на порожньому просторі між двома думками, то знаєте, що розум має тенденцію прив'язуватися до наступної думки, яка виникає. Оскільки всі об'єкти мають форму, а суб'єкт-свідок - свідомість - безформний, він має тенденцію не помічати її. Потрібна велика зосередженість, щоб продовжувати спостерігати за свідомістю, коли є можливість відволіктися.

---

6 *Майтрі Упанішада* VI.35
7 *Віджнянабгайрава*, пер. і прим. Джайдева Сінгх, Мотілал Банарсідасс, Делі, 1979, с. 23

Практика концентрації, таким чином, є передумовою і підготовкою до власне медитації. Тренування концентрації дозволяє нам залишатися зосередженими на будь-якому обраному об'єкті. Спочатку обираються прості об'єкти, які, в свою чергу, готують нас до передостаннього "об'єкту" - безформної свідомості, яка є нічим іншим, як чистим усвідомленням.

Концентрація у Віньяса Йозі практикується шляхом зосередження на бандах. На зовнішньому рівні увага зосереджується на *Мула* та *Уддіяна Бандах* (тазові та нижньочеревні замки), але на внутрішньому рівні - на поєднанні рухів, дихання та усвідомлення (*банда* = зв'язок). Щоб досягти цього зв'язку, ми повинні відпустити бета-хвилі мозку, які зазвичай супроводжують концентрацію. Натомість ми повинні перейти до альфа-моделі, яка уможливлює одночасне зосередження і призводить до одночасного усвідомлення всього, або буття в цьому моменті, що є медитацією.

Сьомий щабель - це *дхьяна* - медитація. Медитація означає відпочинок, без впливу, між крайнощами розуму і раптом просто "бути" замість "ставати". Різниця між цією та попередньою стадіями полягає в тому, що при концентрації відбувається свідоме зусилля, спрямоване на виключення всіх думок, які не мають відношення до обраного нами об'єкту. У медитації відбувається постійний потік вражень від об'єкта і усвідомлення, спрямований на об'єкт, без будь-яких зусиль волі. Типовими об'єктами медитації є серцевий лотос, внутрішній звук, дихання, відчуття Я, процес сприйняття та інтелект, божество медитації (*іштадевата*) або Верховна Істота.

У Віньяса Йозі медитація починається тоді, коли не ми виконуємо практику, а нас виконують або рухають. У цей момент ми усвідомлюємо, що, оскільки ми можемо спостерігати за тілом, ми не є тілом, а глибинною сутністю-свідком. Практика *віньяси* - це постійний прихід і відхід поз, постійна зміна форми, за яку ми ніколи не тримаємося. Вона сама по собі є медитацією на непостійність. Коли ми приходимо до усвідомлення того, що все, що ми знали до цього часу - світ, тіло, розум і практика - піддаються постійним змінам, ми приходимо до медитації на інтелект (*буддхі*).

Медитація, однак, відбувається не тільки в *дхьяні*, а на всіх етапах практики. По суті, система Аштанга Віньяса - це медитація в русі. Спочатку ми медитуємо на положенні тіла в просторі, тобто на *асану*. Потім ми медитуємо на життєву силу, що рухає тілом - це *пранаяма*. Наступним етапом є медитація на органи чуття через *дрішті* та слухання дихання, тобто *пратьяхара*. Медитація на об'єднанні всіх аспектів практики - це концентрація (*дхарана*).

Восьмий щабель, *самадхі*, буває двох видів - об'єктивне і безоб'єктивне. Об'єктивне самадхі - це коли розум вперше, подібно до прозорої коштовності, вірно відображає те, на що він спрямований, а не просто створює чергову симуляцію реальності.[8] Іншими словами, розум прояснюється до такої міри, що зовсім не змінює чуттєвий вхід. Щоб відчути це, ми повинні "звільнитися від умовностей" настільки, щоб відпустити всі обмежувальні та негативні програми минулого. Патанджалі каже:

---

8 *Йога Сутра* I.41

"Пам'ять очищується, немов звільняється від власної форми".⁹ Тоді все, що можна знати про об'єкт, відомо.

Безоб'єктне *самадхі* - це найвища форма йоги. Його виникнення не залежить від об'єкта, а навпаки, розкривається суб'єкт-свідок або усвідомлення, яке є нашою справжньою природою. У цьому *самадхі* хвилі думки призупиняються, що призводить до пізнання того, що було завжди: свідомості або божественного "я". Цей остаточний стан є поза межами досягнення, поза межами дій, поза межами практики. Це стан чистого екстатичного буття, який описується терміном *кайвалья* - стан, в якому існує повна свобода і незалежність від будь-якої зовнішньої стимуляції.

У фізичних дисциплінах йоги *самадхі* досягається шляхом призупинення крайнощів сонячного (*пінгала*) і місячного (*іда*) розуму. Цей стан виникає, коли внутрішнє дихання (*прана*) входить у центральний канал (*сушумна*). Тоді істина або глибинна реальність раптово спалахує.

Чому традиційна практика все ще застосовується

Одного разу селянин звернувся до мудреця Рамакрішни з такою промовою: "Я простий селянин. Будь ласка, дай мені одним реченням метод, за допомогою якого я можу досягти щастя". Рамакрішна відповів: "Цілком прийми той факт, що ти є машиною, якою керує Бог". Це потрібно глибоко усвідомити. Саме через віру в те, що люди мають вільну волю, виникає его; а воно, в свою чергу, породжує

---

9 *Йога Сутра* I.43, цит. за *Йога Сутрами Патанджалі*, пер. К. Чаппел, Шрі Сатґуру Паблікейшнз, Делі, 1990, с. 53

страждання. У *Бгаґавад Ґіті* Пан Крішна каже: "Усі дії в усіх випадках здійснюються *ґунами* (якостями) *пракрті* (природи). Той, чий розум введений в оману егоїзмом, вважає, що Я - виконавець".[10]

Це означає, що весь космос, включаючи наш комплекс тіло-розум, є несвідомою машиною, якою керує Бог. Наше "я", яке є чистою свідомістю, вічно бездіяльне. Воно лише спостерігає.

Відмова від ідеї, що саме ми діємо, відображена в *Йога Сутрі*, де Патанджалі використовує термін *"кайвалья"*. Цей кінцевий стан йоги є реалізацією повної незалежності свідомості. Оскільки вона повністю незалежна, вона не має жодного способу впливати на світ. Подібно до дзеркала, яке просто відображає, свідомість не може ні відкидати, ні утримувати об'єкти за своїм вибором. Відмовтеся від почуття активності[11] - каже Крішна: "Тільки дурень вірить, що я - діяч".

Відмова від ілюзії свободи волі відображена в системі *віньяса* через прийняття оригінальної системи, викладеної Ріші Ваманою. Звичайно, легко вигадувати власні послідовності асан, і, можливо, це принесе комерційний успіх і славу. Але тоді ми ризикуємо піддатися его, яке каже, що я - виконавець і творець. Ми лише чиста свідомість - провидець, свідок, Я - яка, як каже *Самкх'я Каріка*,[12] не відіграє жодної активної ролі в цьому світі.

---

10 *Шрімад Бгаґавад Ґіта*, пер. Св. Віресваранда, Шрі Рамакрішна Матх, Мадрас, с. 79

11 Часто вживане в індійських текстах, це слово означає "стан перебування в дії або здійснення влади"

12 Текст, що описує Самкх'ю, давній прототип усіх індійських філософій

Це не означає, що ми не можемо адаптувати практику на деякий час, якщо виникають труднощі або потрібно практикувати йога терапію. Однак ми повинні повертатися до початкової системи, коли це можливо. Система Ріші Вамана веде через зовнішню структуру і обмеження до внутрішньої свободи. Якщо ми постійно практикуємо самостійно створені послідовності, ми створюємо внутрішні обмеження через зовнішню свободу.

Стародавні *ріші* не осягали стародавні мистецтва і науки методом спроб і помилок. Вони використовували метод *самьяма*, який поєднує в собі концентрацію (*дхарану*), медитацію (*дхьяну*) і поглинання (*самадхі*). У такий спосіб можна отримати глибоке знання про те, як все є насправді. Сам Патанджалі пояснює в "Йога Сутрах", як він здобув свої знання. Знання розуму, каже він, здобувається шляхом виконання сам'ями в серці.[13]

Він також пояснює, як можна зрозуміти тіло. Медичні знання, каже він,[14] здобуваються шляхом практики *самьямі* на пупковій *чакрі*. Так виникла наука Аюрведа. Слід зазначити, що Патанджалі склав "Чарака Самхіту", аюрведичний текст. Коли ми сьогодні вивчаємо і практикуємо стародавні науки, ми повинні робити це з почуттям поваги і відданості.

Вчення древніх майстрів ніколи не були оголошені недійсними. Їх лише доповнювали.

---

13 *Йога Сутра* III.34
14 *Йога Сутра* III.29

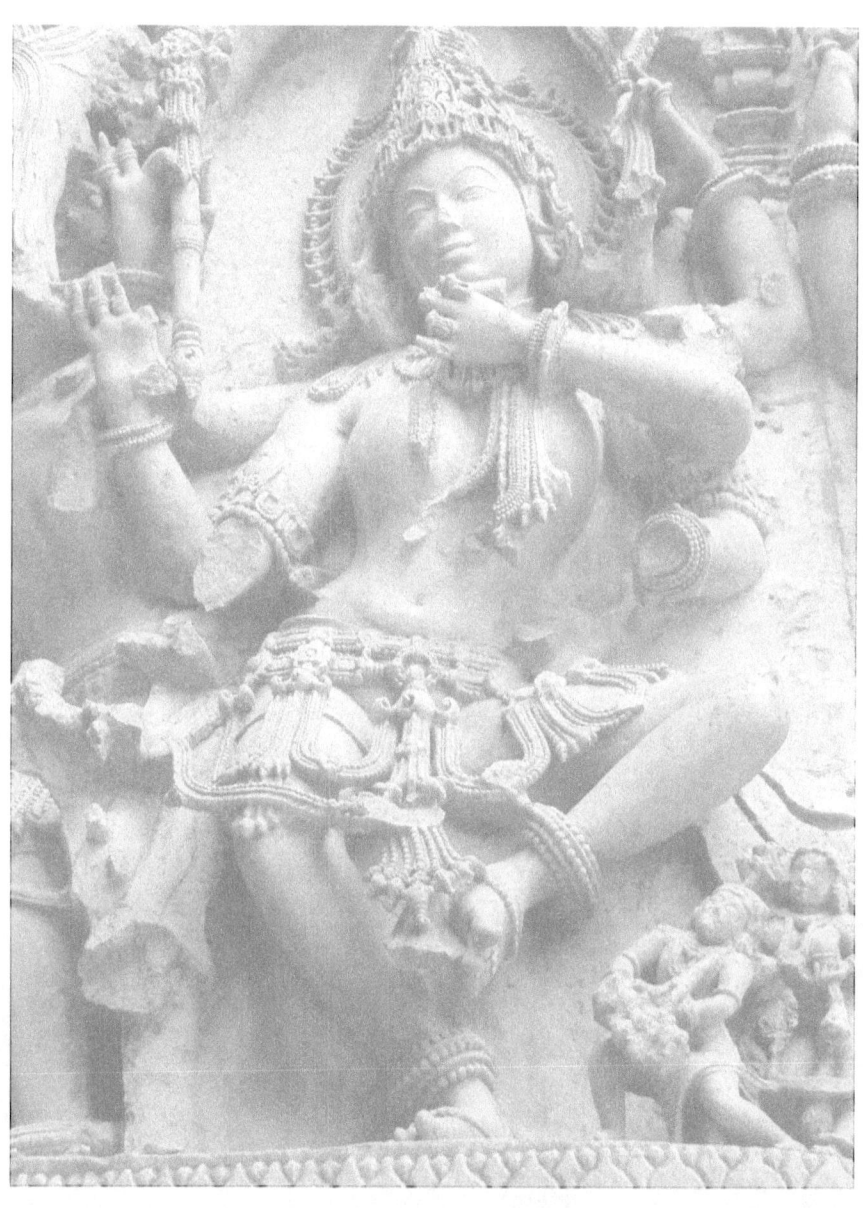

Частина 1

ФУНДАМЕНТАЛЬНІ ОСНОВИ: ДИХАННЯ, БАНДИ, ДРІШТІ, ВІНЬЯСА

Дихання.

Найбільш видимим аспектом системи Аштанга Йоги є різні *асани* (пози) йоги. Однак більш важливим є невидимий зміст, який складається з трьох фундаментальних технік. Ці техніки пов'язують асани разом на нитці так, що вони перетворюються на *йога-малу* або гірлянду.

У системі Віньяса Йоги тіло використовується як мантра, пози представляють собою намистини, а три основні техніки утворюють нитку, яка утримує намистини разом, створюючи гірлянду йога-позицій. Система розроблена для роботи як медитація в русі, де переходи від однієї пози до іншої є настільки ж важливими, як і самі пози.

Для початківця важливо вивчити ці три фундаментальні техніки з самого початку. Коли вони будуть засвоєні, практика буде відбуватися майже без зусиль. Без них вона може перетворитися на важку роботу. Ці три техніки - це *Уджайі пранаяма*, *Мула Банда* і *Уддіяна Банда*. Зараз ми зосередимося на першій з них.

Уджайі пранаяма означає "переможний подих" або переможне розтягнення дихання. Термін *пранаяма* - це поєднання двох слів: *прана* і *аяма*. А *яма* означає розширення або розтягування, тоді як *прана* може мати кілька значень. Зазвичай вона означає внутрішнє дихання або життєву силу, і як така вона є частиною тонкої анатомії тіла. Іншими елементами тонкої анатомії є *наді* (енергетичні канали) і *чакри* (енергетичні центри). Іноді, однак, *прана* використовується для позначення зовнішнього або анатомічного дихання.[15] У цьому контексті *пранаяма* означає подовження дихання: прийняття спокійного, умиротвореного і рівномірного дихання. Коли дихання спокійне, розум також спокійний.

Уджайя пранаяма - це процес розтягування дихання і, таким чином, продовження життєвої сили. Практика вимагає легкого звуження глотки - верхнього отвору гортані - шляхом часткового закриття її надгортанником. Надгортанник - це кришка на горлі, яка закривається, коли ми п'ємо воду, і відкривається, коли ми дихаємо. Напівзакриваючи надгортанник, ми розтягуємо дихання і створюємо ніжний шиплячий звук, який слухаємо протягом всієї практики. Здається, що звук виходить з центру грудної клітки, а не з горла. Голосові зв'язки не задіяні, оскільки це може призвести до перенапруження: будь-яке гудіння, що супроводжує звук, як вітер у деревах або хвилі на березі, слід викорінити.

---

[15] Прана має інше значення в контексті принципу десяти індивідуальних потоків всередині життєвої сили, де вона має відношення тільки до вдиху.

Слухання звуку власного дихання має кілька наслідків. Перш за все, це техніка *пратьяхара*. *Пратьяхара*, п'ятий щабель йоги, означає "вилучення почуттів із зовнішнього світу" або, простіше кажучи, "занурення всередину". Про це ми детально поговоримо пізніше. Зараз достатньо сказати, що слухання власного дихання привертає вашу увагу всередину і відволікає її від зовнішніх звуків. Це допоміжний засіб для медитації.

Крім того, звук дихання може навчити нас майже всьому, що нам потрібно знати про наше ставлення до пози. Іноді дихання може здаватися напруженим, важким, коротким, агресивним, рівним, неглибоким або швидким. Повернувши його до ідеалу плавного, приємного звучання, ми починаємо виправляти будь-які негативні або некорисні установки.

Щоб практикувати *Уджайї*, сядьте у вертикальному, але зручному положенні. Почніть видавати звук *Уджайї* рівномірно, без перерв між вдихами. Надавайте звуку рівномірної якості протягом всієї тривалості дихання, як на вдиху, так і на видиху. Подовжуйте і поглиблюйте кожен вдих. Дихайте рівномірно в грудну клітку. Дихайте одночасно в боки, спереду, ззаду і, нарешті, у верхні частки легенів. Грудна клітка повинна мати м'який пульсуючий рух, що означає, що внутрішні міжребер'я (м'язи між ребрами) розслабляються на вдиху, дозволяючи грудній клітці вільно розширюватися, коли ми дихаємо.

Наша культура схильна зосереджуватися лише на черевному диханні, що призводить не лише до сутулої постави, але й до ригідності грудної клітки. Це відбувається через те, що міжреберні м'язи не тренуються, що, в свою чергу, блокує потік крові і життєвої сили в грудній клітці і відкриває шлях до коронарних захворювань і серцево-легеневої слабкості. Сутулість у цій ділянці виникає через розслаблення прямого м'яза живота, відомого як "прес". Ця сутулість робить живіт м'яким і сприяє черевному диханню.

Крім того, таке розслаблення прямих м'язів живота дозволяє лобковій кістці опускатися, що призводить до переднього (вперед) нахилу таза, який спричиняє гіперлордотичний вигин попереку, який зазвичай називають "гойданням спини". Це, в свою чергу, піднімає початок згиначів хребта[16] - головного м'яза-розгинача спини. Вкорочений таким чином, прямий м'яз спини втрачає свою ефективність у піднятті грудної клітки. Грудна клітка западає, що призводить не тільки до сутулості, але й до жорсткої, твердої грудної клітки. Це перешкоджає масажуванню органів грудної клітки під час дихання. Відсутність масажу і руху серця і легенів знижує їхню опірність до хвороб. Компенсаторна постава, що призводить до розгойдування спини, нахилу таза вперед і западання грудної клітки, є одним з найгірших порушень постави, а її основною причиною є перевага черевного дихання і, як наслідок, слабкість черевного преса.

У йозі ми використовуємо для дихання як живіт, так і грудну клітку. Міжребер'я тренуються через активне дихання. Повітря буквально викачується з легенів, поки не залишиться лише дихальний об'єм спокою, тобто

---

16 Початок м'яза - це кінець, який знаходиться ближче до центру тіла, називається проксимальним кінцем; його початок - це кінець, який знаходиться далі від центру тіла, називається дистальним кінцем.

кількість повітря, що залишається після повного видиху. Мета - дихати глибше, щоб підвищити життєвий тонус. Досягти цього можна не вдихаючи якомога більше, а спочатку повністю видихаючи, щоб звільнити місце для нового вдиху.

Існує дві важливі причини, чому ми хочемо збільшити об'єм дихання. По-перше, збільшуючи вдих, ми збільшуємо кількість кисню, що надходить до організму. По-друге, збільшуючи видих, ми видихаємо більше токсинів.

Ці токсини поділяються на кілька категорій:
- Психічні токсини - приклади включають думки про конфлікт з іншою людиною або колективний конфлікт, наприклад, бажання воювати з іншою нацією з будь-якої причини.
- Емоційні токсини - страх, гнів, ненависть, ревнощі, прив'язаність до страждань тощо.
- Фізичні токсини - продукти метаболізму, які не виводяться з організму.
- Токсини навколишнього середовища - свинець, нікотин, вуглекислий газ, сірчистий газ, рекреаційні наркотики тощо.

Всі ці токсини мають тенденцію утримуватися і зберігатися в організмі в "застарілих", "мертвих" ділянках, де є лише невелика кількість кисню, часто навколо суглобів або в жировій тканині (жирі). Накопичення цих токсинів - буквальне енергетичне відмирання певних ділянок тіла задовго до смерті всього організму - може з часом призвести до хронічних захворювань. Насправді, накопичення токсинів і одночасне виснаження кисню в певних тканинах є основною причиною хронічних захворювань.

Глибоко дихаючи, видихаючи накопичені токсини і вдихаючи кисень, ми робимо перші кроки до повернення організму до початкового стану здоров'я. Потрібно зробити ще кілька кроків, і про них ми поговоримо пізніше. Якщо коротко, то це накопичення енергії (в розділі нижче про *банди*) і пробудження всього тіла (Частина 2, Асани).

Однак головна причина практики *Уджайі пранаями* полягає не в її фізичній користі, а в тому, щоб заспокоїти розум. Чому розум слід заспокоювати? *Йога Сутра* I.2 говорить: "Йога - це заспокоєння коливань розуму". Сутра I.3 говорить: "Лише тоді, коли розум спокійний, він перебуває у своїй істинній природі".

Розум можна порівняти з озером. Коли з'являються хвилі думки (*вртті*), поверхня озера порушується і з'являються хвилі. Дивлячись у воду, ви бачите лише спотворене уявлення про свою зовнішність. Це спотворення ми бачимо постійно, і саме воно є причиною того, що ми не знаємо свого справжнього "я". Це призводить до страждань (*дукха*) і невігластва (*авідья*).

Коли хвилі думок вщухають і поверхня озера розуму вперше стає спокійною, ми можемо побачити, хто ми є насправді. Розум стає абсолютно чистим і, як наслідок, ми можемо досягти тотожності з об'єктом, на який він спрямований.[17] Поняття заспокоєння коливань розуму часто називають в йогічній літературі арештом розуму або контролем розуму. Однак термін "контроль розуму" вводить в оману і є невдалим. Його суворо критикували такі мудреці, як Рамана Махарші, який говорив, що якщо ви хочете контролювати розум, вам потрібен другий ро-

---

17 *Йога Сутра* I.41

зум, щоб контролювати перший, і третій, щоб контролювати другий. Окрім цього нескінченного регресу, коли окремі частини вашого розуму борються за контроль одна над одною, це може призвести до шизофренії. У менш екстремальних випадках це може призвести до того, що ви станете "одержимим контролем", що робить вас абсолютно нещасною людиною.

Стародавні йоги знайшли рішення цієї проблеми, коли зрозуміли, що мислення (*вртті*) і рух життєвої сили (*прана*) відбуваються разом. Згідно з *Хатха Йога Прадіпіка*, "розум і дихання поєднані разом, як молоко і вода, і обидва вони є рівноправними у своїй діяльності. Розум починає свою діяльність там, де є дихання, а прана починає свою діяльність там, де є розум".[18]

Тепер ми знаємо, що розум і дихання рухаються разом. Вплив на розум безпосередньо вважається складним, але через управління диханням цього можна досягти набагато легше. Подовження дихання за допомогою практики *Уджайі пранаями* згладжує потік *прани*.

Важливо завжди дихати тільки носом. Якщо ми дихатимемо ротом, тепло та енергія втрачатимуться. Це також дуже висушує нас. Згідно з індійською традицією, якщо тримати рот відкритим, то в людину вселяються демони. Мабуть, демони дуже заздрять заслугам, які накопичує йог. Я залишу цю точку зору для індивідуальної оцінки.

Пам'ятайте про зв'язок між диханням і рухом: кожен рух виходить з дихання. Замість того, щоб рухатися разом з диханням і слідувати за ним, дихання повинно

---

18 *Хатха Йога Прадіпіка* IV.24, пер. Панчам Сінх, Шрі Сатгуру Паблікейшнз, Делі, 1915, с. 50.

ініціювати рух. Практикуючи таким чином, ми будемо рухатися під впливом дихання, як осінній вітер, що підхоплює листя.

Банди

У попередньому розділі ми дізналися про важливість глибокого дихання. Що саме це таке - глибоке дихання та що робить йогівське дихання таким ефективним?

Щоб відповісти на це питання, ми повинні знову поглянути на ідею *прани*. Як ми вже знаємо, *прана* може стосуватися анатомічного дихання, але найчастіше вона позначає життєву силу, розташовану в тонкому тілі. Важливо розуміти, що ці два поняття не тотожні. Однак рухи життєвої сили, які відбуваються в тонкому або енергетичному тілі, мають певну кореляцію з рухом дихання в грубому тілі. На потік *прани* можна впливати, спрямовуючи дихання. Її можна навіть накопичувати і зберігати. Більшість з нас чули розповіді про йогів, яким вдавалося виживати без кисню протягом тривалих періодів часу. Хоча метою йоги не є здійснення таких подвигів, тим не менш, це можливо за допомогою комплексу вправ, які називаються *мудрами*, *мудра* означає "ущільнення". Вони являють собою поєднання пози, дихання і *банди*, які призводять до ущільнення *прани*. Саме цей процес отримання контролю над життєвою силою відрізняє йогічні вправи від простої гімнастики. Гімнастика і спорт можуть зробити "людину у формі", але вони не мають енергозберігаючого ефекту йоги, тому що не використовують *мудру* і *банду*. Саме поєднання пози з *пранаямою* і *бандою* робить йогу такою ефективною.

Термін *банда* пов'язаний з англійським словом "зв'язування". Ми пов'язуємо воєдино дихання, рух і усвідомлення. Перша *банда* називається *Мула Банда*, що перекладається як "кореневий замок". Корінь, про який тут йдеться, - це корінь хребта, тазове дно або, точніше, центр тазового дна, промежина. Промежина - це м'язовий орган між анусом і статевими органами. Злегка скорочуючи лобково-куприковий м'яз (ЛК), який йде від лобкової кістки до куприка, ми створюємо енергетичне ущільнення, яке замикає прану в тілі і таким чином запобігає її витіканню біля основи хребта. Вважається, що *Мула Банда* переміщує прану в центральний канал, який називається *сушумна*, що є тонким еквівалентом хребта.

Знайти м'яз ЛК спочатку може бути складно. Існує думка, що слід зтягнути анус або, навпаки, скоротити м'яз, який використовується для зупинки сечовипускання, але ці вказівки не зовсім точні: *Мула Банда* не є жодним з цих двох м'язів, а знаходиться прямо між ними. Однак ці поради мають певну цінність, пропонуючи певні орієнтири, поки ми не станемо більш чутливими і не зможемо точніше ізолювати м'яз ЛК. Для жінок важливо не плутати *Мула Банду* зі скороченням шийки матки. Таке скорочення, як правило, відбувається під час напруженої діяльності. Якщо жінка буде робити це щодня під час двогодинної практики йоги, вона може зіткнутися з труднощами під час пологів.

На початку ми використовуємо переважно грубий м'язовий замок, який працює переважно на грубому тілі. Через практику ми переходимо до енергетичного блокування, яке більше працює на тонкому або пранічному тілі. Коли *Мула Банда* освоєна, вона стає виключно ментальною і працює на каузальне тіло.

Щоб ознайомитися з *Мула Бандою*, сядьте прямо в зручному положенні і зосередьтеся на тому, щоб злегка скоротити промежину, яка є центром тазового дна. На видиху візуалізуйте подих, який починається з ніздрів і повільно опускається вниз через горло, груди і живіт, поки не зачепить тазове дно, яке злегка стискається. Коли починається вдих, відбувається автоматичне підняття вгору. Оскільки ми утримуємо дихання на тазовому дні, скорочуючи м'яз ЛК, ми створюємо всмоктування і енергійний підйом вгору по всьому тілу. Це *Мула Банда*. Цим рухом робиться перший крок до того, щоб зупинити низхідний потік життєвої сили, який збільшується з віком і несе смерть, хвороби і розпад, подібно до в'янення рослини, і перетворити його у висхідний потік, який сприяє зростанню і подальшому розквіту.

Мула Банда утримується протягом усього дихального циклу і протягом усієї практики. Кожна поза повинна виростати зі свого кореня. Це остаточно вивільняється лише під час глибокого розслаблення в повній капітуляції. Друга *банда* - це *Уддіяна Банда*. Її іноді плутають з *Уддіяною*, однією з *шат-карм* або шістьма діями, також відомими як *крії*, в Хатха Йозі. Ця *Уддіяна* є підготовкою до *Наулі*, маніпуляції живота. Наулі практикується шляхом всмоктування всього вмісту живота в грудну порожнину. Це робиться тільки під час затримки дихання (*кумбака*) і дуже відрізняється від техніки, що практикується у Віньяса Йозі. *Уддіяна Банда* з Віньяса Йоги є набагато м'якшою вправою. Вона полягає в легкому скороченні поперечного м'яза живота, який проходить горизонтально через живіт і використовується для втягування вмісту черевної порожнини до хребта.

Для успішного включення *Уддіяна Банди* важливо ізолювати верхній поперечний м'яз живота від нижньої частини і використовувати тільки ту частину, яка знаходиться нижче пупка. В іншому випадку це перешкоджає вільному руху діафрагми. Якщо рух діафрагми обмежений протягом тривалого часу, в психіці можуть розвинутися агресивні, хвалькуваті, егоїстичні та мачо-подібні тенденції. Однак це не схвалюється традиційним вченням. Шанкара і Патанджалі дають нам наступні пояснення. Істинна поза, за Шанкарою, - це та, яка без зусиль веде до медитації на Брахмана, а не до болю і самокатування. Патанджалі каже, що асана є досконалою, коли медитація на нескінченному (*ананта*) досягається шляхом звільнення від надмірних зусиль.[19]

Дехто стверджує, що Аштанга Йога - це йога воїна, і що воїни використовували її, щоб психологічно налаштувати себе на битву. Це дуже сумне непорозуміння. Ті, хто мав справжній досвід практики, виходили з неї втомленими і щасливими - і точно не налаштованими на битву. Скоріше, вони відчувають себе так, ніби обіймають свого ворога і в повній капітуляції віддають йому все, що він вимагає - можливо, навіть дають щиру пораду, як насолоджуватися життям і не витрачати його на такі дурниці, як агресія і війна. Йоги воїна не існує. Війна і йога виключають одна одну, тому що перша йогічна заповідь - це *ахімса* - ненасильство.

---

19 *Йога Сутра* II.47

Річард Фріман каже, що *Уддіяна Банда* - це, по суті, лише легке втягування всередину трохи вище лобкової кістки. Чим тоншою стає *Уддіяна Банда*, тим більш блаженним, мирним, дитячим і невинним стає характер того, хто практикує. Я пропоную почати зі зміцнення черевної стінки нижче пупка, а потім, у міру того, як усвідомлення зростає з роками практики, дозволити *Уддіяна Бандзі* ковзати вниз. Знову ж таки, чим тонше вона стає, тим більший вплив *Уддіяна Банда* матиме на тонке тіло.

Як я вже згадував у попередньому розділі, за останні сорок років у нашій культурі багато уваги приділяється черевному диханню. Це має своє місце у мистецтві - особливо в танцях і театрі - і в терапії. Воно, безумовно, корисне для співаків і акторів, а також для тих, хто проходить психотерапію. Черевне дихання, з повним розслабленням черевної стінки, рекомендується як корисне щоразу, коли ми хочемо з'єднатися зі своїми емоціями і вивести їх на перший план. У русі Нью Ейдж, зокрема, емоції розглядаються як щось священне, за чим потрібно слідувати і проживати. Дихання животом - це хороша ідея, коли ми хочемо посилити свої емоції.

У багатьох інших ситуаціях, однак, посилення емоцій не є корисним. Зрештою, емоції - це лише форма розуму. Бути емоційним означає реагувати на теперішню ситуацію відповідно до минулих умов. Наприклад, якщо мене застали зненацька в якійсь новій для мене ситуації, я відчую біль. Якщо я знову опинюся в подібній ситуації, я стану емоційним ще до того, як мені буде завдано нового болю. Я буду емоційно реагувати на "біль" ще до того, як відчую його. Емоція - це збережене почуття, яке виникає тому, що первинне почуття залишило підсвідомий відбиток у свідомості. Патанджалі називає цей відбиток *самскара*. Теорія про те, що бути емоційним означає бути більш автентичним, є хибною, оскільки емоційна людина настільки ж залишається в минулому, як і людина, яка постійно перебуває "в голові".

Крім того, що воно робить людину емоційно напруженою, постійне дихання в животі також має негативні фізичні наслідки. Воно призводить до обвисання, колапсу органів черевної порожнини з розширеними, слабкими кровоносними судинами і застоєм крові. Далі слідує нестача кисню, зниження життєвого тонусу і, врешті-решт, розвиток хронічних захворювань.

Якщо нижня стінка живота залишається твердою, а верхня розслабленою, діафрагма вільно рухається вгору і вниз, і весь живіт функціонує як камера згоряння двигуна, де діафрагма виконує роль поршня. Це спричиняє сильні коливання внутрішньочеревного кров'яного тиску, і саме цей механізм забезпечує здоров'я органів черевної порожнини. Коли діафрагма рухається вниз, а черевна стінка утримується, тиск у камері згоряння підвищується. Коли діафрагма рухається вгору, вся кров висмоктується з живота і кров'яний тиск падає. Це сильне коливання кров'яного тиску в черевній порожнині постійно масажує внутрішні органи і призводить до формування міцних, здорових тканин.[20]

Зараз ми розглянемо тонку механіку *Уддіяна Банди*. *Уддіяна* означає злітати вгору. *Хатха Йога Прадіпіка* стверджує, що

---

[20] Цей процес описаний Андре Ван Лісбетом у його книзі *Die Grosse Kraft des Atems*, яку він написав після того, як навчався у К. Паттабхі Джойса в 1960-х роках

завдяки *Уддіяна Банді* великий птах прани безперервно злітає вгору через *сушумну*.[21] *Сушумна* - це центральний енергетичний канал, який лежить, хоча і в тонкому тілі, приблизно перед хребтом і починається в промежині. Вона закінчується всередині голови - деякі джерела кажуть, що у найвищій точці голови, але частіше її описують як таку, що закінчується там, де голова з'єднується з хребтом. *Сушумна* зазвичай знаходиться в стані спокою. Її супроводжують дві інші *наді* (енергетичні канали), які звиваються навколо неї, як змії кадуцея. Це місячний (*іда*) і сонячний (*пінгала*) канали. Існують певні паралелі між сонячним і місячним енергетичними каналами, з одного боку, і симпатичною та парасимпатичною нервовими системами, з іншого, але ми не можемо сказати, що одне є іншим.

Хатха Йога Прадіпіка пояснює, що *прана* повинна бути спрямована в *сушумну* шляхом закриття *іди* і *пінгали*.[22] У тому ж тексті говориться, що, практикуючи *Мула Бандху*, *прана* увійде в *сушумну*. У наступній строфі тексту розкривається велика істина: час (який ми сприймаємо як коливання дня і ночі) створюється сонцем і місяцем.[23] 10 Іншими словами, саме ілюзія часу заважає нам розпізнати глибинну реальність (Брахмана), яка є позачасовою і створюється моментом внутрішнього дихання (*прани*) в *пінгала* (сонячному) та *іді* (місячному) енергетичних каналах.

Далі строфа розкриває ключ до всієї фізичної йоги, який полягає в тому, що *сушумна* поглинає час. Іншими

---

21 *Хатха Йога Прадіпіка* III.56
22 *Хатха Йога Прадіпіка* III.73
23 *Хатха Йога Прадіпіка* III.73

словами, якщо *прана* потрапляє в центральний канал, вона поглинає час, який сам по собі є витвором мінливого розуму і який не дає нам перебувати в глибокій реальності, позачасовій свідомості (Брахман). Час - це операційна система людського розуму; вийти за межі часу означає вийти за межі розуму. Це можливо, коли великий птах прана злітає в *сушумну*, а *сушумна* поглинає час. Для цього прописується використання *Мули* і *Уддіяна Банди*.

Навіть великий Шанкара каже, що *Мула Бандху* слід практикувати завжди, оскільки вона підходить для раджа йогів. Іншими словами, навіть раджа йоги - ті, хто практикує призупинення розуму і хто іноді зневажливо ставиться до хатха йогів та їхньої заклопотаності тілом - повинні практикувати *Мула Бандху*, оскільки вона веде до виходу за межі розуму. Якщо ми згадаємо визначення Патанджалі, що йога - це поглинання розуму,[24] ми почнемо розуміти важливість *Мула* і *Уддіяна Банд*.

Дрішті

Тепер ми переходимо до *дрішті*, або фокусної точки. Як ми вже бачили, п'ятий щабель йоги - це відмова від почуттів (*пратьяхара*). *Упанішади* пояснюють, що чуття постачають паливо для розуму у вигляді чуттєвих об'єктів. Потім розум розвиває бажання, які є джерелом страждань. Основна концепція розуму полягає в тому, що нам чогось не вистачає. Цю нестачу, на думку розуму, можна подолати лише за допомогою постійної стимуляції ззовні.

---

24 *Йога Сутра* I.2

Концепція йоги, з іншого боку, стверджує, що ми завжди перебуваємо у первісному і незайманому стані блаженства, який є свідомістю. Однак цей початковий стан безформний; і оскільки розум має тенденцію прив'язуватися до того, що з'являється далі, ми забуваємо про свою справжню природу. Відмова від почуттів означає прийняття того факту, що зовнішні стимули ніколи не зможуть по-справжньому задовольнити нас. Прийнявши це, ми вільні усвідомити, що те, чого ми відчайдушно шукали зовні, завжди було присутнє всередині нас. *Упанішади* далі пояснюють, що як вогонь згасає, коли припиняється підливати паливо, так і розум повертається до свого джерела, коли припиняється підживлення почуттів. Метод - чи радше сукупність методів - за допомогою якого цього можна досягти - це відключення від чуттів (*пратьяхара*).

Як вже пояснювалося, відключення слухового сприйняття досягається за допомогою слухання власного дихання, а не зовнішніх звуків. Відключення або включення зорового сприйняття практикується за допомогою *дрішті*, закріплення погляду на різних фокусних точках.

Ось вони:
- до носа.
- до центру чола (третє око)
- до пупка
- до руки.
- до пальців ніг
- в бік
- до великого пальця.
- вгору

Роблячи це, людина не дозволяє собі озиратися навколо, що дозволило б розуму вийти назовні. Дотримуючись *дрішті*, практика стає глибоко внутрішньою і медитативною.

Дрішті - це також практика концентрації (*дхарани*), шостого щабля з йоги Патанджалі. Якщо ми практикуємо відволікаючись, ми можемо виявити, що слухаємо птахів за вікном або роззираємося по кімнаті. Для виконання всіх приписаних дій - *банди, уджайї, дрішті* та знаходження правильного положення - розум повинен бути повністю сконцентрований, інакше один з елементів буде пропущений. Таким чином практика забезпечує нам постійний зворотній зв'язок про те, чи перебуваємо ми в *дхарані*. З часом *дхарана* призведе до медитації (*дх'яни*).

Дрішті також має важливий енергетичний аспект. Згідно з *Йога Яджнавалк'я*, яка містить вчення йоги мудреця Яджнавалк'я, "треба намагатися утримувати всю прану за допомогою розуму, в пупку, кінчику носа і великих пальцях ніг. Зосередження на кінчику носа - це засіб для оволодіння праною. Зосереджуючись на пупку, можна позбутися всіх хвороб. Тіло досягає легкості, зосереджуючись на великих пальцях ніг".[25] За словами А.Г. Мохана, учня Т. Крішнамачар'ї та перекладача *Йога Яджнавалк'ї*, метою йоги є концентрація *прани* в тілі, тоді як зазвичай вона розсіяна. Розсіяна прана буде відповідати розсіяному стану розуму.

Розсіяний стан розуму в *Йога Сутрі* називається *вішіпта*. *Прана*, яка втягується всередину і концентрується в тілі, відповідає однонаправленому (*екагра*) і підвіше-

---

25 *Йога Яджнавалкья*, пер. А.Г. Мохан, Ганеш і Ко, Мадрас, с. 81-82

ному (*ніродха*) станам розуму, які ведуть до об'єктивного (*сампраджната*) і безоб'єктного (*асампраджната*) *самадхі*. У методі Аштанга Віньяса *дрішті* є однією з життєво важливих технік для залучення *прани* всередину. Кожен, хто практикував перед дзеркалом, міг помітити, як погляд у нього відводить усвідомлення від центру до поверхні. Саме це відбувається з потоком *прани*, який слідує за усвідомленням. Практика перед дзеркалом може бути корисною час від часу, щоб перевірити, як вирівнятись, якщо немає вчителя, але краще розвивати пропріоцептивне усвідомлення - усвідомлення, яке не залежить від візуальних підказок. Цей тип усвідомлення втягує прану всередину, що відповідає тому, що *Упанішади* називають розчиненням розуму в серці. Постійне перебування *прани* в центрі тіла призводить до *самадхі*, або звільнення.

Хоч як би захоплено деякі писання не описували такі техніки, як *дрішті*, ми повинні пам'ятати, що ми все ще діємо в межах зумовленого існування. Майстер Шанкара нагадує нам про це: "Перетворюючи звичайне бачення на бачення знання, слід дивитися на світ як на сам брахман (свідомість). Це найблагородніше бачення, а не те, що спрямоване на кінчик носа.[26]

Віньяса

Віньяса йога - це система йоги, спеціально розроблена для домогосподарів. Різниця між домогосподарем (*ґріхаста*) і аскетом (*санньясі*) полягає в тому, що останній не має соціальних обов'язків і тому може присвячувати практиці

---

26 *Апарокшанубхуті Шрі Шанкарачар'ї*, пер. Св. Вімуктананда, Адвайта Ашрама, Калькутта, 1938, с. 63

десять і більше годин на день. Насправді, якщо практикувати окремі техніки, що стосуються всіх восьми щаблів, щодня, то можна легко витратити більше десяти годин на практику. Наприклад, чудовий день можна провести, практикуючи *асану* протягом двох годин, *пранаяму* протягом двох годин, *мудру* і *джапу* (повторення мантр) по одній годині, читання священного писання протягом однієї години, спів священного писання протягом однієї години, роздуми і споглядання протягом однієї години, медитацію протягом однієї години.

Домогосподар - тобто людина, яка має сім'ю, роботу чи бізнес - ніколи не може витрачати стільки часу на практику. Ідея повністю повернутися спиною до суспільства з'явилася відносно недавно. Вона була запропонована Гаутамою Буддою і розвинута Шанкарою. Стародавні ведичні та упанішадські *ріші*, хоча й проводили багато часу в лісі, не були відлюдниками. Такі *ріші*, як Яджнавалк'я, Васішта і Вішвамітра, мали дружин і дітей та займали посади священика або царського радника.

Для того, щоб практика йоги працювала для домогосподарів, необхідно було б стиснути її до двох годин, але при цьому зберегти її користь, а тому вісім щаблів потрібно було б практикувати одночасно, а не послідовно. Маючи це на увазі, Ріші Вамана створив Віньяса Йогу. *Ріші* розташував практику в певній послідовності, так, щоб пози посилювали свої ефекти, і поєднав їх з *мудрою*, *пранаямою* і медитацією, щоб десятигодинну практику можна було ефективно стиснути до двох годин.

Однією з визначних особливостей Віньяса Йоги є те, що пози не утримуються протягом тривалого часу. Одна з найбільших пасток у фізичній йозі - це ототожнення себе з асанами і зацикленість на тілі. Людина думає: "Зараз я сиджу в *Падмасані*. Це і є йога!". Як же можна помилятися. Сприймати усвідомлення, яке є свідком сидіння в *Падмасані* - це і є йога.

Основна ідея Віньяса Йоги полягає в тому, щоб змістити акцент з пози на дихання, а отже, усвідомити, що пози, як і всі форми, є непостійними. Сформовані форми - *асани*, тіла життєвих форм, структури, нації, планети тощо - приходять і зникають. - приходять і зникають. Йога шукає безформне (свідомість) - те, що було тут до того, як виникла форма, і те, що буде тут після того, як форма зникне. З цієї причини необхідно було організувати практику таким чином, щоб ні за що непостійне не триматися. Віньяса Йога - це медитація на непостійність.

Єдине, що залишається незмінним у практиці - це постійне зосередження на диханні. Згідно з *Брахма Сутрами* (*Брахма Сутра* I.I.23) "ата ева прана" - дихання воістину є Брахман. Дихання тут ідентифікується як метафора Брахмана (= глибинна реальність, кінцева реальність, нескінченна свідомість). Це твердження ґрунтується на авторитеті *Чандог'я Упанішади*, де ставиться питання: Яка ця божественність[27] Відповідь: "Дихання... Воістину, всі істоти входять (в життя) з диханням і йдуть (з життя) з диханням".[28] За допомогою *віньяси* пози з'єднуються,

---

27 *Чандог'я Упанішада* I:II:5

28 G.C. Adams, Jr, перекл. і комент., *Брахма Сутри Бадараяни*, Мотілал Банарсідас, Делі, 1993, с. 60

утворюючи *малу*. *Малу* зазвичай використовують для рахунку мантр під час мантра-медитації, тоді як у Віньяса Йозі кожна *асана* стає намистиною на цій малі йога позицій. Таким чином практика стає медитацією руху.

Практика виробляє тепло, необхідне для спалювання токсинів. Маються на увазі не лише фізичні токсини, але й отрута невігластва та омани. Практика повної *віньяси*, яка передбачає повернення до стояння між позами, має ефект промивання через постійні нахили вперед. Її можна рекомендувати у випадках сильного, стійкого отруєння і для відновлення після хвороби. Практика напів*віньяса*, в якій людина повертається назад між виконанням правої і *лівої* частини сидячих поз, призначена для створення балансу між силою і гнучкістю, а також для збільшення тепла.

Якщо практикувати лише *асани*, це може призвести до надмірної гнучкості, що може дестабілізувати тіло. Правильне положення кісток у тілі, і особливо хребта, запам'ятовується завдяки підтримці певного основного напруження м'язів. Якщо напруження недостатнє, можуть знадобитися часті візити до мануального терапевта або остеопата.

У методі *віньяса* цієї можливості уникають, стрибаючи назад між сторонами, що дає нам силу підтримувати досягнутий рівень гнучкості. Цю концепцію важливо розуміти. Гнучкість, яка не може бути підтримана силою, не повинна бути метою.

Основним принципом тут є одночасне розширення в протилежних напрямках. Кожного разу, коли ми розширюємося в одному напрямку, ми повинні одночасно протидіяти цьому, розширюючись у протилежному напрямку. Таким чином ми не потрапляємо у крайнощі тіла та розуму. Патанджалі каже: "Таким чином, людина не піддається нападу пари протилежностей".[29] З цієї причини потрібно надавати *віньясі* таке ж значення, як і *асані*. Як сказав Ріші Вамана: "Йог не практикує *асану* без *віньяси*".

Віньяса рахунок

У сучасній розмовній мові термін *віньяса* використовується для позначення стрибків назад і проскакування між сторонами асан (напів*віньяса*) і руху, який приводить нас до стояння між асанами (повна *віньяса*).

У стародавньому трактаті *Йога Корунта віньяса* означає кожен підрахований рух, що супроводжується диханням і фокусуванням на точці. Рахунок *віньяси* - це формат, в якому Ріші Вамана записав практику Аштанги в *Йога Корунті*.

Підраховується кожен рух, необхідний для входу і виходу з пози традиційним способом. Оскільки асани сильно відрізняються одна від одної не тільки способом входу і виходу з них, вони також дуже сильно відрізняються за кількістю послідовних рухів, необхідних для їх виконання (кількість *віньяс*). Так, *Паданґуштасана* має лише три *віньяси*, тоді як *Супта Паданґуштасана* - двадцять вісім. Всі *віньяси* - це поточні рухи. Єдина, яка утримується - це *віньяса*, коли ми знаходимося в стані *асани*. Бути в стані *асани* означає зайняти і утримувати позу. Для *Падангуштасани*, наприклад, це *віньяса* три. Ця

---

[29] *Йога Сутра* II.48

віньяса зазвичай утримується протягом п'яти вдихів, хоча в терапевтичних цілях її можна утримувати протягом двадцяти п'яти вдихів або більше. Той факт, що одна *віньяса* може складатися з двадцяти п'яти вдихів, підводить нас до розуміння того, що кількість *віньяс* і кількість вдихів, рахунок дихання, не є тотожними поняттями.

У наступному розділі я описую пози, що слідують за рахунком пів*віньяси*. Це спосіб, якого я навчився в Майсурі, і це нормальний режим практики сьогодні.

Щоб зробити цей текст більш доступним для початківців, я порахував *віньяси* українською мовою. Однак оригінальний рахунок *віньяс* - на санскриті, і важливо зберегти цю цінну традицію. Відповідно, я використовую санскритський рахунок, коли проводжу заняття з рахунку *віньяс*.

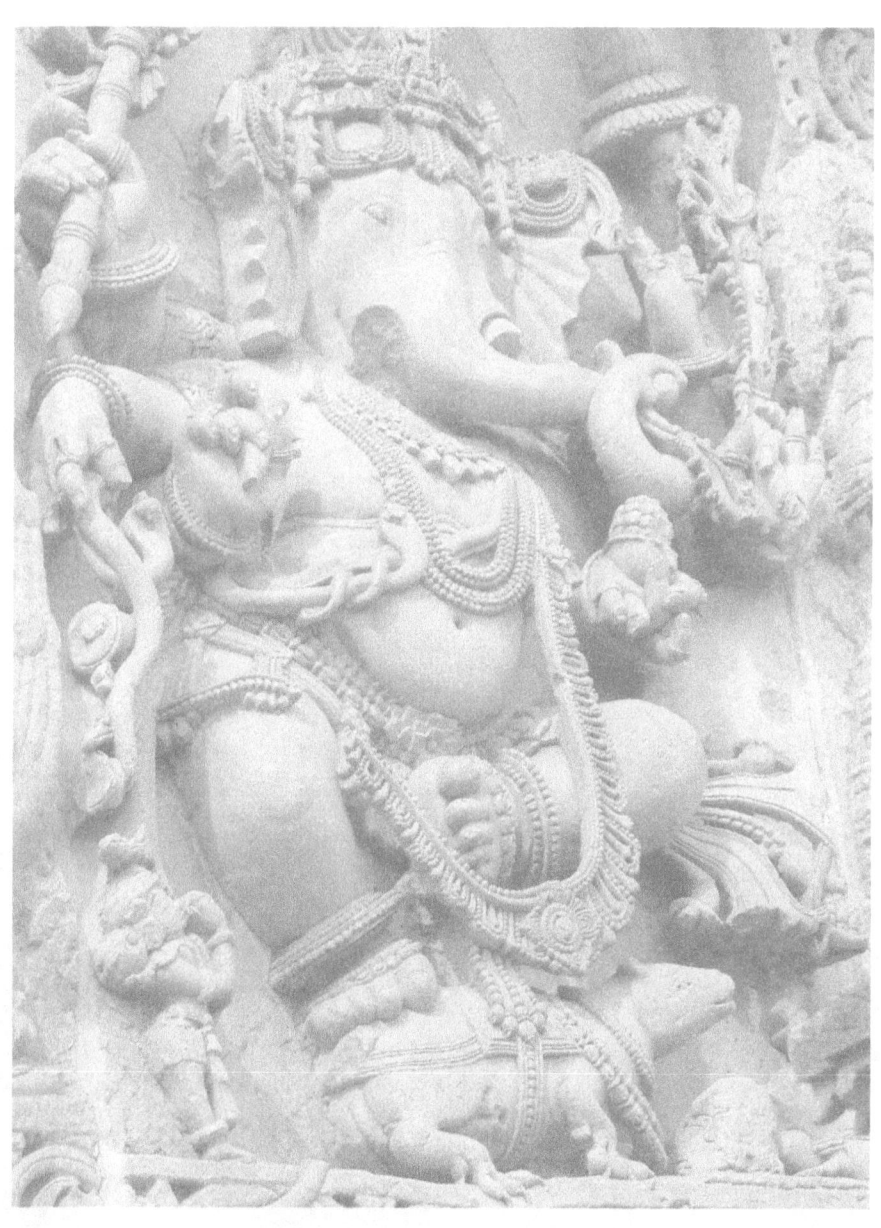

Асани

ПЕРША СЕРІЯ

Назви асан

Назви асан, як і все створене, можна розділити на чотири групи: неживі форми, тваринні форми, людські форми і божественні форми.

Такі *асани*, як *Тріконасана* (Поза Трикутника) і *Навасана* (Поза Човна), що представляють безжиттєві форми, зустрічаються переважно в Першій Серії.

У Проміжній або Другій Серії переважають пози, названі на честь тварин, наприклад, *Шалабасана* (Поза Сарани), *Капотасана* (Поза Голуба) і *Крунчасана* (Поза Чаплі).

Людська раса представлена *асанами*, присвяченими древнім *ріші*. Прикладами є Маріч'ясана (Поза Ріші Марічі), *Бхарадваджасана* (Поза Ріші Бхарадваджі) і *Дурвасасана* (Поза Ріші Дурваси).

Асани, названі на честь божественних форм - такі як *Натараджасана* (Поза Володаря Танцю), *Хануманасана* (Поза Пана Ханумана) і *Скандасана* (Поза, присвячена Пану Картікеї) - зустрічаються, як і асани, присвячені *ріші*, в основному в Просунутій А або Третій серії.

Йогічний підхід

Практика Аштанга Віньяса Йоги - це медитація в русі. Мета полягає в тому, щоб кожен вдих став усвідомленим. Встановлена послідовність, послідовний потік, внутрішнє утримання *банд*, *дрішті* та прослуховування звуку *пранаями Уджайї* - все це техніки, призначені для відсторонення від почуттів.

Це полегшує концентрацію уваги, що робить медитацію можливою. Відсутність звуку *Уджайї*, поверхневе дихання і метушливість зазвичай вказують на те, що розум взяв гору і фокус втрачено.

У *Йога Сутрі* Патанджалі дає три строфи про *асану*.[30] Їх простота глибока.

Постава - це стійкість і легкість.

Справжня поза - це коли зусилля припиняються і відбувається медитація на нескінченність.

В *асані* немає нападу з боку пар протилежностей.

Постава - це стійкість і легкість.

Ця строфа описує якості постави. Стійкість передбачає зусилля і силу. Легкість передбачає розслаблення і звільнення. Ці протилежності доповнюють одна одну. Зусилля, необхідні для побудови сильного тіла, виробляють стійкість і дарують легкість постави.

Справжня поза - це коли зусилля припиняються і відбувається медитація на нескінченність.

Кінцева мета будь-якого напряму йоги полягає в тому, щоб ми відчули свою справжню природу. На практиці,

---

30 *Йога Сутри* II.46, 47 і 48

АСАНИ

а також у наступних описах того, як виконувати кожну позу, потрібні чутливість, усвідомленість і підвищена концентрація. Зрештою, коли поза відома, ми можемо відкинути деталі і "бути" в ній. Зусилля припиняються; поза виражається зсередини; відбувається медитація на нескінченність. Нескінченність - це якість нашої справжньої природи.

В асані немає нападу з боку пар протилежностей.

Стійкість і легкість самі по собі є парою протилежностей, але, перебуваючи в рівновазі, кожна з них підтримує і дозволяє іншій проявити себе в повній мірі. Від надмірних зусиль тіло стає нечутливим, а розум збудженим. Від надмірної легкості тіло стає млявим, а розум притупляється. Обидва аспекти цієї дуальності повинні бути прийняті. У своїй книзі *Усвідомлення через рух* Моше Фельденкрайс зазначає, що якщо взяти залізний прут і пустити на нього муху, то ніякої різниці не буде помітно. Однак, якщо ви візьмете пір'їнку, ви помітите, чи приземлиться муха на неї, чи злетить з неї. При надмірних зусиллях не залишається місця для вдосконалення, оскільки повне зусилля вже докладено. Чутливість залишає простір для спостереження відмінностей, адаптації пози і навчання. У просторі між протилежностями розум заспокоюється.

Дія і протидія / позиція і контрпозиція

Ці протилежності також існують як фундаментальні відмінності між діями, які переносять нас у позу, і тими, які її підтримують. Як правило, дії, які переносять нас у позу, повинні бути змінені на протилежні, коли ми працюємо в самій позі. Наприклад, якщо нахил вперед виконується згиначами стегна, то коли ми перебуваємо в позі, ми використовуємо підколінні сухожилля, які є розгиначами стегна.[31] Прогинання назад виконується розгиначами тулуба, але в позі ми протидіємо їм, залучаючи м'язи черевного преса. Для приходу в *Баддха Конасану* ми використовуємо зовнішні ротатори стегна; як тільки ми потрапляємо в позу, ми використовуємо внутрішні ротатори стегна.

Той факт, що кожна дія, яка виконується в йозі, не може тривати нескінченно, означає, що ми автоматично виконуємо протилежну дію, щоб протидіяти їй, і таким чином досягаємо збалансованого стану. Як кожна поза врівноважується протилежною позою, так і кожна дія в межах пози врівноважується протидією, доки не буде досягнуто нейтральної позиції.

Нейтральна позиція - це позиція, в якій початкова дія була збалансована і досягнуто правильного вирівнювання. Вирівнювання є правильним, коли досягається стійкість і легкість в позі, утримання її стає легким і можлива медитація. Цей стан досягається, коли всі дії врівноважуються протилежними діями.

Поза залишається живою та активною, оскільки ми постійно граємося з балансуванням цих протилежностей.

---

[31] Згинання означає зближення кісток; розгинання - це повернення від згинання. Винятком є рух плечової кістки (кістки руки), де згинання визначається як підняття руки з положення спокою вперед і над головою. М'язи, які забезпечують ці рухи, називаються згиначі та розгиначі відповідно.

Як розтягуватися

Існує три способи розтягування в позі: пасивне, активне та динамічне/балістичне розтягування. Прикладом пасивної розтяжки може бути нахил тулуба вперед з положення стоячи, а потім просто висіння на тазостегнових суглобах зі звисаючими вниз руками або зі зчепленими ліктями. Пасивна розтяжка є відносно неефективною, оскільки потребує багато часу для досягнення результатів. Людина з високим м'язовим напруженням може висіти в пасивній розтяжці півгодини, не просунувшись далеко.

Цей тип розтягування має додатковий недолік - він не захищає м'язи, які розтягуються. Наприклад, якщо в описаній вище позі ми тягнемося до пальців ніг і тягнемо тулуб вниз руками, то розтягнення буде відбуватися в основному біля початку підколінних м'язів, сідничних бугрів, які є частиною сідничних кісток. Це може призвести до розриву м'язових волокон, так званого "розтягування" підколінних сухожиль. Ще одним недоліком пасивної розтяжки є те, що вона не розвиває силу для підтримки набутої гнучкості.

Техніка, яка використовується в Аштанга Йозі - це активне розтягування. У цьому типі розтяжки ми використовуємо вроджений рефлекс, без якого тіло не могло б рухатися. Щоразу, коли м'яз скорочується, його антагоніст (м'яз з протилежною функцією) розслабляється. Щоб зрозуміти цей рефлекс, подивіться на ліктьовий суглоб. Коли біцепс (двоголовий м'яз плеча) скорочується, трицепс (триголовий м'яз плеча) розслабляється, так що лікоть може бути зігнутий. Якщо трицепс також скорочується, лікоть не може рухатися.

Так само, коли скорочується трицепс, нервова система одночасно посилає сигнал біцепсу розслабитися, і лікоть розгинається.

М'яз, який розтягується, отримає сигнал до розслаблення, коли активується протилежний м'яз. Окрім сили тяжіння, він також розтягуватиметься під дією сили протилежного м'яза. У той же час, м'яз, що протидіє, буде тренуватися і збільшуватиметься в силі. За допомогою цього методу ми зможемо закрити суглоб - зігнути його - приблизно на 85 відсотків. Щоб отримати доступ до решти 15 відсотків, ми будемо використовувати техніку, яку називаємо "активним вивільненням", про яку ми розповімо пізніше.

Інша форма розтяжки - це динамічна розтяжка, яка в основному використовується в бойових мистецтвах, художній гімнастиці та калістеніці. Тут використовується імпульс для розтягування. У йозі він не часто використовується, оскільки вважається занадто силовим. Є деякі винятки у Віньяса Йозі, такі як *Супта Конасана* в першій серії та *Супта Ваджрасана* в другій серії. Падіння в прогин з положення стоячи, стійка на руках і *Віпаріта Чакрасана* - інші приклади динамічного розтягування.

Окрім цих винятків, активна розтяжка використовується у всій практиці Аштанга Йоги.

Повна Віньяса проти Половинної Віньяси

У системі повної *віньяси* людина повертається до *Самастхіті* (основної пози стоячи) між кожною асаною. Формат, який я вивчав, був системою половинної *віняяси*. Вона передбачає одне повернення в *Самастхіті* між різними стоячими позами, але перехід від однієї сидячої пози до іншої без переходу в стоячу. Цей підхід є найбільш поширеним сьогодні.

Може бути доцільно практикувати повну *віньясу* протягом деякого часу для підвищення сили і витривалості, наприклад, після відновлення після хвороби або для прискорення метаболізму. Підхід повної *віньяси* має посилений ефект промивання і може стимулювати мляву печінку. Хоча повна *віньяса* - це більше роботи, вона також дає час практикуючому "віддихатися", так би мовити, і може фактично деінтенсифікувати практику. Звісно, в кінцевому підсумку вона відшкодовує витрачену енергію. Однак, як довготривалу практику, її може бути важко підтримувати.

Температура

Якщо ви тренуєтеся в теплій країні, ви швидко нагрієтеся. Особливо це стосується чоловіків. Потрібно бути обережним, щоб не перегрітися, якщо ви займаєтеся інҏтенсивними тренуваннями в спекотному середовищі. Як і у випадку з будь-яким типом двигуна, так само і з людським тілом: перегрівання не є корисним. Потовиділення корисне для здоров'я, але якщо піт капає з тіла, це ознака того, що воно вже не здатне адекватно себе охолоджувати. Щоденне потовиділення до такої міри буквально висмоктує життєві сили з організму. Температура 20°C була б ідеальною для тренування, при цьому можливий діапазон на 15° нижче і вище, але швидкість тренування повинна бути адаптована - швидше, коли холодно, щоб збільшити тепло, і повільніше, коли спекотно, щоб охолодитися. У спекотний день зосередьтеся на охолоджуючій якості дихання.

Нагрівання приміщення для занять йогою до температури вище 25° може підвищити гнучкість, але зменшує силу, витривалість і концентрацію. Якби йога полягала лише в гнучкості, найбільшими йогами були б акробати. Варто зазначити, що надмірна гнучкість часто є результатом біохімічного дисбалансу. Справжня асана - це здатність зосередитися глибоко всередині.

Практика Аштанга Віньяса намагається збалансувати гнучкість з силою. Справжня йога "ходить по краю між протилежними крайнощами".[32] Замість того, щоб відчайдушно закручувати себе в одному конкретному напрямку в позі, ми розширюємося одночасно в усіх напрямках. Перша пара протилежностей, яку ми відкриваємо у фізичній йозі - це сила/гнучкість. Надмірна гнучкість є перешкодою, оскільки означає втрату сили, і навпаки. Ми ніколи не повинні розвивати гнучкість, яка не підкріплена необхідною силою. З іншого боку, нарощування великої сили без збільшення гнучкості обмежує діапазон рухів у суглобах.

Опалювана кімната для йоги сприяє гнучкості, оскільки збільшує *вату* і *пітту*. Холодна йога-кімната сприяє розвитку сили, оскільки збільшує *капху*.[33] Холодна кімната також підвищує усвідомленість і увагу до деталей.

---

32 *Йога Сутра* II.48.

33 *Вата, пітта і капха* - це три характеристики або якості тіла. Ці терміни використовуються в аюрведі, давньоіндійській системі медицини. Вони перекладаються як вітер, жовч і флегма, але, оскільки поняття, що стоять за ними, складні, краще використовувати терміни на санскриті.

Нам доводиться глибше вивчати позу, щоб досягти тієї ж точки в холодній кімнаті, але це окупається з точки зору переваг. При низькій температурі відбувається більше навчання, а тіло стає витривалішим завдяки пробудженню фізичного інтелекту. Ми можемо уникнути цього процесу, ввімкнувши термостат, але кожен, хто пропрацював кілька зим з помірним опаленням, цінує виграш у витонченості, який він приносить.

Якщо температура висока, необхідна належна вентиляція. Західна мода тримати всі вікна закритими в спеку, так що можна побачити калюжі поту на підлозі, дивує, враховуючи, що я ніколи не бачив в Індії кімнати для занять йогою, в якій були б вікна, що зачиняються. *Хатха Йога Прадіпіка* в кількох місцях попереджає про небезпеку надмірної спеки і надмірного нагрівання, наприклад, якщо ви сидите надто близько до вогню, а також надмірних фізичних навантажень. Не рекомендується також переохолоджуватися, наприклад, приймати холодні ранкові ванни. Ідея тут полягає в поміркованості: триматися подалі від крайнощів і перебувати в центрі. Однак, коли йог повністю сформований, крайнощі більше не будуть викликати занепокоєння.

Самастхіті
РІВНІ УМОВИ
Дрішті Ніс

Самастхіті - це основна поза стоячи. Ми стоїмо, торкаючись основами великих пальців ніг і злегка розставивши п'яти так, щоб стопи були паралельні. Пряма лінія стопи проходить від другого пальця до середини п'яти. Якби ми звели п'яти разом, стегнові кістки (стегна) були б трохи повернуті назовні.

Ми починаємо з встановлення дихання *Уджайі* з плавним і рівним звуком. Грудна клітка рівномірно розширюється в усіх чотирьох напрямках, і *банди* свідомо задіюються, якщо вони не були ініційовані автоматично з вдихом. Вдих проникає вниз перед хребтом і зачіпає тазове дно, створюючи відчуття підйому від центру промежини (*Мула Банда*). У той же час нижня черевна стінка, між пупком і лобковою кісткою, м'яко втягується до хребта. Природні рухи діафрагми вгору-вниз і супутні рухи верхньої частини живота або області шлунка необмежені.

Пальці ніг розводяться так, як розводять пальці рук, щоб повністю розслабити стопи. Вага тіла розміщується над щиколотками і рівномірно розподіляється на всі чотири кути стоп - основи великих і малих пальців, а також внутрішні і зовнішні краї п'ят. Вага тіла також рівномірно розподіляється між внутрішньою і зовнішньою арками стопи, при цьому арки підняті і активні. Дія пальців ніг впливає на лобкову кістку, а п'яти - на куприк.

АСАНИ

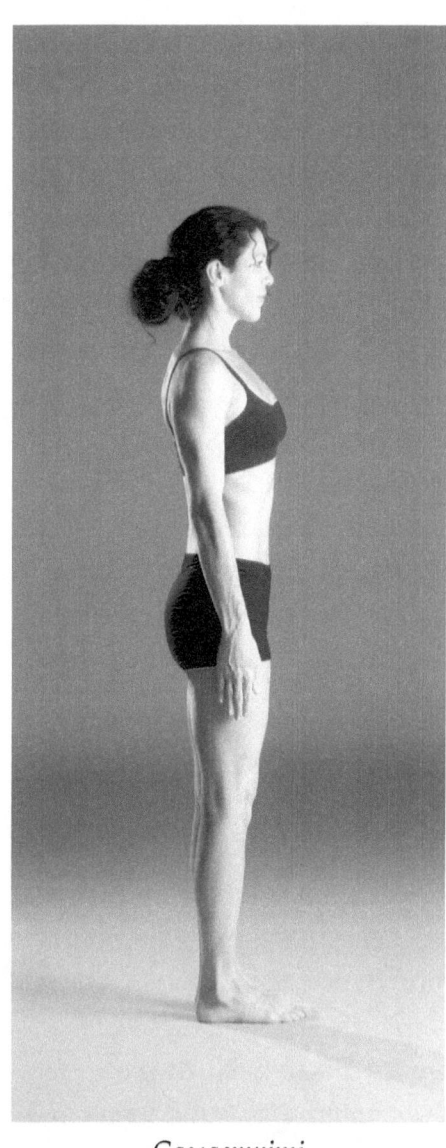

Самастхіті

Передня частина стегон скорочується, при цьому квадрицепси підтягують колінні чашечки догори. Квадрицепс означає чотири головки, що вказує на чотири точки з'єднання цієї великої групи м'язів. Всі чотири головки з'єднуються в загальне сухожилля чотириголового м'яза, яке спускається до гомілки. Колінна чашечка (надколінок), плаваюча кістка, вбудована в нього.

Багатьом учням доведеться нахиляти таз назад, що зменшує надмірну кривизну попереку і робить людину вищою. Цей рух досягається за рахунок залучення м'язів живота, які піднімають лобкову кістку, коли куприк опускається. Сила ніг створює вектор енергії, резонанс якого відчувається по всій довжині тіла.

Передня частина грудної клітки, грудину, піднімають. (Як і багато вчителів, я буду називати цю область серцем.) Один із способів зробити це - стиснути лопатки разом, що роздуває грудну клітку, як у військовій стійці для зосередження уваги. Це призводить до затвердіння і закриття області за серцем. Натомість, коли серце піднімається, область спини за нирками розширюється, а лопатки розширюються і м'яко опускаються вниз по спині. Лопатки сплющуються на задню частину грудної клітки і підтримують підняте і відкрите положення області серця. Нижні ребра в передній частині грудної клітки пом'якшуються і повертаються назад до тіла. Руки, можливо, доведеться "закільцювати".[34] таким чином, щоб вона знаходилася в центрі плечового суглоба. Ці дії роблять грудну клітку відкритою і широкою в усіх напрямках. Грудна клітка і легені можуть вільно розширюватися, сприяючи повному, вільному диханню.

> **АНАТОМІЧНИЙ ФОКУС**
>
> Внутрішня цілісність
> *У кісткових хребцях хребта міститься спинний мозок, а його нервові закінчення виходять між тілами хребців. Міцна зовнішня форма кожної пози підтримує хребет, дозволяючи йому бути гнучким і вільно розгинатися. Нервова система залишається неушкодженою. Це внутрішня цілісність, яку слід підтримувати в кожній позі.*

---

[34] Закільцювання означає відведення назад круговим рухом, який спрямований послідовно вперед, потім вгору, потім назад і, нарешті, вниз) в плечовому суглобі, щоб перемістити головку плечової кістки (плечову кістку).

АСАНИ

> *Багато хронічних захворювань, болів і культурних недуг виникають не через хворі органи, а через неправильну поставу, що призводить до здавлювання хребта і порушення роботи спинномозкових нервів. Відновлення початкового стану хребта може полегшити ці симптоми.*
>
> *Хребет стає слабким через відсутність фізичних вправ і з часом втрачає своє вирівнювання через слабкість основних м'язів тіла. У багатьох випадках хребет фактично вкорочується. Метод віньяса є ідеальним інструментом для зміцнення хребта та відновлення його природної еластичності. Будь-яке затвердіння або будь-яка нездатність розгинати хребет у позі є ознакою перенапруження.*

Людський хребет має чотири природні вигини. Перший первинний вигин, що розвивається в ембріональному періоді життя, є кіфотичним і зберігається протягом усього життя в грудному відділі хребта та крижах. Перший вторинний вигин (лордотичний) розвивається в шиї (шийному відділі хребта), коли дитина піднімає і підтримує вагу своєї голови. Другий лордотичний вигин, у поперековому відділі хребта, розвивається в дитинстві, коли дитина стоїть і ходить. Ці природні вигини доповнюють один одного і зменшують стискаючі сили, що діють на хребет у вертикальному положенні. Працюйте над тим, щоб збалансувати будь-який дисбаланс або надлишки в межах цієї природної форми. Слід уникати "військової постави", тобто відсутності одного з цих природних вигинів або надлишку будь-якого з них.

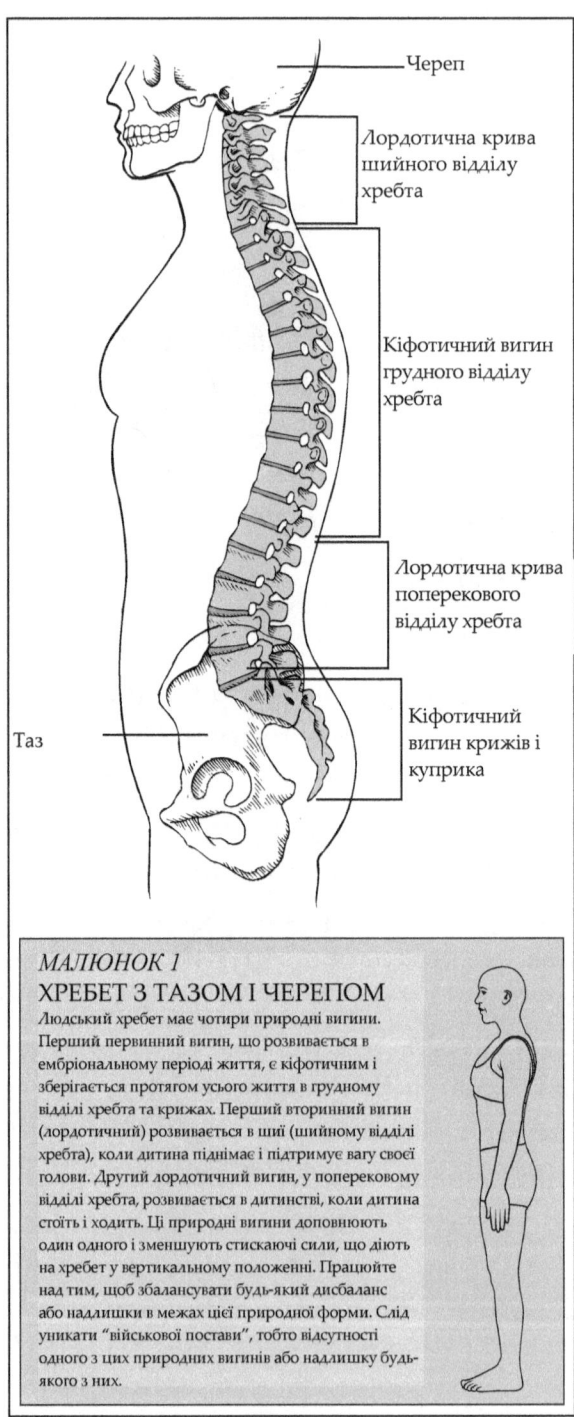

МАЛЮНОК 1
ХРЕБЕТ З ТАЗОМ І ЧЕРЕПОМ

Людський хребет має чотири природні вигини. Перший первинний вигин, що розвивається в ембріональному періоді життя, є кіфотичним і зберігається протягом усього життя в грудному відділі хребта та крижах. Перший вторинний вигин (лордотичний) розвивається в шиї (шийному відділі хребта), коли дитина піднімає і підтримує вагу своєї голови. Другий лордотичний вигин, у поперековому відділі хребта, розвивається в дитинстві, коли дитина стоїть і ходить. Ці природні вигини доповнюють один одного і зменшують стискаючі сили, що діють на хребет у вертикальному положенні. Працюйте над тим, щоб збалансувати будь-який дисбаланс або надлишки в межах цієї природної форми. Слід уникати "військової постави", тобто відсутності одного з цих природних вигинів або надлишку будь-якого з них.

АСАНИ

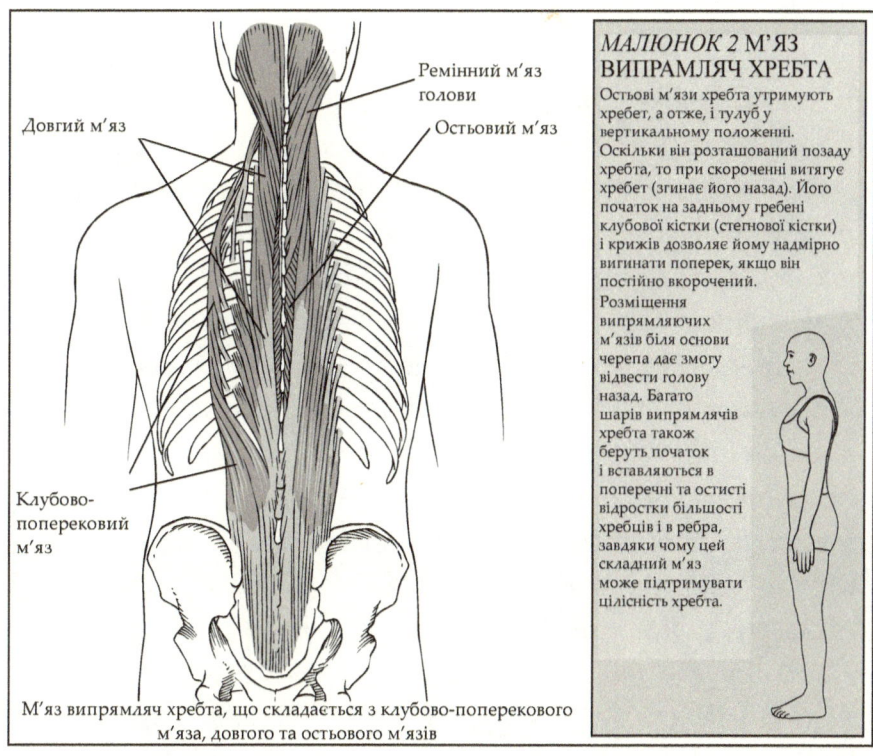

МАЛЮНОК 2 М'ЯЗ ВИПРАМЛЯЧ ХРЕБТА

Остьові м'язи хребта утримують хребет, а отже, і тулуб у вертикальному положенні. Оскільки він розташований позаду хребта, то при скороченні витягує хребет (згинає його назад). Його початок на задньому гребені клубової кістки (стегнової кістки) і крижів дозволяє йому надмірно вигинати поперек, якщо він постійно вкорочений.

Розміщення випрямляючих м'язів біля основи черепа дає змогу відвести голову назад. Багато шарів випрямлячів хребта також беруть початок і вставляються в поперечні та остисті відростки більшості хребців і в ребра, завдяки чому цей складний м'яз може підтримувати цілісність хребта.

М'яз випрямляч хребта, що складається з клубово-поперекового м'яза, довгого та остьового м'язів

АНАТОМІЧНИЙ ФОКУС

Збалансована постава

Рівномірний розподіл ваги тіла на стопах є обов'язковим для збалансованої постави. Коли вага тіла переноситься на стопи занадто далеко вперед, поперек (поперековий відділ хребта) надмірно прогинається (гіперлордоз), оскільки крижі та куприк піднімаються. Це призводить до надмірного стискання поперекових міжхребцевих дисків і напруження відповідних м'язів (випрямлячів хребта і чотириголового м'яза попереку).

Водночас таке положення таза призводить до того, що м'язи живота розслабляються і слабшають, а ребра випинаються. Ділянка спини за нирками напружується і стискається, в той час як шия випрямляється, втрачаючи свій природний лордотичний вигин, намагаючись компенсувати надмірне викривлення поперекового відділу хребта і повернути голову на одну лінію з центром тяжіння тіла.

З іншого боку, якщо вага занадто сильно зміщена назад у стопі, підколінні сухожилля напружуються і тягнуть таз і куприк назад, тоді як лобкова кістка підіймається в передній частині таза. Оскільки тіло завжди прагне до рівноваги, ця поза зазвичай супроводжується збільшенням викривлення грудини або грудного відділу хребта (гіперкіфоз). Область серця западає, а черевний прес підтягується. Плечі округляються, а голова зміщується вперед, оскільки тіло компенсує це, намагаючись утримати центр ваги на стопах.

Якщо занадто велика вага припадає на внутрішню частину стоп, внутрішні склепіння руйнуються, створюючи навантаження на медіальні меніски колінних суглобів. Це зазвичай призводить до переднього нахилу тазу, що призводить до надмірного викривлення попереку.

Щоб завершити картину, підніміть найвищу точку потилиці до стелі, не втрачаючи при цьому опори на стопи. Ця дія подовжує і пробуджує весь хребет. Індійські йоги мають зразкову тенденцію смиренно опускати погляд донизу в Самастхіті. Т. Крішнамачарья вважав, що не дивитися вниз - означає втратити голову.

Ідеальне вирівнювання в Самастхіті досягається, коли всі основні суглоби тіла - гомілковостопні, колінні, тазостегнові та плечові - вирівнюються один над одним, створюючи вертикальну лінію, яка також проходить через вуха. Це створює позу з найменшим опором силам гравітації, що робить можливим легке стояння. Самастхіті - це зразок для всіх інших поз. Дозвольте легкості та рівновазі бути вашим провідником.

Сур'я Намаскара А
ПРИВІТАННЯ СОНЦЯ А
Дрішті Великі пальці рук, ніс, пупок
Сур'я Намаскара означає "Привітання сонця". Традиційно його виконують обличчям на схід, щоб привітати сонце, що сходить. Сур'я, сонце, вшановується в багатьох культурах як дарувальник життя; так само і в Індії. Привітання сонця - це вправа для розминки, яку виконують кілька разів для покращення серцево-судинної системи. Сурья Намаскара А зазвичай повторюється п'ять разів, але в холодні дні можна робити більше, в екстремальну спеку - менше, поки тіло не відчує себе бадьорим і збалансованим. Ця послідовність асан також практикується для полегшення депресії. Вважається, що вона приносить здоров'я і життєву силу тілу і сонячне світло духу.

Віньяса перша
На початку вдиху розгорніть долоні і тягніться далеко в сторони і вгору, охоплюючи якомога більше простору, поки ваші долоні не опиняться разом над головою. Шия

АШТАНГА ЙОГА ПЕРША СЕРІЯ

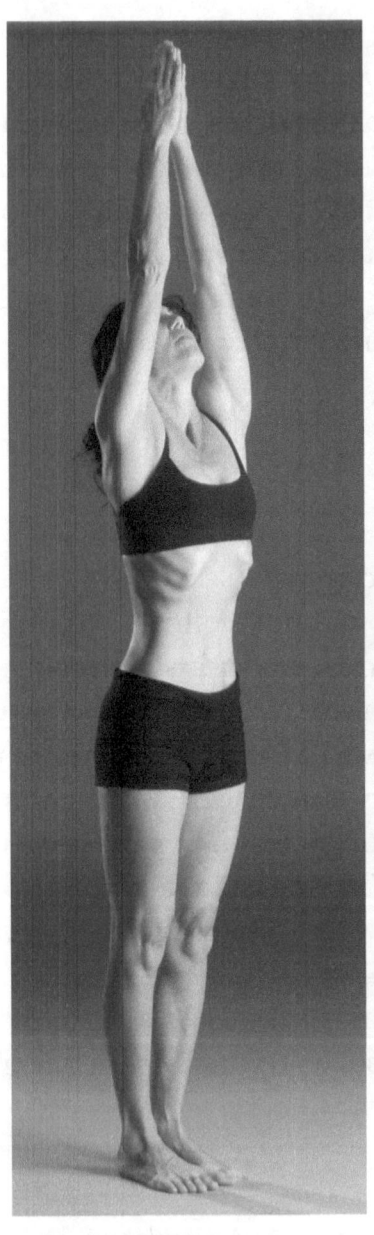
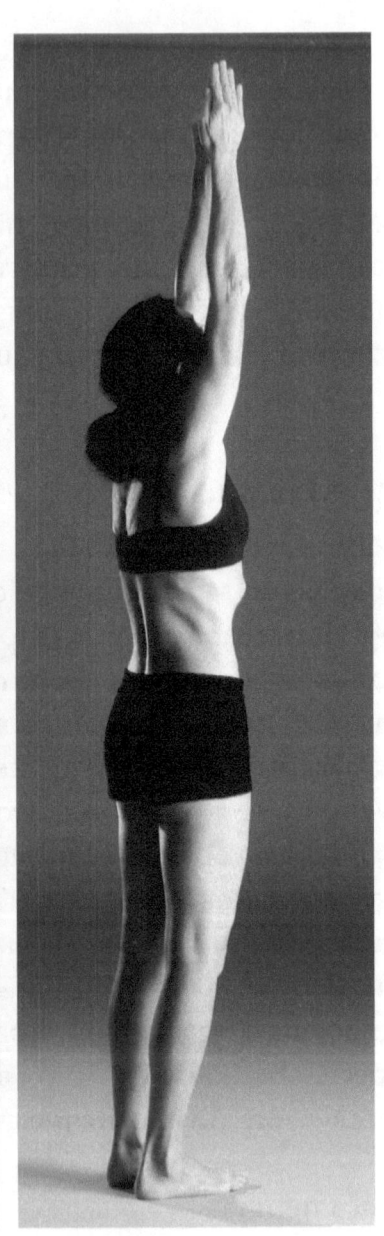

Сурья Намаскара А віньяса 1 правильне положення плечей (ліве)

Сурья Намаскара А віньяса 1 неправильне положення плечей (праве).

завжди повинна рухатися як продовження хребта, як це і є насправді. Погляд піднімається в тому ж темпі, що і підйом рук. Коли долоні зустрічаються, ми дивимося на великі пальці. Рух рук, переміщення погляду і рух дихання повинні бути ідеально синхронізовані. Це потрібно глибоко усвідомити, оскільки це стосується всієї практики.

Підйом рук починається глибоко в животі. Це робиться шляхом підключення дихання до живота і дозволу силі вдиху піднімати руки. Всі підйоми і рухи вгору виконуються на вдиху. Дихання ініціює кожен рух і привносить розум, грацію і легкість в рухи і поставу.

Піднімаючи руки, не допускайте зведення плечей до вух, активно відводячи лопатки вниз по спині. Це не тільки виглядає елегантніше, але й запобігає защемленню шийних хребців і задає правильний патерн для балансу рук і прогинів спини. Дивлячись вгору, не закидайте голову назад так, щоб обличчя було паралельно стелі. Це буде зроблено або за рахунок колапсу потилиці, або за рахунок надмірного скорочення трапецієподібного м'яза на потилиці.

АНАТОМІЧНИЙ ФОКУС

Дорсальний м'яз спини

Дія дорсального м'язу спини, що притягує лопатки до стегон, анатомічно називається опусканням плечового пояса. Належить до зовнішнього шару м'язів на тілі, цей м'яз важко перевтомити - фактично зміцнення і тонізація спинної латеральної м'язи знімає навантаження, яке зазвичай припадає на трапецієподібний м'яз та інші

> м'язи, що піднімають лопатки. Ідеальний підхід - почати
> тренувати цей м'яз якомога раніше.

Так чи інакше, це не додає сили і не забезпечує підтримки шиї. Замість цього підніміть підборіддя до стелі, витягніть шию і трапецієподібний м'яз, залучивши до роботи поперечний м'яз спини (м'яз, який тягне лопатки вниз по спині), і тримайте задню частину шиї підпертою.

Голова м'яко нахиляється на атлант, перший шийний хребець. У грецькій міфології Атлант був богом, який носив світ на своїх плечах. Цей хребець також називається С1, оскільки є першим з семи шийних хребців.

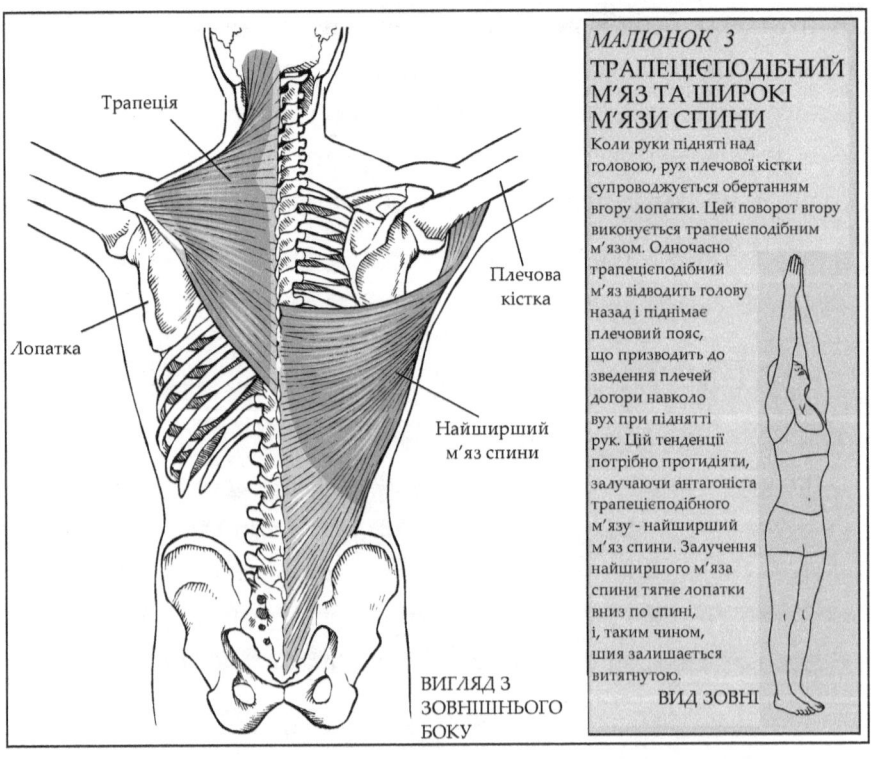

МАЛЮНОК 3
ТРАПЕЦІЄПОДІБНИЙ М'ЯЗ ТА ШИРОКІ М'ЯЗИ СПИНИ

Коли руки підняті над головою, рух плечової кістки супроводжується обертанням вгору лопатки. Цей поворот вгору виконується трапецієподібним м'язом. Одночасно трапецієподібний м'яз відводить голову назад і піднімає плечовий пояс, що призводить до зведення плечей догори навколо вух при піднятті рук. Цій тенденції потрібно протидіяти, залучаючи антагоніста трапецієподібного м'язу - найширший м'яз спини. Залучення найширшого м'яза спини тягне лопатки вниз по спині, і, таким чином, шия залишається витягнутою.

ВИГЛЯД З ЗОВНІШНЬОГО БОКУ

ВИД ЗОВНІ

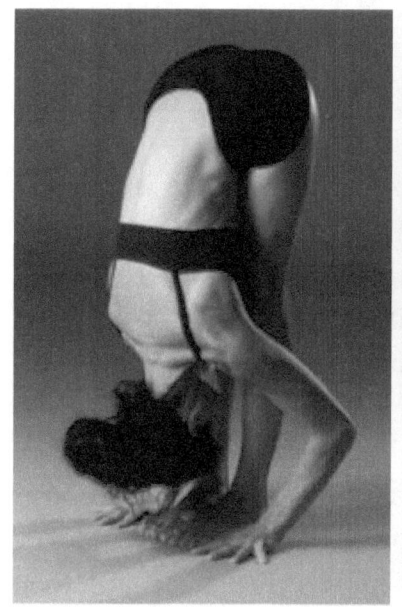 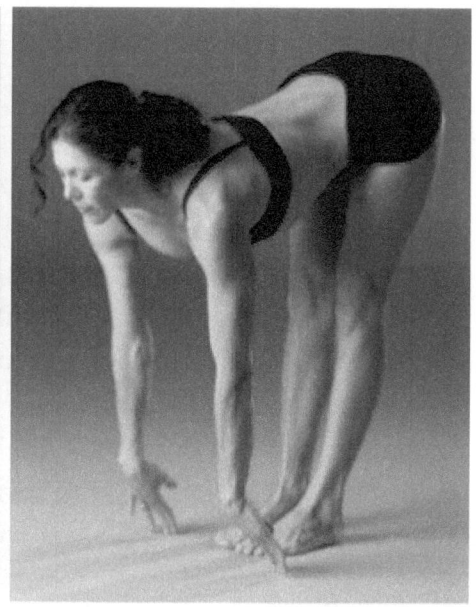

Сурья Намаскара А віньяса 2   *Сурья Намаскара А віньяса 3*

Віньяса друга

Коли ми починаємо видих, таз починає нахилятися вперед. На шляху вниз ведіть за собою серце. Ділянка серця залишається піднятою і відкритою; не впадайте в грудну клітку. Руки опускаються з обох боків, поки врешті-решт кисті не опиняться на підлозі, кінчики пальців на одній лінії з пальцями ніг. Початківцям і тим, у кого напружені і вкорочені підколінні м'язи, слід стежити за тим, щоб поперек залишався прямим. За необхідності згинайте коліна, коли таз більше не нахиляється вперед, а поперек починає округлятися. Округлення попереку створює навантаження на диски поперекового відділу хребта, усуваючи передбачувану дію розтягування підколінних м'язів. Навіть при зігнутих колінах потрібно відчувати розтягнення підколінних сухожиль.

ЙОГИЧНИЙ КОНТЕКСТ

Відчуття дихання

Будь-яке розтягування потрібно робити з чутливістю та усвідомленістю. Таким чином ми працюємо з тілом, а не проти нього. Дихання - це чудовий сенсорний інструмент, який несе в собі природний інтелект тіла. Воно дозволяє нам сенсибілізувати нашу свідомість і таким чином регулювати інтенсивність розтяжки. Коли ми вдихаємо, ми досліджуємо нову територію, яку створюємо і досліджуємо. Це й є творчим аспектом пози. На видиху ми відпускаємо і розслабляємося в отриманому новому просторі. Якщо ви не можете вільно дихати і витягнути хребет на видиху, ви занадто стараєтесь. Над усіма позами потрібно працювати з усвідомленням, чутливістю та розумом.

М'язи живота повинні бути твердими і підтримувати, але не перенапруженими, оскільки це може призвести до вкорочення хребта. Наприкінці видиху маківка голови опускається вниз до підлоги. Шия витягнута, голова діє як вага, що подовжує весь хребет. В ногах завжди присутня активність, ноги довгі, сильні і опорні. Пах глибокий і м'який (див. *Падангуштасану* для більш детальної інформації). Хребет залишається пасивним, оскільки він випливає зі стегон, і тільки плечі підтримуються і піднімаються від вух.

АСАНИ

Віньяса три

На вдиху підніміть весь тулуб, намагаючись увігнути або принаймні вирівняти поперек, дивлячись вгору між бровами. Якщо ви не дуже гнучкі, рекомендується відірвати руки від підлоги і залишити на ній лише кінчики пальців. Ноги працюють інтенсивно, а тулуб плаває, підтримуваний м'язами-розгиначами спини. Тримайте серце піднятим, розширюйте плечі, тягніть лопатки вниз по спині і притискайте їх до спини. Таке положення плечей готує їх до прийняття ваги тіла для стрибка назад в *Чатуранга Дандасану*.

> **ПРАКТИЧНА ПОРАДА**
>
> Стійка для початківців
>
> Початківці можуть прийняти довшу стійку в Чатуранга Дандасані, щоб при опусканні вниз плечі залишалися над кистями рук. Досвідчені студенти можуть працювати в напрямку ліктів, відстежуючи безпосередньо над зап'ястями при опусканні тіла. При переході в позу Собака, що дивиться вгору, ми прагнемо розташувати плечі над зап'ястями. Якщо дивитися збоку, руки перпендикулярні до підлоги.

Віньяса чотири (*Чатуранга Дандасана*)

З початком видиху міцно притисніть руки до землі. Руки повинні бути розставлені на ширині плечей, середні пальці паралельні один одному і розчепірені. На видиху відведіть ноги назад одним стрибком так, щоб тіло утворило пряму лінію від голови до стоп. Поставити стопи так, щоб вони були на ширині стегон, і зігнути їх. Завершуючи видих, повільно згинайте руки, опускаючи тіло, поки не зависнете трохи над підлогою. Лікті обіймають тіло. Не дозволяйте їм блукати в сторони: це робить плечі жорсткими і напружує малий грудний м'яз. На шляху вниз рух має бути рівномірним, а серце має вести за собою. Відірвіть обличчя від підлоги, щоб зміцнити і підтримати задню частину шиї. Витягуючись через п'яти, куприк опускається, що подовжує поперек і правильно позиціонує таз для наступної пози Собака, що дивиться вгору. Ця дія врівноважується рівномірним витягуванням грудної клітки вперед. Весь хребет подовжується, а нижня частина живота відривається від підлоги, щоб підтримати поперековий відділ хребта.

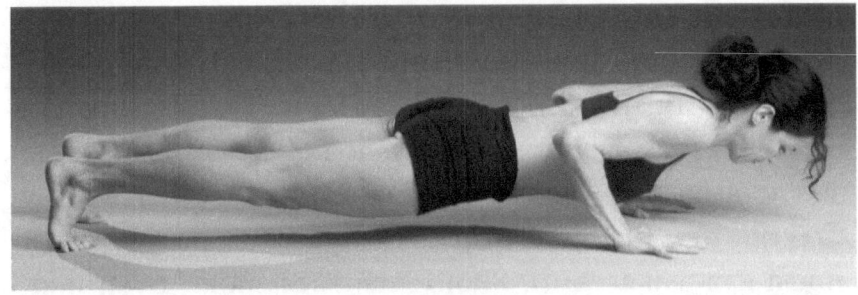

Сурья Намаскара А віньяса 4 Чатуранга Дандасана початківці

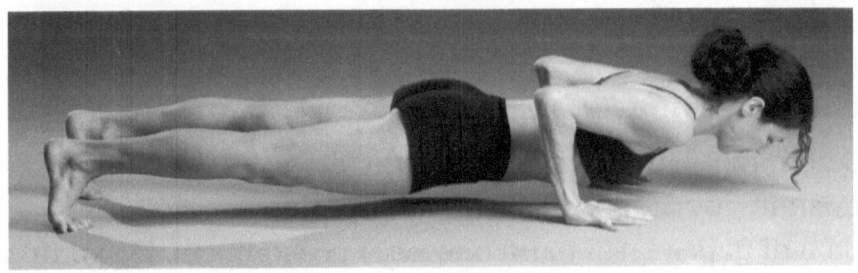

Сурья Намаскара А віньяса 4 Чатуранга Дандасана фінальна позиція

АСАНИ

П'ята віньяса (*Урдхва Мукха Шванасана* - **Собака, що дивиться вгору**)

Починаючи рух на вдиху, випряміть руки і витягніть груди вперед, перевертаючи пальці ніг, поки стопи не будуть спрямовані від вас. Притисніть верхню частину стоп до підлоги, використовуючи їх як гальма, щоб протистояти дії рук, що тягнуть вперед. У поєднанні ці дії роблять спину витягнутою і подовжують хребет.

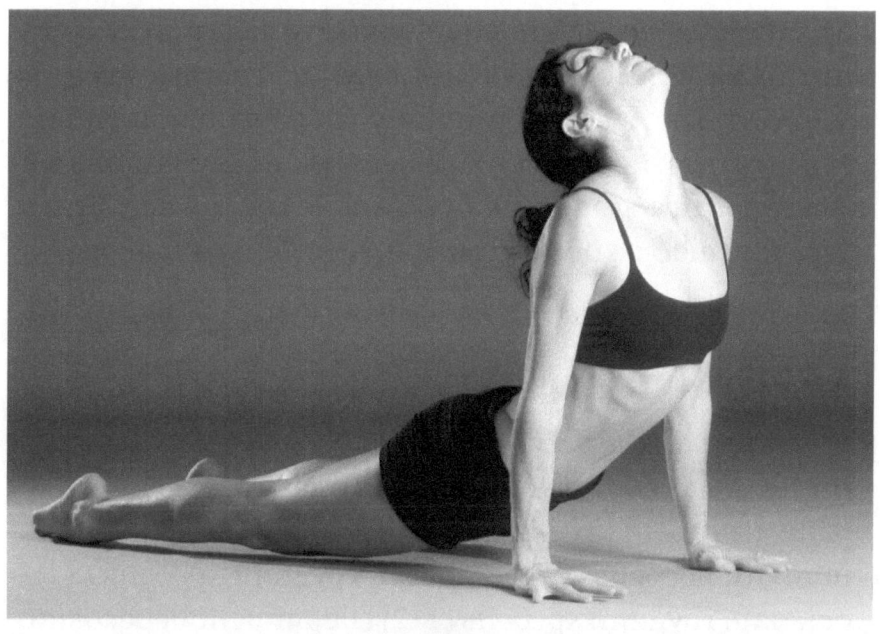

Сурья Намаскара А віньяса 5 Собака, що дивиться вгору

Замість того, щоб відкидати плечі назад (це стискає лопатки разом, скорочуючи ромбовидні м'язи, і призводить до змикання позаду серця), тримайте лопатки широко (передній зубчастий м'яз) і тягніть їх вниз по спині (поперечний м'яз спини). Відведення плечей назад звільнить грудну клітку для руху вперед і гордого випинання, як у лева. Уявіть собі руки як вертикальну опору гойдалки, плечовий суглоб - як точку опори, а грудну клітку - як сидіння гойдалки. Просуньте серце крізь руки, щоб збільшити довжину хребта. Найнижчі ребра тепер рухаються вперед і піднімаються вгору.

Піднімаючи підборіддя до стелі і тримаючи потилицю витягнутою, голову відводять назад. Ті, хто раніше мав хлистову травму, повинні уникати цього руху і тримати шию прямо, дивлячись вниз до кінчика носа; це дозволить запобігти надмірному скороченню потилиці. Студенти, які потребують більшого вигину спини, можуть дивитися вгору між бровами. У той же час, будьте обережні, щоб не обмежувати прогин тільки шиєю.

АНАТОМІЧНИЙ ФОКУС

Хребетні з'єднання

Місце, де хребет з'єднується з головою (черепом), є одним з важливих з'єднань хребта. Інші - це останній шийний хребець (C7) і перший грудний хребець (T1); останній грудний хребець (T12) і перший поперековий хребець (L1); а також місце, де останній поперековий хребець (L5) з'єднується з крижами (S1-5). Латерально крижі з'єднуються з тазом у крижово-клубових (SI) суглобах. Це все області, де хребет зазнає більших навантажень. Ці зони мають м'язові прикріплення, які працюють в протилежних напрямках, щоб забезпечити нам більший діапазон можливостей для рухів. Тому важливо працювати над цими ділянками з усвідомленням і повагою до їхніх структурних обмежень та вразливості.

У той же час, прямий м'яз живота (кубики) повинен бути задіяний, щоб зафіксувати нижні ребра і запобігти їхньому випинанню. Випинання нижніх ребер підкреслює погойдування попереку. Прямий м'яз живота також підніме лобкову кістку і дозволить куприку опуститися. Це дозволить тримати хребет довгим і високим у всіх позах.

Цю позу часто плутають з *Бхуджангасаною* (Кобра) з Хатха йоги, і часто можна спостерігати гібриди між цими двома позами. Собака, що дивиться вгору - це зовсім інша поза. Руки випрямлені, а ноги залишаються сильними і прямими, настільки, що коліна не відриваються від підлоги. Сила в ногах забезпечує підтримку поперекового відділу хребта. Тримаючи ноги прямими, розтягування відбувається в передній частині тазостегнового суглоба, подовжуючи м'язи-згиначі стегна, що є обов'язковим у всіх позах прогину. Важливо тягнутися руками вперед і подовжувати весь хребет, а не прогинатися і занурюватися в поперек. Неправильне виконання цієї пози може легко призвести до болю в попереку. При правильному виконанні вона може полегшити біль у спині, викликаний тривалим сидінням за столом або на водійському сидінні.

Урдхва Мукха Шванасана є надзвичайно важливою позою в послідовності, оскільки це єдина справжня підготовка до прогинів у Першій серії. Її слід глибоко пропрацьовувати кожного разу, коли вона трапляється в серії, щоб пробудити хребет для прогинів. Не поспішайте, роблячи довгі, усвідомлені, а не короткі вдихи, швидко переходячи в цю позу і виходячи з неї.

Шоста віньяса (*Адхо Мукха Шванасана* - **Собака, що дивиться вниз**)

З початком видиху зігніть стопи і відкотіться назад на підошви. Відпустіть п'яти в напрямку до підлоги. Підніміть сідниці до неба, як гору, коли задіюються згиначі стегна, а ноги працюють на випрямлення. Одночасно відштовхніться руками від підлоги, щоб перенести вагу назад на стопи. Розведіть плечі широко, пахви спрямовані вниз. Якщо плечі згорблені навколо вух, пахви будуть спрямовані в сторони; при такому виконанні трапецієподібний м'яз перенапружується, і поза буде напружувати шию і плечі. Тут необхідно навчитися правильному положенню плечей, оскільки воно розвиває силу верхньої частини тіла і необхідне для виконання нахилів назад і балансування на руках. Якщо пахви спрямовані вбік, плечову кістку потрібно повертати назовні, поки не буде досягнуто бажаного результату.

ПРАКТИЧНА ПОРАДА

Варіації позицій у Собак

Пози "Собака, що дивиться вгору та вниз" також мають свої характерні положення, які відрізняються від людини до людини і навіть можуть змінюватися протягом практики. Людині з жорстким вигином спини потрібна довша стійка в Собаці, що дивиться вгору. Якщо стійка занадто коротка, м'язи нижньої частини спини або шиї можуть спазмуватися. Початківець отримає більше розкриття і буде в більшій безпеці, вибравши довшу стійку. Коли хребет стає більш гнучким у прогині назад, ви можете вкоротити стійку в Собаці, що дивиться вгору.

Ініційовані ступнями, ноги сильно працюють в Собаці, що дивиться вниз. Намагайтеся приземлити п'яти з вагою, що дорівнює тій, яка природно припадає на п'яти. Сильна дія ніг і згиначів стегна використовується для нахилу тазу вперед, нахиляючи сідничні кістки так, щоб вони були спрямовані вгору до стелі. Ті, хто має гнучкий нахил вперед, повинні протистояти тенденції провисання попереку, підтримуючи суглоб T12/L1. Суглоб T1/C7 також підтримується, запобігаючи падінню внутрішньої частини плечей і голови на підлогу. Замість цього верхня частина потилиці тягнеться вперед до рук. Підборіддя опущене до такої міри, щоб у передній частині горла не виникало затвердіння. Руки працюють так, ніби ви намагаєтеся відірвати руки від підлоги. Вага в руках переноситься вперед таким чином, щоб тільки 40 відсотків припадало на зап'ястя, а 60 відсотків - на пальці. Переконайтеся, що основи мізинця і безіменного пальця несуть навантаження, рівне тому, яке беруть на себе великі і вказівні пальці.

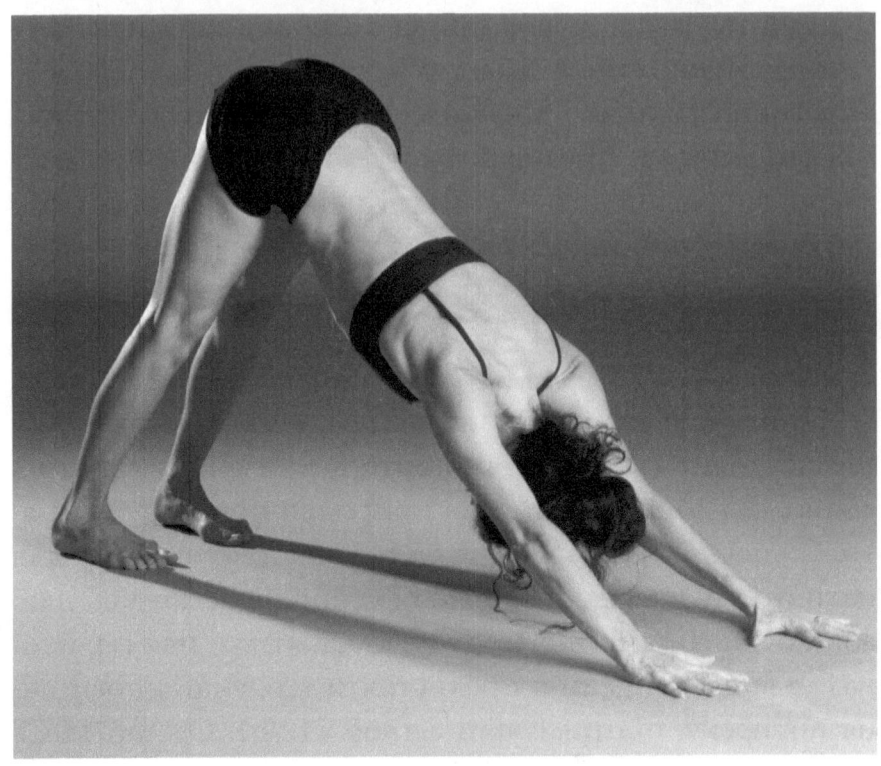

Сурья Намаскара А віньяса 6 Собака, що дивиться вниз

Руки і ноги діють як міцні опори, завдяки чому хребет може повністю витягнутися. Згиначі та розгиначі тулуба розтягуються, зміцнюються і пробуджуються, і підтримують витягнутий хребет.

Всім, хто відчуває скутість при нахилах вперед або має короткі ахіллові сухожилля, потрібна коротка стійка в Собаці, що дивиться вниз. Якщо п'яти знаходяться на відстані більше трьох-чотирьох сантиметрів від підлоги, кут нахилу ніг до підлоги не дозволяє працювати ногами так, щоб отримати достатнє розтягнення литок і ахіллових сухожиль. У цьому випадку потрібно виносити стопи вперед і вкорочувати стійку. З іншого боку, якщо стійка занадто коротка, ефект зміцнення і подовження хребта і плечей зменшується. Щоб максимізувати цей ефект, в ідеалі ми повинні вибирати довгу стійку. Однак для початківців довга стійка створює надмірне навантаження на плечі та зап'ястя. Як тільки п'яти досягають підлоги, слід подовжити стійку в Собаці, що дивиться вниз. Компетентний викладач може оцінити відповідну довжину стійки.

Собака, що дивиться вниз, утримується протягом п'яти вдихів, і, хоча в ідеалі погляд повинен бути спрямований до пупка, для більшості початківців це призведе до опускання плечей і принесення в жертву такого необхідного подовження хребта. Тому для початківців рекомендується дивитися на стопи або коліна. Можуть знадобитися роки, щоб розвинути гнучкість і силу опори для встановлення остаточної дріщті, яка спрямована до пупка. Якщо початківець починає з такого погляду, це зазвичай призводить до порушення внутрішньої цілісності цієї чудової пози. Аналогічно, спроба опустити голову до підлоги призводить до закриття і затвердіння за серцем, до розпирання нижніх ребер, коли м'язи живота розслабляються, і до колапсу в районі з'єднання С7/Т1. Собака, що дивиться вниз, схожа на стійку на руках з опорою на ноги, і тому потребує балансу між розгинанням і згинанням тулуба. Якщо впасти в будь-яку з крайнощів, то втрачається точка рівноваги.

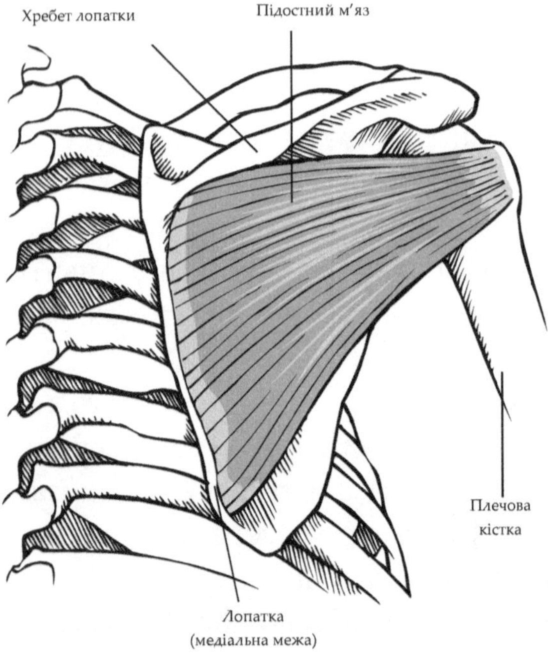

МАЛЮНОК 4
ПІДОСТНИЙ М'ЯЗ

Підостний м'яз обертає плечову кістку назовні. Infra означає "під", spinatus - "хребет", що відноситься до гребеня лопатки (лопатки). Якщо ви доторкнетеся до лопатки, то відчуєте поперечний гребінь, що проходить через неї. Під цим гребенем знаходиться підостний м'яз. Зазвичай він слабкий і недорозвинений. Однак не всім потрібно розгортати плечову кістку назовні: у деяких людей вона природно повернута назовні. Цей рух слід виконувати лише до досягнення центрального або "нейтрального" положення, яке може оцінити кваліфікований викладач. Перенапруження підостного м'яза призводить до надмірного напруження плеча і болю.

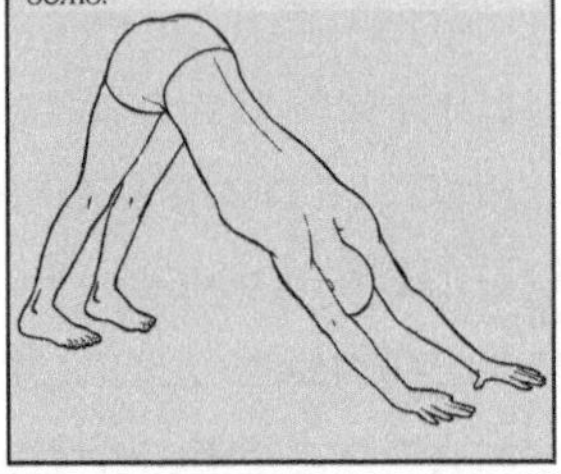

Хребет лопатки
Підостний м'яз
Плечова кістка
Лопатка (медіальна межа)

Сьома віньяса

З закінченням видиху ноги злегка згинаються, а з вдихом ступні переносяться до рук. Коли стопи приземляються, вони торкаються одна одної, а тулуб піднімається, і погляд спрямовується вгору, до третього ока (*Брумадхья Дрішті*). Це повторення третьої віньяси.

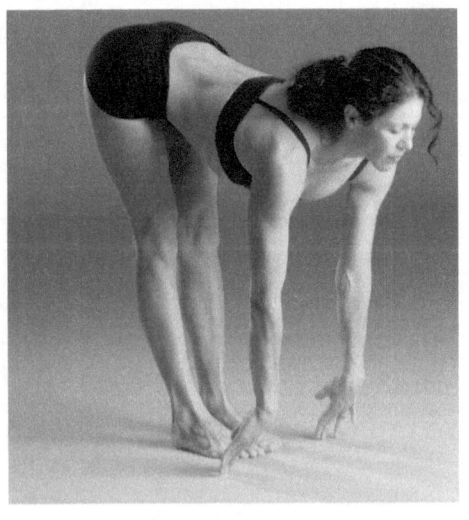

Сур'я Намаскара А віньяса 7

АСАНИ

Віньяса вісім

На видиху ми нахиляємося вперед, кінчики пальців рук зрештою з'єднуються з пальцями ніг. Це повторення другої віньяси.

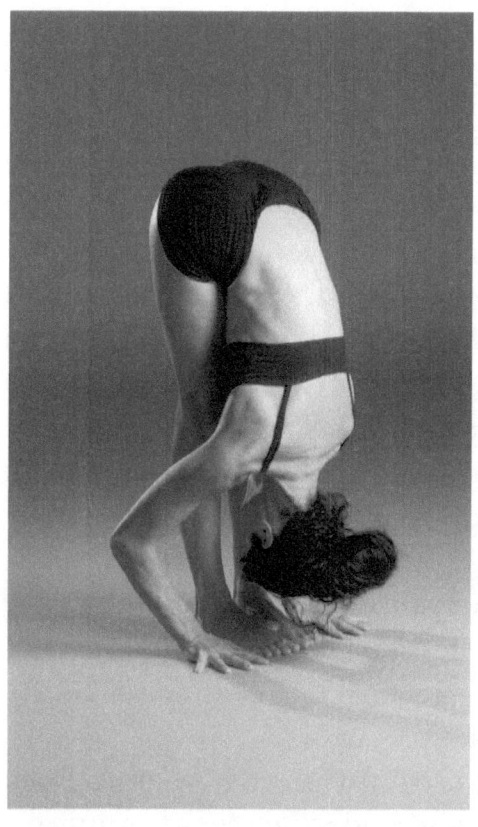

Сур'я Намаскара А віньяса 8

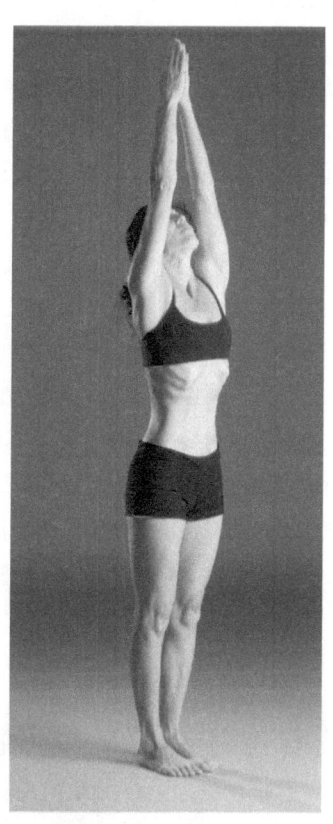

Сур'я Намаскара А віньяса 9

Дев'ята віньяса

Вдих піднімає серце так, щоб спина залишалася прямою під час підйому тулуба, а руки витягнуті в сторони.

Наступний видих повертає нас до *Самастхіті*.

Сур'я Намаскара Б
ПРИВІТАННЯ СОНЦЯ Б
Дрішті Великі пальці ніг, ніс, пупок

Віньяса перша
Вдихаючи в *Самастхіті*, глибоко зігніть коліна, не відриваючи п'яти від підлоги. Одночасно підніміть руки вгору над головою, повертаючи їх до вух і зводячи долоні разом. Погляд піднімається вгору за межі складених долонь. Це *Уткатасана*.

Уткатасана є гарним прикладом принципу одночасного розширення в протилежних напрямках. Ідеальним варіантом буде присідання, поки стегна не стануть паралельними підлозі; потім тулуб і руки нахиляються вперед, коли тіло повертає свій центр ваги. Ця крайність дає оптимальний ефект для зміцнення м'язів ніг і сідниць. Інша крайність - тримати спину повністю вертикально, не згинаючи при цьому ноги. У цьому випадку ми поставимо під загрозу потужну роботу ніг і сідниць, яка відбувається тільки в глибокому присіданні. Ідеальним є баланс між цими двома діями, робота одночасно в обох напрямках.

Наближайтеся до межі своєї гнучкості при присіданні повільно, щоб дати зв'язкам час подовжитися і зміцнитися. Під час згинання колін не нахиляйте таз вперед або назад, а дозволяйте тазу зберігати нейтральне положення, а попереку - природний вигин. Коліна залишаються разом. Руки втягуйте назад у плечові суглоби, щоб лопатки були опущені, а шия вільна від надмірного напруження. Якщо у вас є схильність до симптомів хлистової травми, дивіться прямо перед собою.

АСАНИ

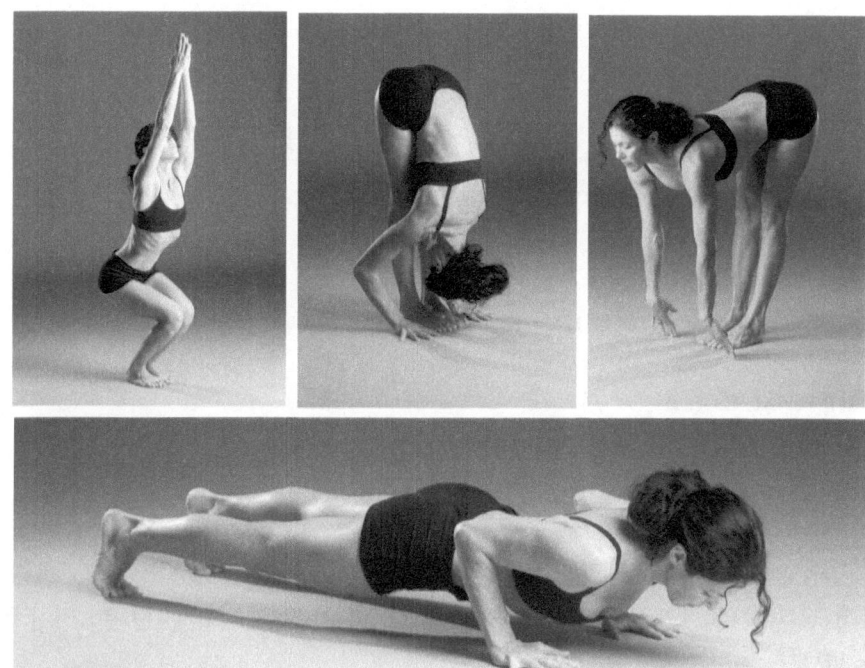

Сур'я Намаскара Б віньяса 1 Уткатасана
Сур'я Намаскара Б віньяса 2
Сур'я Намаскара Б віньяса 3
Сур'я Намаскара Б віньяса 4 Чатуранга Дандасана

Початківцям рекомендується піднімати руки прямо перед собою, витягнувши їх ззаду вперед. Ця дія дозволяє уникнути надмірного розгинання попереку. Більш складний варіант підняття рук в сторони може бути прийнятий, коли буде розвинута достатня свідомість і сила.

Віньяса друга

На видиху долоні, складені в молитовному положенні, торкаються грудей (центру серця) і, нахиливши тулуб вперед, випрямляючи ноги, покладіть руки на підлогу по обидва боки від стоп.

Віньяса Три
Вдихаючи, підніміть грудну клітку.

Четверта віньяса
Видих - відведіть ноги назад і опустіться вниз.

П'ята віньяса
Вдихніть в Собаку, що дивиться вгору.

Віньяса шість
Видихніть, втягніть спину і підніміться в позу Собаки, що дивиться вниз. Ці останні чотири віньяси такі ж, як і в *Сур'ї Намаскара А*.

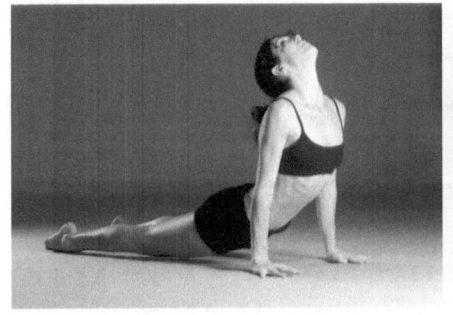 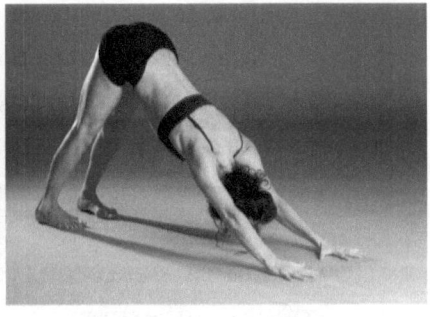

Сурья Намаскара Б віньяса 5
Собака, що дивиться вгору

Сур'я Намаскара Б віньяса 6
Собака, що дивиться вниз

Сьома віньяса (*Вірабхадрасана А*)
На початку вдиху поверніть ліву ногу на плесні (зап'ясток) і поставте п'ятку на уявну центральну лінію килимка. Ліва нога стає під кутом 45°.

АСАНИ

Тепер ми робимо крок правою ногою вперед, пряма лінія проходить через другий палець, п'яту правої ноги і п'яту лівої ноги. Постановка правої ноги має вирішальне значення. Навіть коли вона лише трохи розгорнута, гомілка (кістка гомілки) буде обертатися назовні, порушуючи тонкий баланс пози. Переднє коліно зігнуте і залишається на місці безпосередньо над щиколоткою. Винесення коліна далі за щиколотку сприятиме переміщенню стегнової кістки вперед по гомілковій кістці. Хоча цьому руху запобігає задня хрестоподібна зв'язка, він створює надмірне навантаження на неї, і його слід уникати. Аналогічно, западання коліна всередину або назовні від свого положення над гомілковостопним суглобом, коли воно несе на собі вагу, створює зайве навантаження на внутрішні (медіальні) і зовнішні (латеральні) колатеральні зв'язки колінного суглоба.

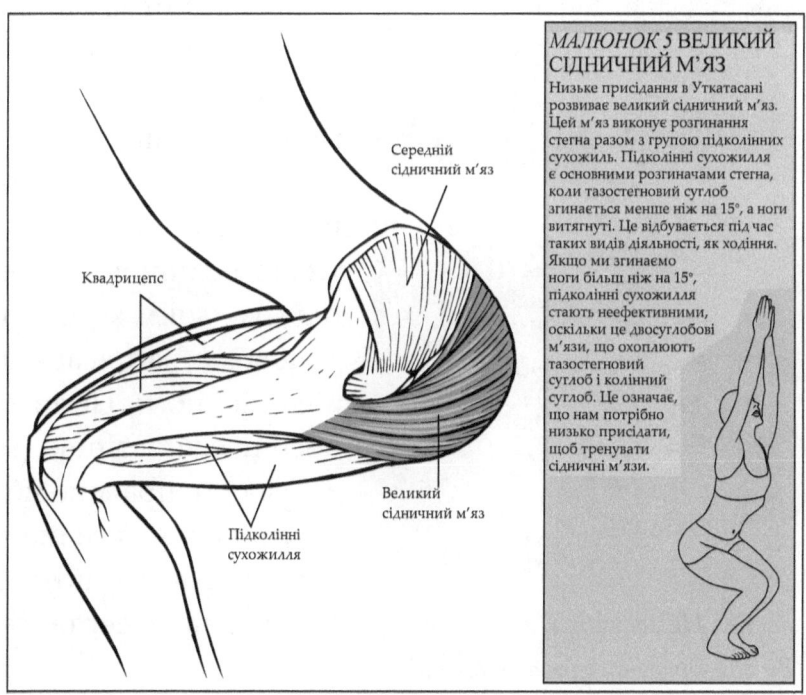

МАЛЮНОК 5 **ВЕЛИКИЙ СІДНИЧНИЙ М'ЯЗ**
Низьке присідання в Уткатасані розвиває великий сідничний м'яз. Цей м'яз виконує розгинання стегна разом з групою підколінних сухожиль. Підколінні сухожилля є основними розгиначами стегна, коли тазостегновий суглоб згинається менше ніж на 15°, а ноги витягнуті. Це відбувається під час таких видів діяльності, як ходіння. Якщо ми згинаємо ноги більш ніж на 15°, підколінні сухожилля стають неефективними, оскільки це двосуглобові м'язи, що охоплюють тазостегновий суглоб і колінний суглоб. Це означає, що нам потрібно низько присідати, щоб тренувати сідничні м'язи.

Працюйте над тим, щоб стегна були повністю квадратними. Це допоможе розтягнути групу м'язів-згиначів стегна, які проходять над передньою частиною тазостегнового суглоба. Підніміть тулуб вертикально так, щоб плечі висіли над стегнами. Обов'язково задійте м'язи живота, щоб втягнути нижні ребра, оскільки задня частина грудної клітки під лопатками залишається широкою. Сідничні кістки важкі і опускаються до підлоги.

Сила задньої (витягнутої) ноги важлива для підтримки пом'якшення, необхідного для більш глибокого згинання передньої частини стегна. Це досягається шляхом повного пробудження заднього відділу стопи за рахунок розведення пальців ніг і утримання зовнішнього зводу стопи заземленим. Витягування через п'яту цієї ноги автоматично позиціонує стопу під ідеальним кутом, що доповнює напрямок коліна цієї ноги. Це також посилює внутрішнє (медіальне) спіралеподібне обертання, необхідне задній нозі в цій позі. Зігнута нога повертається

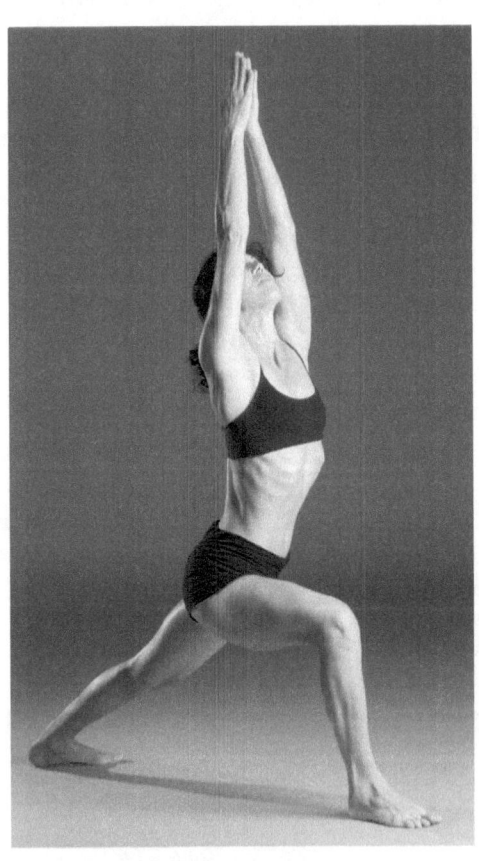

Сурья Намаскара Б віньяса 7
(Вірабхадрасана, права сторона)

назовні (латерально), доповнюючи іншу ногу, доки не буде досягнуто нейтральної позиції - тобто, коли стегна стануть квадратними. Незважаючи на очевидну перевагу розподілу ваги на передню ногу, підтримуйте дію розподілу ваги назад на задню ногу, заземлюючи п'яту цієї ноги. Це створить рівновагу між потоком руху в ногах. Сильна опора ніг створює вектор енергії, який підтримує основу хребта і активує банди, дозволяючи ядру тіла підніматися.

Під час прибуття у фінальну позу руки одночасно піднімаються над головою. Погляд вгору за межі складених рук.

ЙОГІЧНИЙ КОНТЕКСТ

Важливість правильного положення стопи

Всі положення стоп, наведені в позах стоячи, відображають напрямок коліна в кінцевому положенні в позі. У Вірабхадрасані А ми намагаємося вирівняти стегна по відношенню до передньої частини стопи. Коліно в кінцевому підсумку буде спрямоване під кутом приблизно 45° до передньої ноги. Якби задня нога була, наприклад, розміщена під кутом 90°, коліно було б посередником між стегновою кісткою (стегном), яка завалюється, і гомілковою кісткою (гомілкою), яка вивертається назовні. Іншими словами, колінний суглоб виконує обертання, необхідне для того, щоб пристосуватися до положення стопи. Тому на задній нозі необхідний кут 45°, щоб привести стегно в потрібне положення. Розміщення стопи так, щоб вона була спрямована в тому ж напрямку, що й коліно, захищає колінний суглоб від надмірного обертального зусилля.

Віньяса вісім

На видиху відірвіть ліву п'яту від підлоги, опустіть руки в сторони, опустіть сідниці ще нижче і, врешті-решт, покладіть руки по обидва боки передньої ступні. Коли руки торкнуться підлоги, зробіть крок правою ногою назад до лівої, розставивши ноги на ширині стегон, і опустіться в *Чатуранга Дандасану*.

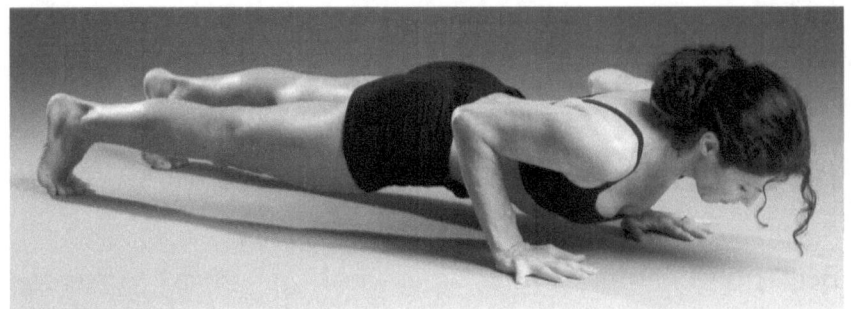

Сур'я Намаскара Б віньяса 8 (Чатуранга Дандасана)

Дев'ята віньяса

Вдихніть у Собаку, що дивиться вгору.

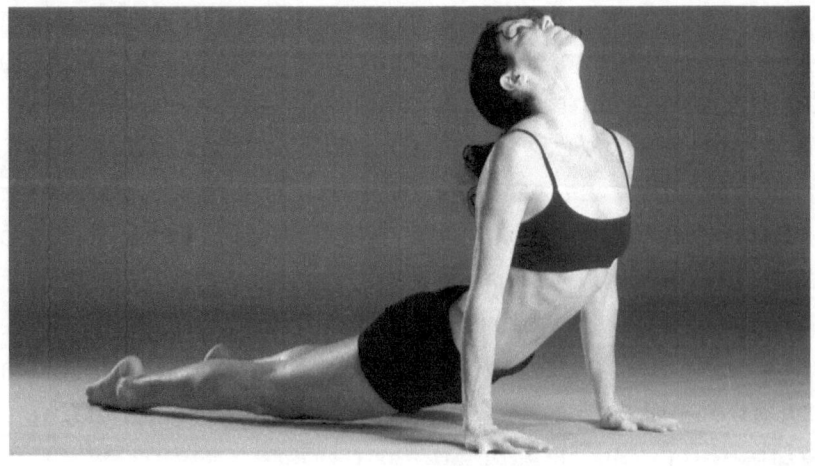

Сурья Намаскара Б віньяса 9 (Собака, що дивиться вгору)

АСАНИ

Віньяса десять

Видихніть в Собаку, що дивиться вниз.

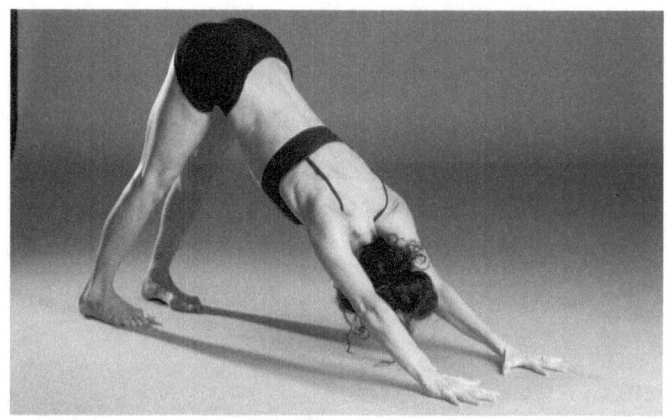

Сур'я Намаскара Б віньяса 10 (Собака, що дивиться вниз)

Віньяса одинадцять (*Вірабхадрасана* А)

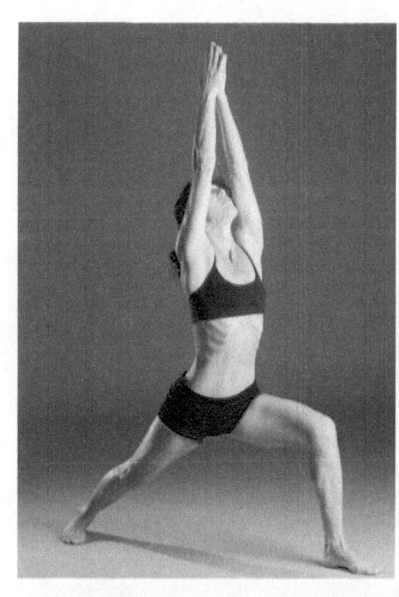

Сурья Намаскара Б віньяса 11 (Вірабхадрасана, ліва сторона)

Поверніть праву п'яту в центр, зробіть крок лівою ногою вперед і повторіть *Вірабхадрасану* з лівого боку. Складний рух з кроком вперед, підняттям тулуба і підняттям рук повинен бути виконаний на одному вдиху без поспіху. Це чудовий інструмент для навчання подовженню дихання.

Якщо ви задихаєтесь на підйомі, не затримуйте дихання. Початківцям може знадобитися почати з того, щоб поставити ногу в позицію в кінці видиху в Собаці, що дивиться вниз. В іншому випадку можна зробити додатковий короткий вдих. Незабаром ви зможете виконувати рух на одному вдиху. В Аштанга Йозі рух ніколи не виконується під час *кхумбаки* (затримки дихання).

Віньяса дванадцять

З видихом підніміть праву п'яту, одночасно опустивши руки вниз, зробіть крок лівою ногою назад і опустіть вниз. Знову ж таки, цей рух вимагає від нас подовження дихання.

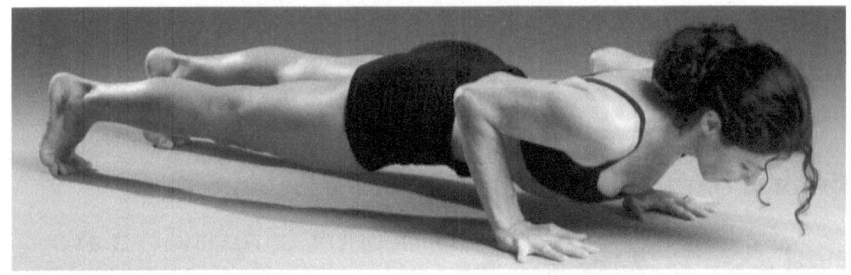

Сур'я Намаскара Б віньяса 12 (Чатуранга Дандасана)

Віньяса тринадцять

Вдихніть у Собаку, що дивиться вгору.

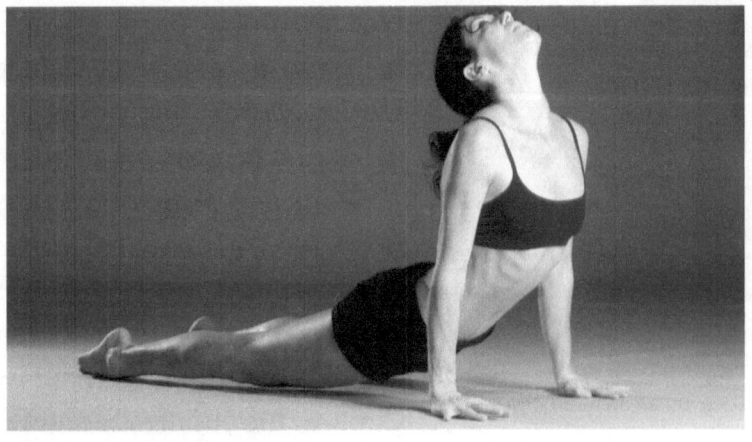

Сур'я Намаскара Б віньяса 13 (Собака, що дивиться вгору)

АСАНИ

Віньяса чотирнадцята

Видихніть у Собаку, що дивиться вниз. Ця остання Собака, що дивиться вниз, утримується протягом п'яти вдихів, тоді як інші два є лише перехідними.

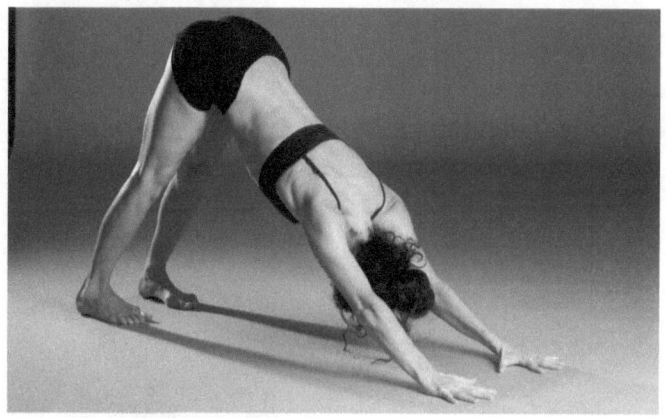

Сур'я Намаскара Б віньяса 14 (Собака, що дивиться вниз)

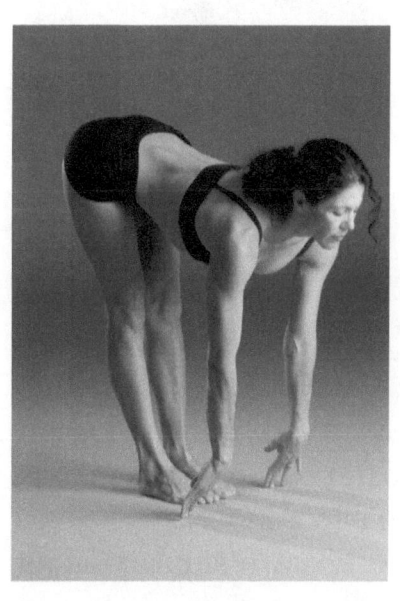

Віньяса п'ятнадцять

На вдиху стрибніть вперед, приземлившись поряд зі ступнями, підніміть груди і подивіться вгору (ідентично *віньясі* три).

Віньяса шістнадцять

Видихніть, нахиліться вперед, випряміть ноги і розташуйте кінчики пальців на одній лінії з пальцями ніг (ідентично *віньясі* два).

Сур'я Намаскара Б віньяса 15

Віньяса сімнадцять

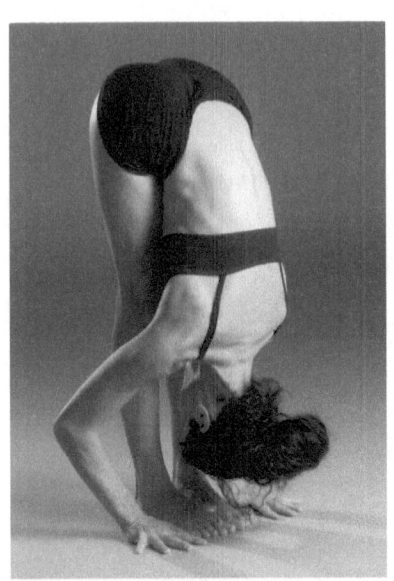

Сур'я Намаскара Б віньяса 16

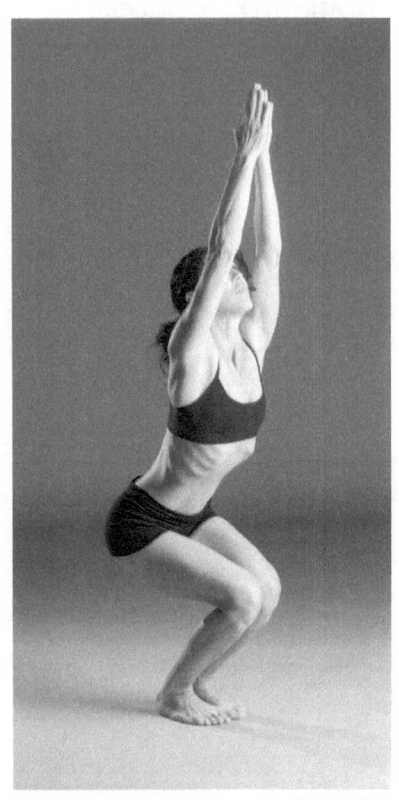

Сур'я Намаскара Б віньяса 17

Вдихніть, зігніть ноги в колінах, підніміть руки над головою і подивіться вгору в *Уткатасану* (ідентична *віньясі* один).

Самастхіті

З видихом випряміть ноги, опустіть руки і м'яко подивіться на великі пальці рук.

Виконуйте Сур'я Намаскара Б до тих пір, поки не почнете пітніти. П'яти раундів має бути достатньо в середніх умовах, трьох в тропіках і до десяти в холодних регіонах.

Пози стоячи вчать нас основам вирівнювання, розвивають силу і врівноваженість.

Падангуштасана
ПОЗА ТРИМАЙ ВЕЛИКИЙ ПАЛЕЦЬ НА НОЗІ
Дрішті Ніс

Віньяса перша

З *Самастхіті* підстрибніть на вдиху і, видихаючи, приземліться з паралельною постановкою ніг на ширині стегон, поклавши руки на стегна. "На ширині стегон" означає, що гомілковостопні суглоби розташовані під тазостегновими суглобами.

АНАТОМІЧНИЙ ФОКУС
Міжхребцеві грижі
Випинання міжхребцевих дисків може статися, коли під час підняття ваги з підлоги хребет згинається. Тиск на міжхребцеві диски деформує їх у клиноподібну форму і призводить до випинання. Міжхребцеві диски виконують роль амортизаторів для хребців. Вони складаються з фіброзної стрічки, що оточує заповнене рідиною ядро. Коли ця наповнена рідиною подушка виштовхується за межі хребців, це називається кила диска (грижа). Часто диск тисне на спинний мозок і спричиняє значний біль. Прилеглі м'язи спазмуються, щоб зупинити і тим самим захистити хребет, що призводить до повної неможливості нахилитися вперед. Випинання міжхребцевого диска, як правило, вправляється за кілька тижнів. Протрузія диска відрізняється від цього тим, що фіброзне ядро диска виштовхується за межі хребців. Алопатія[35] вважає, що цей стан не відновлюється сам по собі.

---
35 *Система медицини, заснована на західній науці*

> Тому важливо уникати округлення попереку при нахилі вперед, оскільки в цьому положенні на нього припадає вага тіла. Замість цього, згинайте коліна, зберігаючи деяке розтягнення підколінних м'язів.

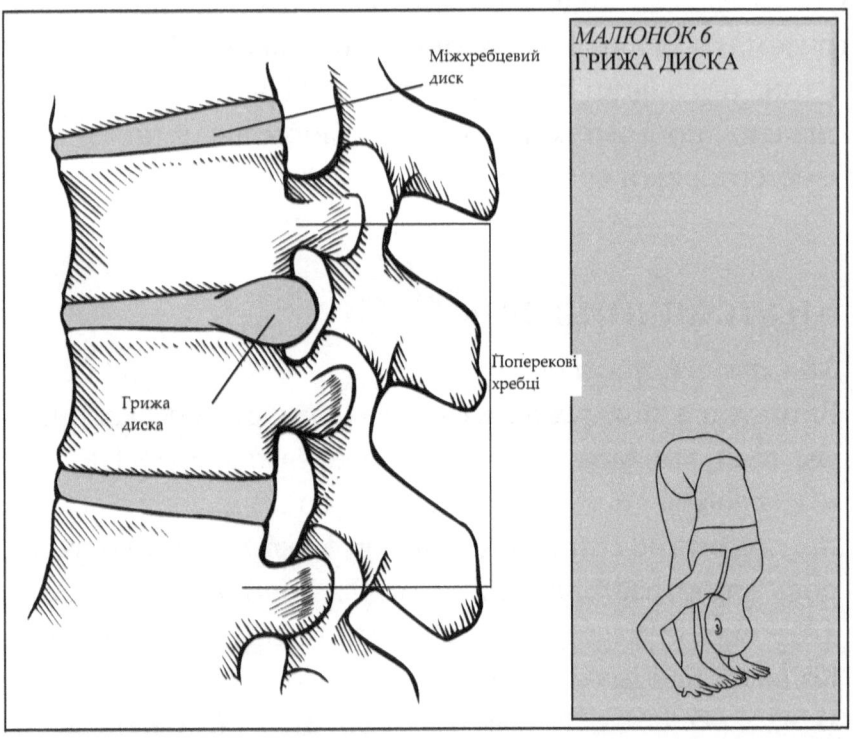

МАЛЮНОК 6
ГРИЖА ДИСКА

Вдихаючи, зробіть ноги високими і сильними, а тулуб підніміть вгору і відірвіть від стегон. На видиху нахиліться вперед у тазостегнових суглобах, тримаючи спину прямою, а серце піднятим. Потягніться до пальців ніг, зачепивши великі пальці вказівним і середнім пальцями, долонями всередину, і закривши зчеплення пальців великим пальцем. Студенти, які ще не можуть

АСАНИ

дотягнутися до пальців ніг, можуть зігнути ноги. Не рекомендується прогинати поперек, щоб дотягнутися до пальців ніг, оскільки це створює тиск на поперекові диски і може призвести до гриж.

На наступному вдиху, тримаючись за пальці ніг, підніміть голову і груди та спрямуйте погляд вгору між бровами.

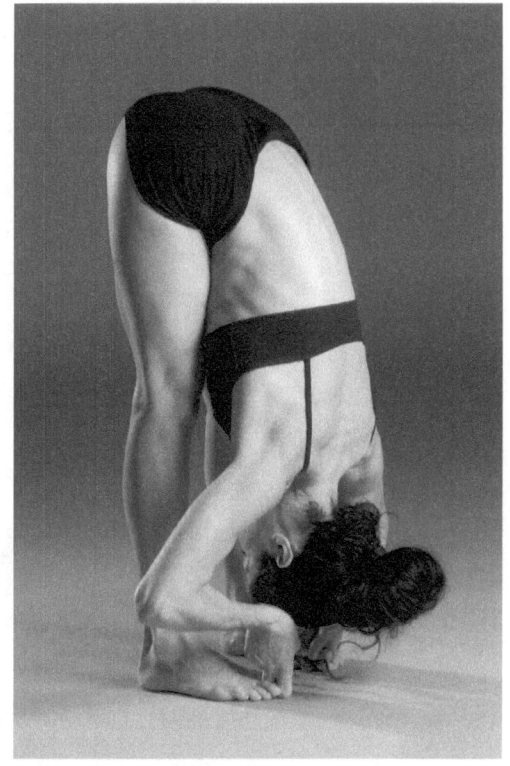

Падангуштасана

Віньяса друга

На видиху глибоко нахиліться вперед, піднімаючи колінні чашечки. Підняття колінних чашечок відбувається за рахунок чотириголового м'яза, який є антагоністом підколінних сухожиль. При виконанні цієї вправи відбувається активне розтягнення, що сигналізує підколінним сухожиллям про необхідність подовження. Поглибте і пом'якшіть пах, щоб подовжити м'язи-згиначі стегна, і вдихніть в підколінні сухожилля, щоб їх відпустити.

Лікті розводяться в сторони, лопатки рухаються вгору до стегон, а маківка голови досягає підлоги. Нехай вага голови подовжує хребет і шию. Коли ви підтримуєте позу за допомогою ніг, хребет розслабляється і стає пасивним. *Дрішті* спрямована до кінчика носа. У цій *віньясі* ми знаходимося в стані *Падангуштасани*. Залишаємося в позі на п'ять вдихів.

Віньяса три

Вдихаючи, підніміть груди і подивіться на кінчик носа. Видихаючи, покладіть руки під ноги, наступаючи на кінчики пальців, а потім на всю долоню, так, щоб пальці ніг торкалися зап'ясть.

Пада Хастасана
ПОЗА НОГИ НА РУКАХ
Дрішті Ніс

Віньяса перша

Вдихаючи, підніміть голову і груди та подивіться вгору. Намагайтеся провернути поперек і тримати ноги сильними.

ЙОГИЧНИЙ КОНТЕКСТ

Активне балансування
Активне балансування тіла в кожній позі означає, що необхідно ізолювати ті м'язи, які потрібно скоротити, від тих, які потрібно розслабити і подовжити. Занадто часто можна побачити студентів, які скорочують все тіло. Активне балансування зміцнює основні м'язи тіла, а також поверхневі м'язи. Це створює легку поставу, оскільки скелетна структура переноситься більш ефективно. Пада Хастасана - чудова поза для того, щоб випробувати ці принципи на практиці.

Віньяса друга

Видихніть, нахиліться вперед. Тепер ви перебуваєте в позі *Пада Хастасани*. Затримайтеся в ньому на п'ять вдихів. Як і в попередній позі, тримайте поперек прямим і тільки тоді, коли це буде гарантовано, працюйте над випрямленням ніг. Погляд спрямований до носа. Ця поза є більш інтенсивною версією попередньої. Ви можете зробити розтяжку ще інтенсивнішою, перемістивши вагу вперед до пальців ніг.

М'язи живота - цей термін стосується насамперед прямих м'язів живота - задіяні тут для захисту попереку. *Уддіяна Банда* (нижня частина поперечного м'яза живота) не дає диханню розтягувати нижню частину живота, що дестабілізує поперек. Надмірне використання м'язів живота, однак, призведе до вкорочення хребта і підняття голови від підлоги, оскільки м'язи живота - це в першу чергу згиначі тулуба. Тільки чутливе поєднання роботи ніг зі згинанням і розгинанням тулуба принесе бажаний результат подовження хребта. В основному це відчувається на талії. Тонка, розумна робота збільшить простір між найнижчими ребрами і тазом, верхніми краями тазової кістки. Обидві групи м'язів тулуба працюють ізометрично (під напругою, але без скорочення), а отже, зміцнюються обидві. Це активне балансування.

Віньяса три

Вдихаючи, підніміть голову і груди, випрямляючи руки. Видихаючи, покладіть руки на стегна і поверніться в *Самастхіті*.

Повернення в *Самастхіті* на одному диханні, очевидно, є складним рухом. Початківці можуть розбити його на частини, щоб зберегти цілісність руху.

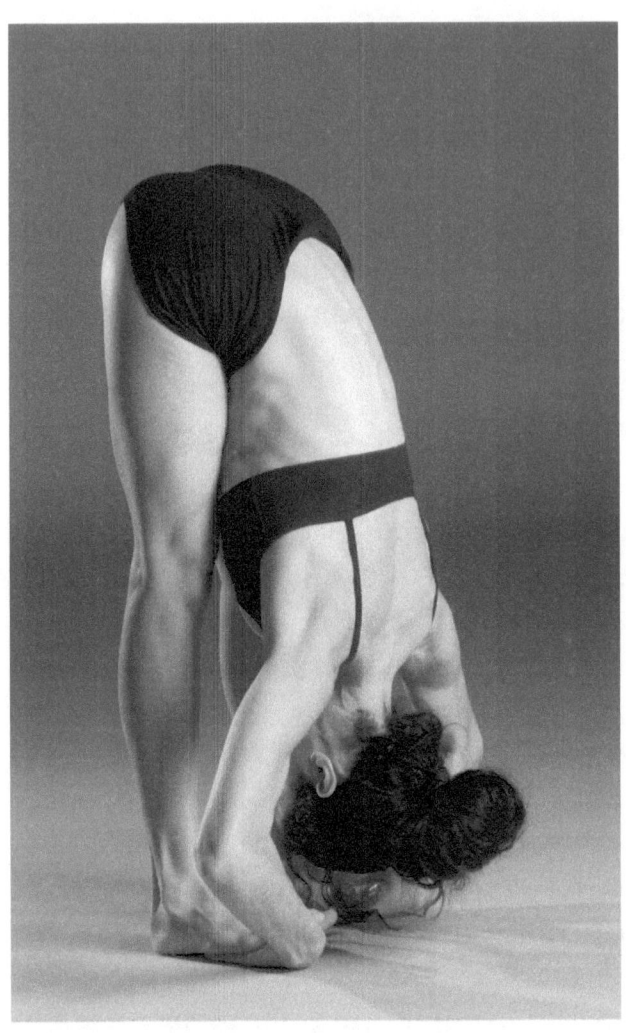

Пада Хастасана

Підрахунок дихання для початківців: Видих, покласти руки на стегна, опустити куприк, зміцнитися через ноги. Вдихнути і піднятися в стійку, ведучи серцем. Видихаючи, повернутися в Самастхіті.

АСАНИ

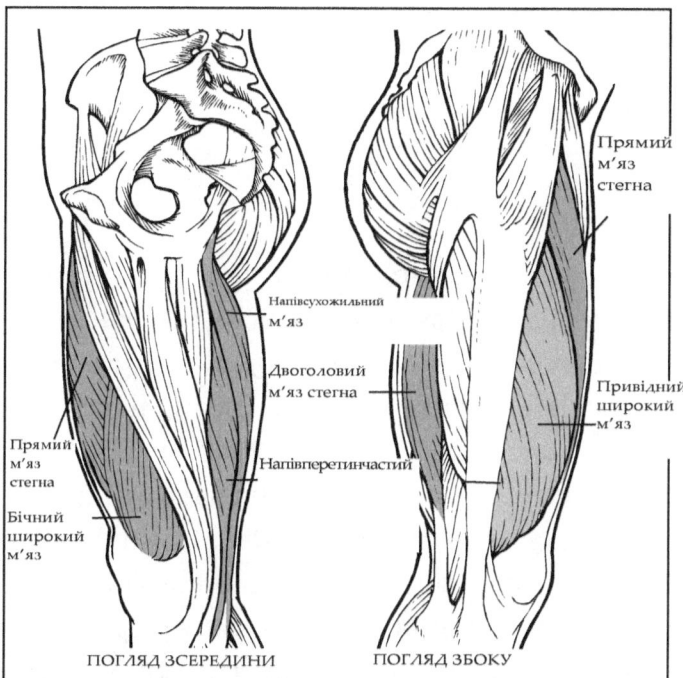

ПОГЛЯД ЗСЕРЕДИНИ   ПОГЛЯД ЗБОКУ

МАЛЮНОК 7 ПІДКОЛІННІ СУХОЖИЛЛЯ ТА КВАДРИЦЕПСИ

Нахили вперед повинні включати згинання тазостегнових суглобів, а не хребта. Згинання тазостегнових суглобів обмежується підколінною групою м'язів, яка виконує розгинання стегна і згинання коліна. Підколінний м'яз складається з трьох окремих м'язів. З них двоголовий м'яз стегна обертає стегнову кістку назовні при розгинанні стегна, а напівсухожильний і напівперетинчастий м'язи обертають стегнову кістку всередину при розгинанні стегна. Ми зустрінемося з цими м'язами пізніше в їхній вторинній функції повертачів стегнової кістки.

Якщо ми пасивно висимо в *Падангуштасані*, може розвинутися болючість в області сідничних кісток, які є початком підколінних сухожиль. Щоб запобігти цьому, потрібно задіяти антагоністів підколінних сухожиль - квадрицепси.

Чотириголовий м'яз задіюється при підтягуванні за колінну чашечку (надколінок).
Чотириголовий м'яз складається з чотирьох окремих м'язів, які через сухожилля надколінка прикріплюються до великогомілкової кістки.
Чотири головки чотириголового м'яза - це прямий м'яз стегна (rectus femoris), бічний м'яз (vastus lateralis), проміжний м'яз (vastus intermedius) і привідний м'яз (vastus medialis). Прямий м'яз стегна - єдиний двосуглобовий м'яз у групі. Він починається спереду стегнової кістки і тому може не тільки розгинати ногу в коліні, але й згинати тазостегновий суглоб. Три довгі м'язи беруть початок на бічній, передній і медіальній поверхнях стегнової кістки відповідно і виконують лише розгинання колінного суглоба.

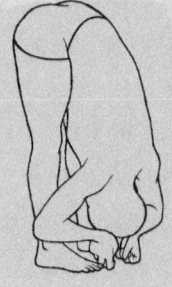

Уттіта Тріконасана
ПОЗА ТРИКУТНИКА
Дрішті Рука

Віньяса перша

Вдихаючи, поверніться праворуч і зробіть стрибок ногами на відстані трьох футів (приблизно один метр) один від одного і паралельно. Руки витягніть в сторони на рівні плечей. Тут немає універсальної пози, але є ідеальна позиція для кожного рівня гнучкості. Це настільки важливо, що викладач повинен оцінювати її індивідуально. Якщо стійка занадто довга, внутрішня цілісність пози буде втрачена і її виконання принесе мало користі. Якщо вона занадто коротка, людина не отримає підтримку хребта, силу і витягування. З часом і з практикою, коли гнучкість збільшується, стійки можна подовжувати.

Віньяса друга

Видихнувши, розгорніть праву ногу на 90°. Для точності уявіть собі лінію, що проходить через центр килимка вздовж і впоперек. Поставте другий палець правої ноги точно вздовж цієї лінії і перевірте, щоб центр п'яти знаходився на тій же лінії. Відхилення всього на 2° може бути значним. Початківці часто вивертають стопу занадто сильно, щоб досягти стабільності, але це призводить до бічного (зовнішнього) обертання гомілки, яке іноді супроводжується компенсаторним обертанням стегна всередину. Це створює навантаження на коліно. Танцюристи часто передчасно зношують коліна, вивертаючи стопи таким чином.

Поверніть ліву ногу приблизно на 5° так, щоб п'ятка знаходилася на одній центральній лінії з килимком. Положення 5° гарантує, що стопа, гомілка і стегнова кістка будуть спрямовані в одному напрямку, що також є оптимальним положенням для колінного суглоба. Якщо залишатися в положенні 0° або вивернути стопу назовні, це призведе до навантаження на колінний суглоб. З іншого боку, якщо ви повернете ліву стопу всередину занадто сильно, скажімо, на 30°, ви не досягнете достатнього розкриття паху.

Правильно поставивши стопи, дозвольте правому стегну опуститися вниз (бічний нахил) настільки, наскільки це можливо, наближаючи таз до вертикального положення відносно підлоги. Якщо таз залишається в горизонтальному положенні, хребет змушений згинатися вбік, що не передбачено в цій позі. Ліве стегно відводиться вгору і вліво, щоб дозволити правому стегну опуститися.

Простягніть руку вбік, а потім вниз, уявляючи, що перебуваєте між двома скляними панелями, які запобігають будь-якому нахилу тулуба вперед. Ліве плече залишається на одній площині з правою ногою. Права рука зрештою стискає великий палець правої ноги. Якщо ви не можете дотягнутися до пальця, не порушуючи поставу (бічний нахил хребта), покладіть руку на стопу або гомілку. Не спирайтеся на цю ногу, але тримайте обидві сторони тулуба і шиї витягнутими і підтримуйте їх на відстані від підлоги. Якщо вам зручно, поверніть голову так, щоб дивитися на великий палець лівої руки, який висить над лівим плечем. Тримайте шию на одній прямій лінії з рештою хребта, не виконуючи зайвого прогину в шиї. Якщо це не можливо, дивіться в бік. П'ять вдихів.

АШТАНГА ЙОГА ПЕРША СЕРІЯ

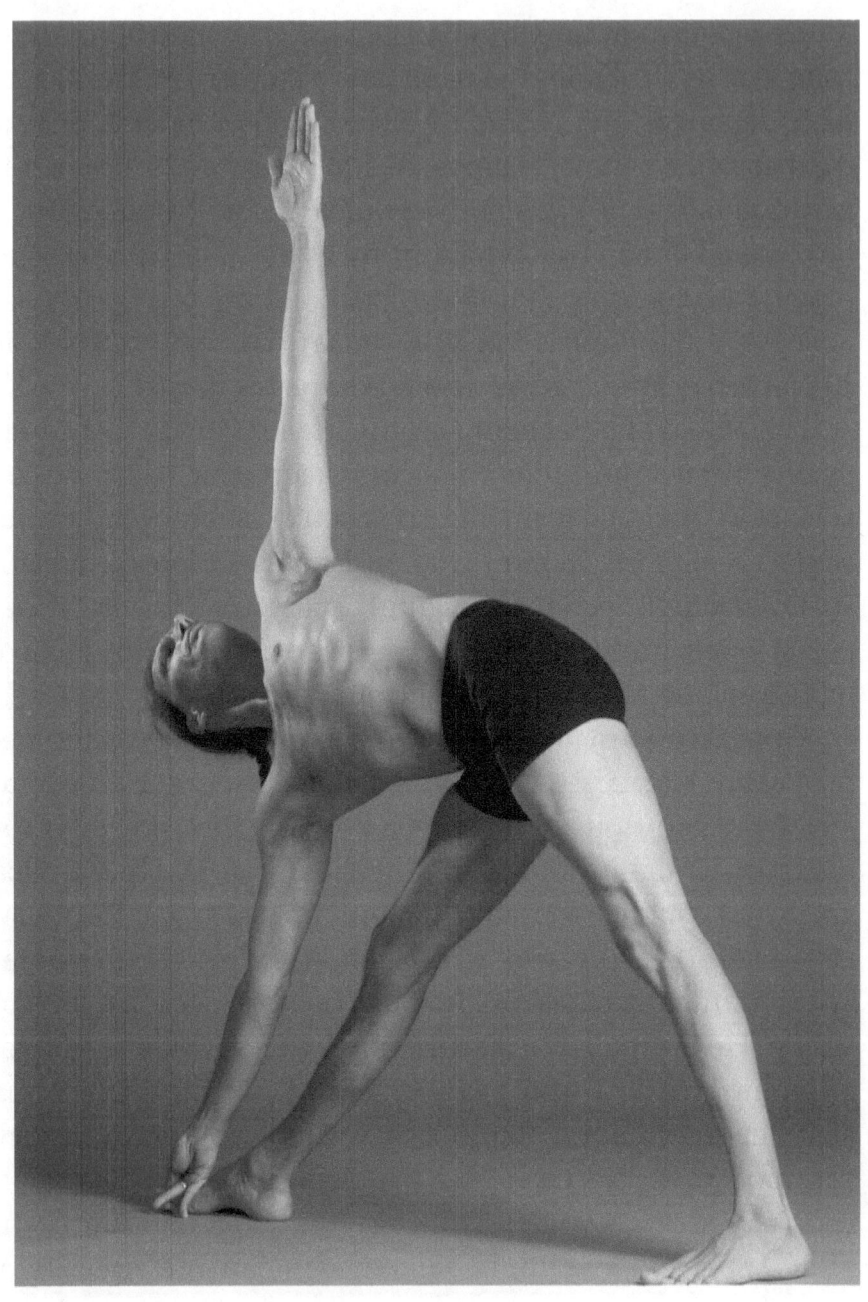

Уттіта Тріконасана

АНАТОМІЧНИЙ ФОКУС
Колінний суглоб

Коліно - це модифікований шарнірний суглоб. Шарнірний суглоб може рухатися тільки в одній площині, але коліно допускає деяке обертання. Дію випрямлення ноги виконує переважно чотириголовий м'яз стегна (передня частина стегна), тоді як основні згиначі коліна, підколінні сухожилля, притягують п'яту до сідниць. Але якщо ми сядемо на стілець, утримуючи стегна міцно, ми помітимо, що можемо повертати стопи вліво або вправо, і гомілки будуть слідувати за рухом.

Колінний суглоб має складну будову, оскільки стегнова і великогомілкова кістки погано зчленовуються між собою. Нижній кінець стегнової кістки складається з двох округлих виступів - виростків, схожих на два колеса, які перекочуються - а також ковзають - по верхньому кінцю великогомілкової кістки. Щоб пом'якшити і убезпечити цей рух, між кістками лежать два хрящі у формі півмісяця - медіальний і латеральний меніски. Їх функція схожа на функцію рейок для поїзда, де потяг - це стегнова кістка, а колеса - виростки. Різниця полягає в тому, що меніски фактично повторюють рух стегнової кістки, забезпечуючи кочення та ковзання.

Якщо нога швидко розгинається під тиском, меніски можуть не встигнути *відвестися достатньо швидко, і пошкоджуються*. Якщо ми спробуємо повернути колінний суглоб і одночасно випрямити ногу всупереч *опору, ми можемо завдати серйозної шкоди, як це часто трапляється в деяких видах спорту. Колінний суглоб ніколи не слід обертати під тиском або під вагою.*

Розриви менісків заживають дуже повільно, і лікарі зазвичай рекомендують хірургічне втручання, але в багатьох випадках травми менісків можна вилікувати за допомогою йоги за шість-вісімнадцять місяців. Хрящ має мінімальну кількість кровоносних судин, а отже, і поживних речовин, необхідних для процесу загоєння. Йога прискорює загоєння, тому що пози і переходи, які виконуються точно, стимулюють обмін поживними речовинами. Щоб вилікувати пошкоджене коліно, потрібно багато наполегливості і терпіння, а особливо ретельної точності. Той, хто працював з травмами менісків, знає, що зміна лише на 2° у положенні стоп у положенні стоячи може зробити різницю між комфортом і загоєнням та болем і погіршенням стану.

Однак більшість проблем з коліном починаються не з проблем з меніском, а з розтягнення хрестоподібних зв'язок. Задня хрестоподібна зв'язка запобігає вивиху стегнової кістки вперед, а передня хрестоподібна зв'язка запобігає вивиху назад. Вони названі на честь своїх точок на гомілковій кістці, ззаду і спереду відповідно. Коли хрестоподібні зв'язки розтягуються, коліно стає розхитаним або нестабільним. Це призводить до неточного відстеження стегнової кістки на великогомілковій, що призводить до зносу менісків.

Розтягнення хрестоподібних зв'язок відбувається через перерозгинання ноги, тобто її розгинання понад 180°. Передня і задня хрестоподібні зв'язки та підколінний м'яз обмежують перерозгинання, але воно все одно відбувається, якщо прикласти достатнє навантаження. Постійне розгинання ноги з часом послаблює і розтягує хрестоподібні зв'язки.

У Тріконасані часто можна спостерігати гіперекстензію коліна, до якої особливо схильні студенти з низьким рівнем м'язового напруження. Підтягування коліна від підлоги та ізометричне залучення підколінних сухожиль протидіє цій тенденції. Залучення підколінних сухожиль можна досягти, намагаючись тягнути або проводити передньою ногою по підлозі в напрямку до задньої ноги. Стопа, звичайно, не буде рухатися, оскільки вона несе вагу, але м'язи, які використовуються для виконання цієї дії - підколінні сухожилля - будуть задіяні. Цю важливу дію потрібно виконувати у всіх позах, де передня нога пряма.

Якщо біль у задній частині коліна не зникає, коліно потрібно злегка зігнути.

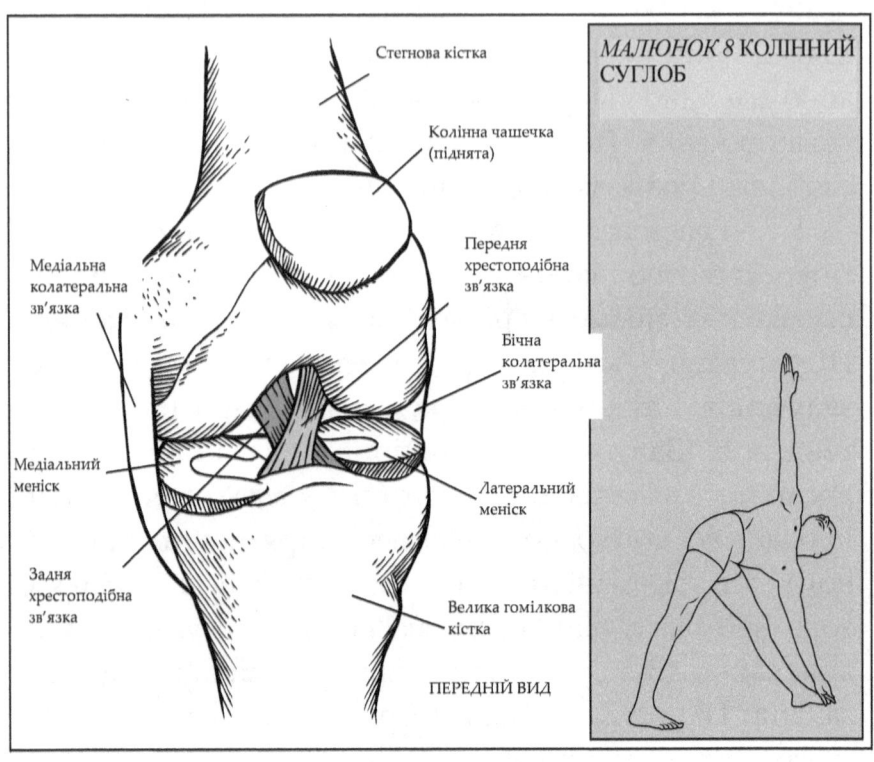

Потрапляючи в *Уттіта Тріконасану*, ми обертаємо праве стегно назовні, щоб вивернути стопу назовні. Потрапивши в позу, ми обертаємо стегно всередину, поки не досягнемо нейтрального положення. Ліве стегно, яке було повернуте медіально (всередину), щоб прийняти нас в позу, повертається латерально коли вже у позі, поки нога знову не опиниться в нейтральному положенні, з чотирма кутами стопи, однаково заземленими. Особливо перевірте, чи заземлені як зовнішня сторона лівої стопи, так і основа великого пальця правої ноги. Необхідно дотримуватися тонкого балансу між заземленням внутрішнього і зовнішнього склепіння передньої частини стопи. Це призведе до тонкого балансу обертання стегна передньої ноги всередину і назовні, що необхідно для рівномірного подовження підколінних сухожиль. Багато початківців мають тенденцію вивертати стегно, щоб уникнути розтягування внутрішніх підколінних сухожиль - ця тенденція також поширена в *Падангуштасані* і *Пашімоттанасані*, і їй потрібно протидіяти, якщо вона присутня. Тримайте ліве стегно піднятим назад над правим, коли права частина паху рухається вперед.

Нижня частина тулуба тягнеться вперед так, щоб права сторона талії розтягнулася так само, як і ліва. Залишайтеся в стані *Тріконасани* протягом п'яти вдихів.

Віньяса три

Вдихаючи, підніміться в середню позицію.

Четверта віньяса

Видихнувши, повторіть *Тріконасану* на лівий бік і затримайтеся на п'ять вдихів.

П'ята віньяса

На вдиху ми повертаємося в середню позицію. Оскільки ми не повертаємося в *Самастхіті* між *Уттітою* і *Паріврта Тріконасаною*, перша віньяса *Паріврта Тріконасани* не рахується, і ми починаємо з другої віньяси.

Паріврта Тріконасана
ПОЗА ОБЕРНЕНОГО ТРИКУТНИКА
Дрішті Рука

Віньяса друга

В ідеалі ми входимо в позу на одному видиху. Початківцям потрібно буде розбити напрочуд складний рух входу на його складові.

З середньої позиції спочатку вкоротіть стійку на десять-двадцять сантиметрів, якщо тільки у вас не дуже довгі підколінні сухожилля. Скорочення стійки зменшує різницю у відстані між тазостегновими суглобами від початкової позиції *Уттіта Тріконасани*, де стегна паралельні килимку, до позиції *Паріврта Тріконасани*, де вони знаходяться під прямим кутом. В іншому випадку буде порушено положення крижів - вони повинні бути паралельні підлозі - і в результаті буде порушено положення хребта. Студенти можуть думати, що вони отримують більше розтяжки, більш захоплюючі відчуття, але насправді вони впливають на потік *прани* вгору по *сушумні* (центральному енергетичному каналу тонкого тіла) і спинномозкову рідину в грубому тілі, що може мати, а може і не мати певного зв'язку.

Безперервний потік у цих каналах є метою йогічної практики. Якщо не розуміти наукових принципів, що лежать в основі практики, то від йоги може бути мало користі.

Скоротивши стійку, розверніть праву ногу на 90°, а ліву - приблизно на 45°. Якщо ліва нога розвернута більше, ніж на 90°, легко втратити рівновагу, а якщо ліва нога розвернута недостатньо, занадто важко вирівняти стегна - або, якщо вони вирівняні, надмірне навантаження припадає на ліве коліно, оскільки гомілкова кістка обертається назовні, а стегнова - в середину, слідуючи за рухом таза. Тепер відведіть праве стегно назад, заземливши основу великого пальця правої ноги, і витягніть ліве стегно вперед, заземливши зовнішню частину лівої стопи, поки стегна не стануть квадратними.

АНАТОМІЧНИЙ ФОКУС
Рух хребта
Поперековий відділ хребта структурно не пристосований для скручування через орієнтацію його фасетних суглобів (L1-L5). Хоча скручування в поперековому відділі хребта обмежені, він має великий діапазон рухів у згинанні та розгинанні (нахили вперед і назад відповідно). Для порівняння, орієнтація фасетних суглобів у грудному відділі хребта (T1-T11) дозволяє широке обертання, але обмежене розгинання. Розгинання тут також обмежене через безпосереднє прикріплення ребер до тіла хребця та його поперечних відростків (дванадцять пар ребер прикріплюються до дванадцяти грудних хребців).

Простягніть ліву руку далеко вперед за праву ногу. Видихнувши, опустіть руку і покладіть її на зовнішній край правої стопи так, щоб мізинець руки був поруч з мізинцем ноги. Пальці рук розставлені і спрямовані в тому ж напрямку, що і пальці ніг. Підтримуйте підйом серця, не згинаючись, а продовжуючи подовжувати тулуб. Опустіть лопатки вниз по спині і виведіть серце з-поміж плечей. Якщо це неможливо, коли рука лежить на підлозі, покладіть її на стопу або гомілку. Ліва рука відштовхується від підлоги. Кінчики пальців правої руки тягнуться до стелі, на якій фокусується погляд. Початківці можуть опустити погляд до ніг, якщо погляд вгору призводить до втрати рівноваги.

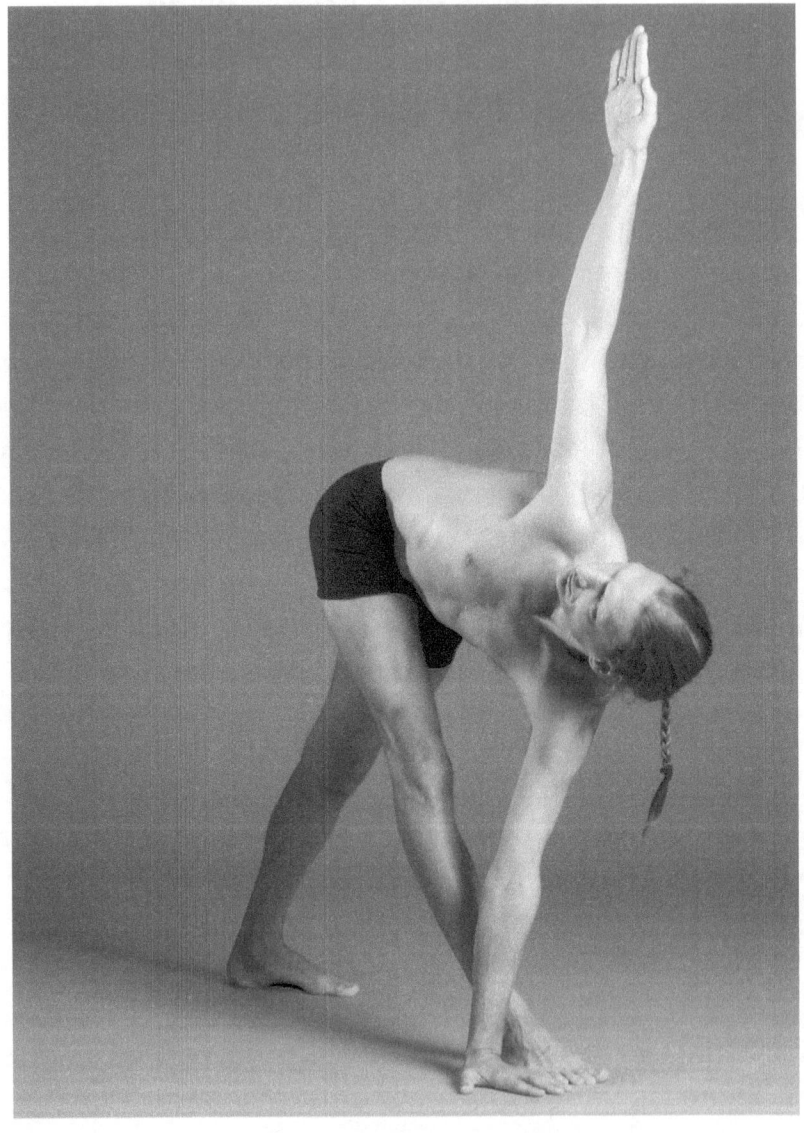

Паріврта Тріконасана

Важливо тримати обидва тазостегнові суглоби на рівній відстані від підлоги. Щоб досягти цього, уникайте нахилу на передню (праву) ногу. Замість цього відведіть праве стегно назад, заземливши коріння пальців правої ноги і задіявши повертачі стегна з правого боку. Ці дії запобігають провисанню лівого стегна.

Розташуйте голову над передньою стопою і продовжуйте витягувати хребет і шию в цьому напрямку. Обидві руки і обидва плеча розташовуються на одній лінії, що досягається поворотом грудного відділу хребта на 90°.

Залишаємося в позі на п'ять вдихів, сильно працюючи ногами як опорою для тулуба і хребта. Витягуємось через великий палець і одночасно створюємо всмоктування стегна назад у таз. Протидійте тенденції нахилу вперед, тримаючи п'яту задньої ноги важкою. Протидійте згинанню стегна на передній нозі, тягнучи передню ногу по землі до себе. В ідеалі, коли стопи приземляються вниз, виникає безперервна лінія енергії, що тече вгору по ногах, через стегна, вздовж хребта і вгору через маківку голови. Таким чином постава заземлюється і, одночасно, енергія піднімається вгору.

Віньяса три

Вдихаючи, поверніться в середнє положення.

Четверта віньяса

Повторіть *Паріврта Тріконасану* протягом п'яти вдихів зліва.

П'ята віньяса

Вдихаючи, поверніться в середню позицію. Наступний видих повертає вас у *Самастхіті*.

Уттіта Паршваконасана
ПОЛОЖЕННЯ ПІД БОКОВИМ КУТОМ
Дрішті Рука

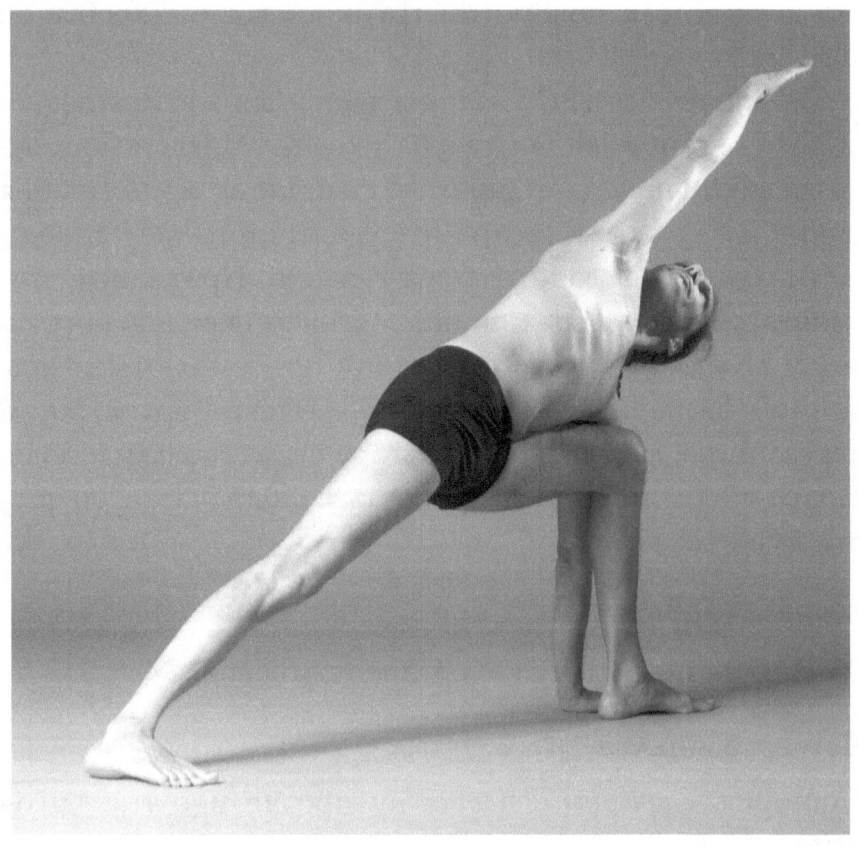

Уттіта Паршваконасана

АСАНИ

Віньяса перша

Вдихаючи, поверніться праворуч, стрибаючи в довгу стійку (найдовша з усіх стоячих поз).

Віньяса друга

На видиху розверніть праву стопу на 90° і поверніть ліву стопу лише на 5°. Згинайте праву ногу до тих пір, поки вона не опиниться точно над щиколоткою, що зробить гомілку перпендикулярною до підлоги (див. *Вірабхадрасану* в *Сурья Намаскара Б*). Стегнова кістка не є визначальним фактором пози, коли стегно паралельно підлозі: це досягається, коли розвивається сила, необхідна для підтримки такої гнучкості. Покладіть праву руку на підлогу поруч із зовнішнім краєм стопи так, щоб пальці були спрямовані в тому ж напрямку, що й пальці ніг. Тримаючи основу великого пальця ноги заземленою, праве коліно притискається до правого плеча. Ця дія задіює м'язи повертачі правого тазостегнового суглоба. Одночасно ліву руку підніміть над головою, щоб утворити діагональну лінію від лівої стопи до лівої руки. Початківцям може знадобитися збільшити стійку в цій точці, щоб досягти цієї лінії.

У цій позі важливо не провалюватися в стегна, а підтримувати їх. У стегнах і ногах має з'явитися відчуття паріння, відриву від підлоги. Заземліть зовнішню арку лівої стопи і використовуйте її як якір для створення обертання лівого стегна назовні, що підніме ліве стегно назад над правим. Правий тазостегновий суглоб робить спробу пірнути під лівий, щоб розтягнути праву групу привідних (аддукторних) м'язів (див. мал. 17) в очікуванні майбутніх поз напівлотоса і лотоса.[36] Праве стегно обертається всередину до тих пір, поки не буде нейтралізовано бічне обертання, яке привело нас в позу. Утримуйте напругу між зігнутим коліном і протилежним стегном, щоб розкрити пах. Долоня спрямована вниз до підлоги, а ліва пахвова западина - в сторону (а не до стелі). Це досягається за рахунок задіяння підостного м'яза, який обертає плечову кістку (кістку руки) в бік. Цей рух не потрібно виконувати людям, у яких рука знаходиться в такому положенні від природи, що може оцінити кваліфікований викладач. Нерозбірливе обертання назовні може призвести до запалення ротаторної манжети та хронічного спазму підостного м'яза.

Тримайте плечі опущеними від вух, стискаючи плечовий пояс за допомогою поперечного м'яза спини (latissimus dorsi). Плечі відриваються від шиї, відводячи лопатки за допомогою переднього зубчастого м'яза (див. мал. 9). Залишайтеся в стані *Уттіта Паршваконасани* протягом п'яти вдихів.

МІФОЛОГІЧНЕ ПІДҐРУНТЯ

Ідеальний світ

Пан Субраманіам, *другий син Пана* Шиви, *також відомий як* Сканда - лютий воїн, одного разу прийшов у гості до Пана Шиви і поскаржився, що нинішній світ, створений Паном Брахмою, *недосконалий - повний корупції, злочинності та несправедливості.* Шива запропонував йому

---

[36] Латинський префікс ad- означає "до", а ab- - "від". Аддуктори - це м'язи, які тягнуть кістки до середньої лінії тіла.

створити кращий світ. Субраманіам переміг і ув'язнив Брахму, *а його світ знищив. Потім він створив свій власний кращий світ.*

Через деякий час Пан Шива відвідав Субраманіама і подивився на його досконалий світ. У ньому нічого не рухалося, не жило і не змінювалося, бо все застигло, застигло в статичному стані досконалості. Не було навіть живих істот, бо їхня сутність полягає в прагненні до досконалості, і якщо досконалість досягнута, то життя закінчилося. Звільнені істоти не перероджуються. Будда, досягнувши Махапарінірвани, *більше не повернувся. Саме тому* бодхісатви уникають досконалості: так вони можуть продовжувати служити іншим. Згідно з індійською думкою, стан досконалості існує лише як свідомість, яка називається пуруша або атман, *що є осередком усвідомлення. Змінюється лише минущий світ проявів, який включає тіло, розум, егоїзм і всі об'єкти, що складаються з грубих елементів і тонких елементарних частинок.*

Шива вказав Субраманіаму на те, що цей світ - не світ, а лише застиглий образ досконалості. Мета проявленого світу - забезпечити істот правильним коктейлем насолоди і болю, що врешті-решт призводить до самопізнання. Для цього він має перебувати в постійному русі, а отже, бути недосконалим. Побачивши недосконалість свого світу, Субраманіам звільнив Брахму, *щоб той перевстановив свій старий недосконалий світ.*

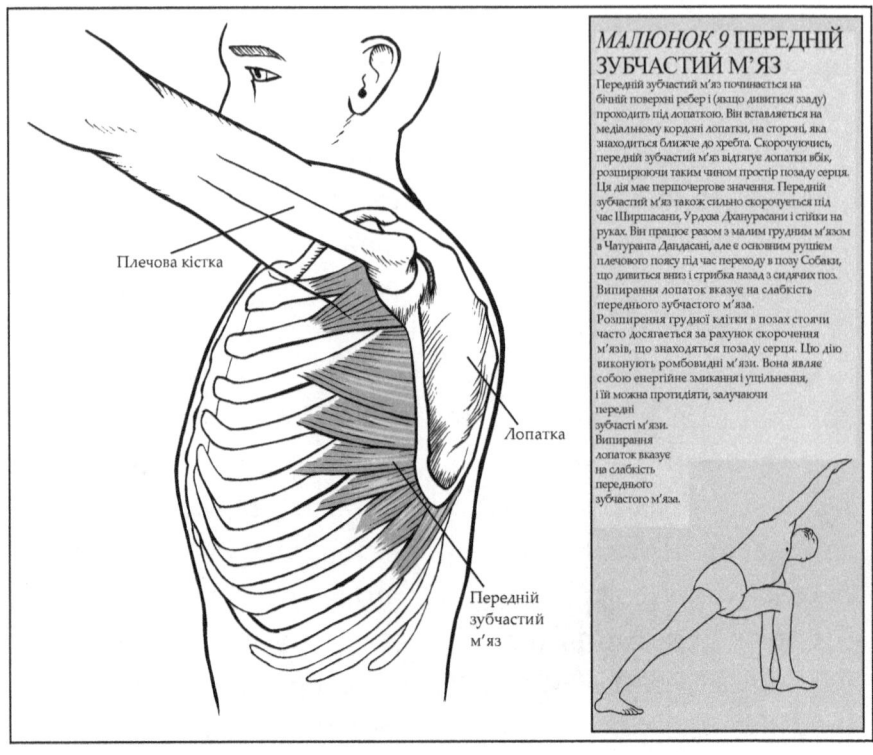

МАЛЮНОК 9 ПЕРЕДНІЙ ЗУБЧАСТИЙ М'ЯЗ

Передній зубчастий м'яз починається на бічній поверхні ребер і (якщо дивитися ззаду) проходить під лопаткою. Він вставляється на медіальному кордоні лопатки, на стороні, яка знаходиться ближче до хребта. Скорочуючись, передній зубчастий м'яз відтягує лопатки вбік, розширюючи таким чином простір позаду серця. Ця дія має першочергове значення. Передній зубчастий м'яз також сильно скорочується під час Ширшасани, Урдхва Дханурасани і стійки на руках. Він працює разом з малим грудним м'язом в Чатуранга Дандасані, але є основним рушієм плечового поясу під час переходу в позу Собаки, що дивиться вниз і стрибка назад з сидячих поз. Випирання лопаток вказує на слабкість переднього зубчастого м'яза.
Розширення грудної клітки в позах стоячи часто досягається за рахунок скорочення м'язів, що знаходяться позаду серця. Цю дію виконують ромбовидні м'язи. Вона являє собою енергійне змикання і ущільнення, і їй можна протидіяти, залучаючи передні зубчасті м'язи. Випирання лопаток вказує на слабкість переднього зубчастого м'яза.

(підписи на малюнку: Плечова кістка, Лопатка, Передній зубчастий м'яз)

Голова повертається обличчям до піднятої руки, дивлячись уздовж руки, щоб подивитися на долоню, не викривляючи шиї. Якщо всі інструкції були виконані в точності, на обличчі з'явиться вираз безтурботного блаженства. Якщо ж ми витягуємо обличчя з напруженням, зусиллям або амбіціями, то, швидше за все, ми загубилися в якійсь екстремальній позі, і настав час відступити.

Якщо ми досягли тонкого балансу між усіма задіяними м'язами, результатом буде свобода, легкість і внутрішня тиша. Це і є йога.

Паршваконасана, як і багато інших поз, є чудовим інструментом для навчання балансуванню та прийняттю протилежностей. Складність пози стоячи особливо вимагає одночасного усвідомлення в усіх напрямках. Як каже Шанкара, "Істинна поза - це та, яка веде до спонтанної медитації на Брахмана". Лише після того, як зусилля, яке привело нас у правильну позу (а не в досконалу, бо все досконале є статичним і тому мертвим), визнано порожнім за своєю природою, можна пережити цей момент тиші і легкості, який і є істинною позою.

Віньяса три
Вдих повертає нас у середню позицію.

Четверта віньяса
Видихнувши, повторюємо позу з лівого боку.

П'ята віньяса
Вдихаючи, повертаємося до середини.

Паріврта Паршваконасана
ПОЛОЖЕННЯ З ОБЕРНЕНИМ БОКОВИМ КУТОМ
Дрішті Рука

Паріврта Паршваконасана насправді не є позою для початківців, але її можна додавати після того, як ви набудете певного досвіду в *Марічасані В*. Оскільки ми не повертаємося в *Самастхіті* між *Уттітою* і *Паріврта Паршваконасаною*, перша віньяса *Паріврта Паршваконасани* не рахується.

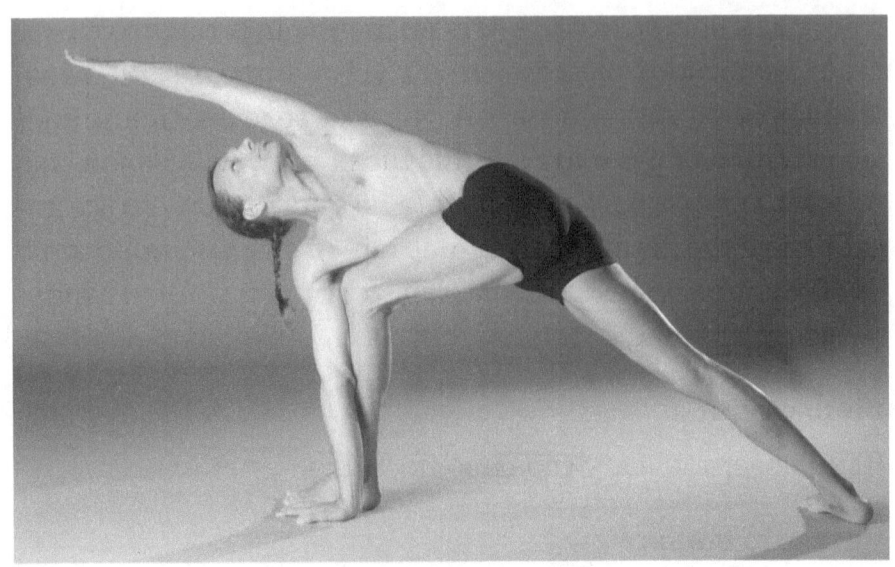

Паріврта Паршваконасана

Віньяса друга

Видихнувши, трохи вкоротіть стійку і поверніть задню стопу на 45°, як ми робимо у всіх позах стоячи, де стегна випрямлені. Права нога розвертається на 90°. Тримаючи задню ногу прямо, знову простежте за правим коліном над правою щиколоткою. Вирівнявши стегна, зачепіть ліве плече за праве коліно (чим порожніші легені, тим легше це зробити). Ви можете допомогти собі, натиснувши правою рукою на праве стегно до центру. Ліву руку притисніть до підлоги зовні стопи, розчепіривши пальці.

Тепер підніміть праву руку над головою, щоб утворити діагональну лінію від лівої ноги до правої руки. Долоня спрямована вниз, обличчя повернуте до правої руки, а погляд - вгору, до долоні. Розведіть пальці задньої ноги, щоб нога була прямою і сильною. Сильне відведення правого коліна з протидією лівої руки надихне хребет на розкручування.

Не імітуйте вигин хребта, дозволяючи правому стегну провисати до підлоги, а працюйте над тим, щоб стегна були рівними і квадратними. Підніміть лопатку від шиї і відведіть її вниз від вуха.

Тримайте нижню частину живота підтягнутою і використовуйте глибокий вдих в груди, щоб витягнути хребет. Створіть простір між лівим плечем і правим стегном. Одночасно витягніть спину через сідничні кістки і через маківку голови. Утримуйте *Паріврта Паршваконасану* протягом п'яти вдихів.

ЙОГИЧНИЙ КОНТЕКСТ

Інтелуктуальна дія
Будь-який рух у позі може бути перенапруженим, і на будь-якій стадії потрібно вміти ініціювати його зворотний рух, тобто повернути дію назад. Це інтелектуальна дія.

Більшість м'язів виконують більше однієї дії. Наприклад, спинний м'яз переважно розгинає плечову кістку.[37] *) Він також медіально обертає плечову кістку. Перша з цих двох дій опосередковано призводить до згинання руки в лікті. Цьому протидіє дельтоподібний м'яз, який згинає плечову кістку (піднімає руку над головою). Медіальний поворот плечової кістки викликає в дію підостний м'яз* (infraspinatus). *Одна дія протиставляється своїй протилежності, щоб досягти бажаної збалансованої пози.*

---

37 *Розгинання визначається як повернення після згинання, а згинання плечової кістки - це піднімання руки вперед.*

Для початківців, які не можуть увійти в позу на одному диханні, її можна виконувати поетапно:
- Поверніться обличчям до правої ноги і покладіть ліве коліно на підлогу. Тримаючи ногу зігнутою, зачепіть ліве плече зовні коліна і натисніть лівою рукою в підлогу.
- Тримаючи коліно над щиколоткою, а плече зачеплене зовні коліна, відірвіть заднє коліно від підлоги і випряміть ногу.
- Зберігаючи все вищесказане, працюйте лівою п'ятою вниз, ставлячи стопу під кутом 45°.
- Підніміть праву руку і подивіться на долоню. Залишайтеся в будь-якому з цих етапів стільки часу, скільки необхідно, поки не буде досягнута форма. Таким чином ви не порушуєте цілісність пози. Після того, як ви зможете виконати повну позу, спробуйте увійти в неї на одному диханні.

Віньяса три

Вдихаючи, поверніться в середнє положення.

Четверта віньяса

Видихнувши, повторити позу на лівий бік.

П'ята віньяса

Вдихаючи, підніміться вгору, а на видиху поверніться в *Самастхіті*.

Прасаріта Падоттанасана А
ШИРОКИЙ НАХИЛ ВПЕРЕД А
Дрішті Ніс

Віньяса **перша**
Вдихнувши і повернувшись праворуч, стрибніть, щоб приземлитися в стійку середньої ширини. Точна ширина стійки буде визначатися співвідношенням між довжиною хребта і довжиною ніг кожного окремого практика.

Зовнішні краї стоп повинні бути паралельними, щоб відстежувати коліна, оскільки стегна мають тенденцію повертатися вперед при згинанні вперед. Перевірте, чи не вивернулися стопи після кожного з чотирьох варіантів цієї пози. Руки щільно покладені на стегна. Коли стегна опускаються до підлоги, підніміть весь хребет, включаючи крижі, із стегон. Серце піднімається і призводить до нахилу тулуба вперед.

Віньяса **друга**
Видихніть, зігніть тазостегнові суглоби і покладіть руки на підлогу. Розведіть пальці рук і постарайтеся, щоб кінчики пальців були на одній лінії з пальцями ніг. Розташуйте руки на ширині плечей.

Вдихаючи, підніміть грудну клітку, випряміть руки і увігніть поперек. Ноги інтенсивно працюють, підтримуючи пасивне подовження хребта. Погляд спрямований до носа.

Віньяса **три**

Видихніть, нахиліться вперед. Протидійте медіальному оберненню стегон, відводячи їх назад убік. Розташуйте тулуб між стегнами, потім "закрийте двері" стегнами, повернувшись до медіального обертання, поки коліна не будуть дивитися прямо вперед. Гнучкі студенти можуть покласти маківку голови (найвищу точку) на підлогу. Студентам з довгим тулубом порівняно з довжиною ніг, можливо, доведеться зблизити ступні, щоб витягнути шию, тоді як студентам з відносно коротким тулубом, можливо, доведеться розширити стійку, щоб досягти того ж ефекту.

Якщо покласти маківку голови на підлогу, виникне ефект промивання мозкових залоз (гіпофіза, епіфіза).

Для посилення цього очисного ефекту пропонуються чотири варіанти пози. Це тонка поза. Спочатку здається, що максимальне скорочення м'язів живота і згиначів стегон допоможе зануритися в неї глибше, але і прямий м'яз живота, головний м'яз живота, і сідничний м'яз, головний згинач стегна, вкорочують тулуб, а отже, відривають голову від підлоги.

Тонкощі виконання нахилу вперед описані в *Падангустасані* та *Пада Хастасані*. Допомагаємо руками просунути тулуб між ногами, лопатки при цьому тягнуться до стелі. Утримуємо асану на п'ять вдихів.

АСАНИ

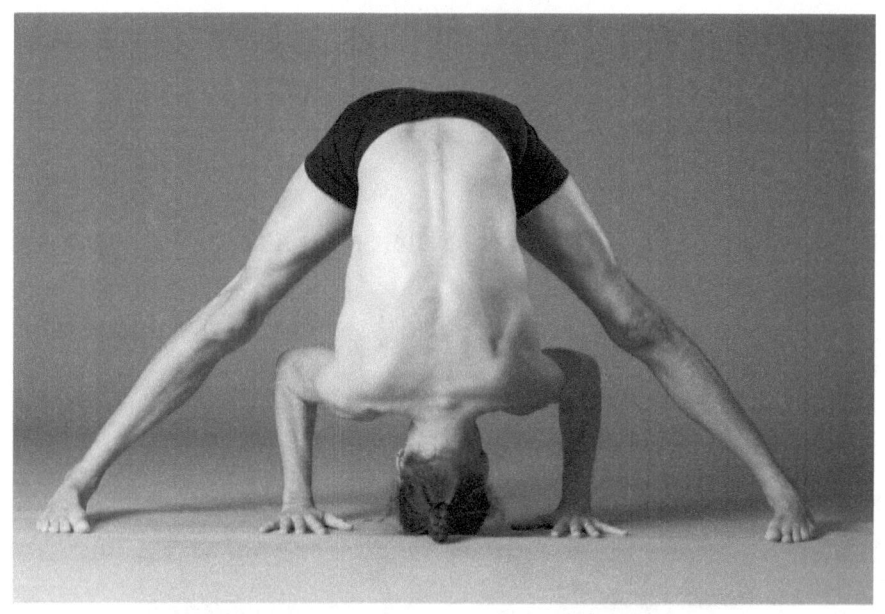

Прасаріта Падоттанасана А

Протипоказання: При болях у щиколотці заземліть внутрішню частину стопи. При болях у внутрішньому гомілковостопному суглобі заземлюйте зовнішню сторону стопи. Схильність абдукторів стегна до спазму в цих позах (біль на зовнішній стороні стегна над великим вертлюгом trochanter major) вказує на недорозвиненість цих м'язів. У цьому випадку вкоротіть стійку.

Четверта віньяса
Вдихаючи, підніміть голову і випряміть руки.
Видихнувши, поверніть руки до стегон.

П'ята віньяса
Вдихаючи, прийдіть у вертикальне положення і видихніть.

Прасаріта Падоттанасана Б

ШИРОКИЙ НАХИЛ ВПЕРЕД Б

Віньяса **перша**
Вдихаючи, підніміть руки до рівня плечей, розширюючи грудну клітку і плечі.

Віньяса **друга**
Видихнувши, покладіть руки назад на стегна. Вдихаючи, підніміть серце високо і витягніть через талію.

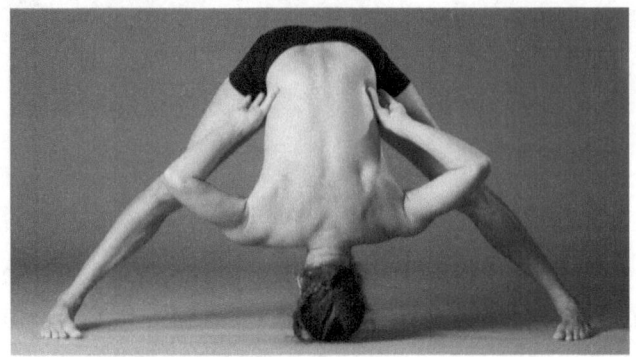

Прасаріта Падоттанасана Б

Віньяса **три**
Видихнувши, нахиліться вперед в тазостегнових суглобах, тримаючи руки на стегнах, злегка натискаючи пальцями на живіт, щоб підтримувати *Уддіяна Бандху* активною. Тримайте пах глибоким, а поперек довгим, щоб зберегти подовження тулуба, досягнуте у віньясі два. Утримуйте цю позу протягом п'яти вдихів.

Четверта віньяса
Вдихаючи, підніміть тулуб назад і видихніть.

Прасаріта Падоттанасана В
ШИРОКИЙ НАХИЛ ВПЕРЕД В

Віньяса **перша**
Вдихаючи, витягніть руки в сторони.

Віньяса **друга**
На видиху відведіть руки за спину і зчепіть пальці. Тут важливо відвести руки назад у плечовому суглобі і працювати руками прямо. Якщо руки сидять в суглобі вперед, то відкривати плечовий суглоб і незручно, і неможливо. Вдихніть і підніміть серце.

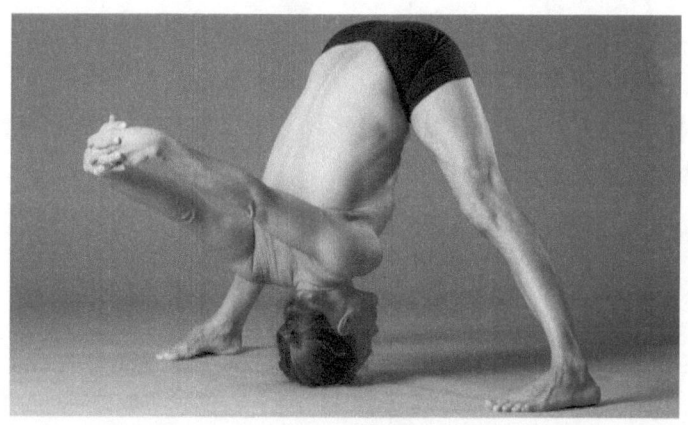

Прасаріта Падоттанасана В

Віньяса **три**
Видихнувши, нахиліться вперед, опускаючи голову.

Існує два положення рук для цієї пози. Перша - це коли долоні спрямовані одна до одної, а великі пальці спрямовані вниз, коли людина стоїть прямо. Це те саме положення рук, що і в *Халасані* та *Карнапідасані*. Притискання долоней рук один до одного для посилення розтяжки протипоказано учням, які мають гіперрозтягнуті лікті. Якщо такий стан присутній, вчитель не повинен прикладати вагу до рук учня, щоб занурити їх глибше в позу, оскільки це може перебільшити стан. Після того, як перша позиція рук освоєна, можна переходити до другої, яка є більш складною. Тут ми медіально обертаємо плечові кістки (кістки рук). У нахилі вперед долоні будуть спрямовані від вас, а великі пальці - вниз, до підлоги. Окрім положення рук, інструкції для *Прасаріта Падоттанасани В* такі ж, як і для *Б*, з додатковою вагою рук, що відкриває плечові суглоби і залучає більше сили тяжіння до розтягування підколінних сухожиль. Затримайтеся в цій позі на п'ять вдихів.

Четверта віньяса
Вдихаючи, станьте прямо. Видихаючи, покладіть руки на стегна.

Прасаріта Падоттанасана Г
ШИРОКИЙ НАХИЛ ВПЕРЕД Г

Віньяса **перша**
Вдихаючи, підніміть передню частину грудної клітки, тримаючи руки на стегнах.

Віньяса **друга**
Видихніть, нахиліться вперед і захопіть великі пальці ніг, як в *Падангуштасані*.

Вдихаючи, підніміть серце, м'яко подивіться вгору і випряміть руки.

ПРАСАРІТА ПАДОТТАНАСАНА Б

Віньяса три

Видихнувши, нахиліться вперед, помістивши тулуб між стегнами і, якщо можливо, маківку голови вниз на підлогу. Перенесіть вагу вперед до пальців ніг, щоб посилити розтяжку. Продовжуйте розводити пальці ніг.

Зап'ястя і лікті витягнуті в сторони. Лопатки і сідничні кістки тягнуться до стелі. Маківка голови і серце тягнуться до підлоги. Затримайтеся на п'ять вдихів.

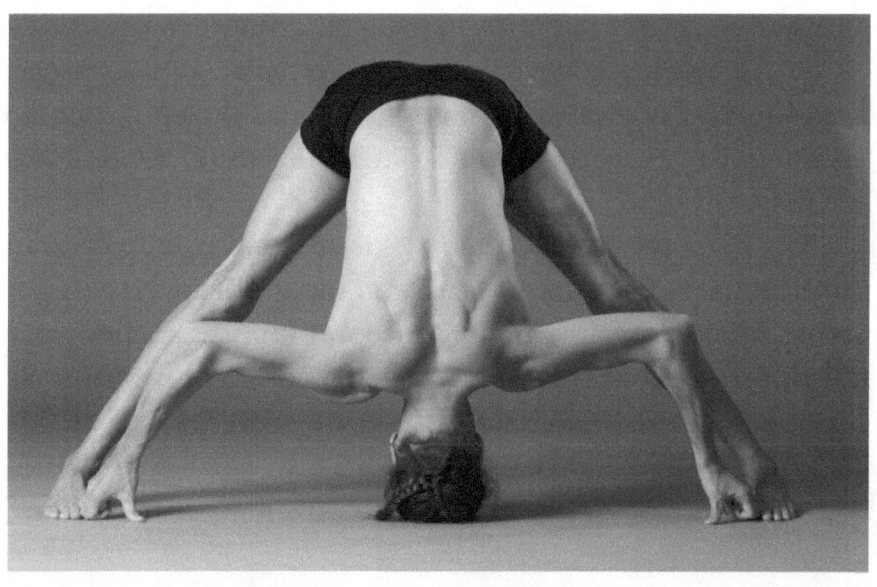

Прасаріта Падоттанасана Г

Четверта віньяса

Вдихаючи, підніміть тулуб, випряміть руки і подивіться вгору.

Видихнувши, покладіть руки назад на стегна.

П'ята віньяса
Вдихаючи, станьте прямо.
Видихнувши, поверніться в *Самастхіті*.

Паршвоттанасана
ІНТЕНСИВНЕ БІЧНЕ РОЗТЯЖІННЯ
Дрішті Ніс

Віньяса **перша**
Вдихаючи і повертаючись праворуч, стрибніть в коротку стійку. Це позиція з квадратними стегнами, як у *Паріврта Тріконасані*. Рахунок *віньяси* спонукає нас повернутися до правої ноги і скласти руки в молитві на спині, все на тому ж вдиху.

Для більшої точності початківці можуть розбити ці рухи на частини. Для цього на видиху поверніться праворуч, обличчям до тильної сторони килимка. Ліву ногу потрібно повернути на 45°. Покладіть долоні разом за спиною і розташуйте їх якомога вище між лопатками. На наступному вдиху розведіть пальці ніг і високо підніміть грудну клітку, обертаючи її назад над складеними руками.

Віньяса **друга**
Видихнувши, нахиліться вперед над прямою передньою ногою. Тонке вирівнювання передньої стопи тут, мабуть, важливіше, ніж у будь-якій іншій позі стоячи. Потрібно, щоб через другий палець ноги, центр великогомілкової і стегнової кісток проходила пряма лінія, причому обидві кістки повинні знаходитися в нейтральному обертанні. Поширеною тенденцією є надмірне розгинання передньої

ПРАСАРІТА ПАДОТТАНАСАНА Б

(правої) стопи, через що гомілкова і стегнова кістки розвертаються одна від одної. Відведіть праве стегно назад, заземливши великий палець правої ноги. Все стегно передньої ноги втягується назад у таз, залучаючи квадрицепси і підколінні сухожилля. Не відриваючи п'яту від підлоги, випряміть пальці ніг. Ця дія також залучає підколінні сухожилля, що слугує

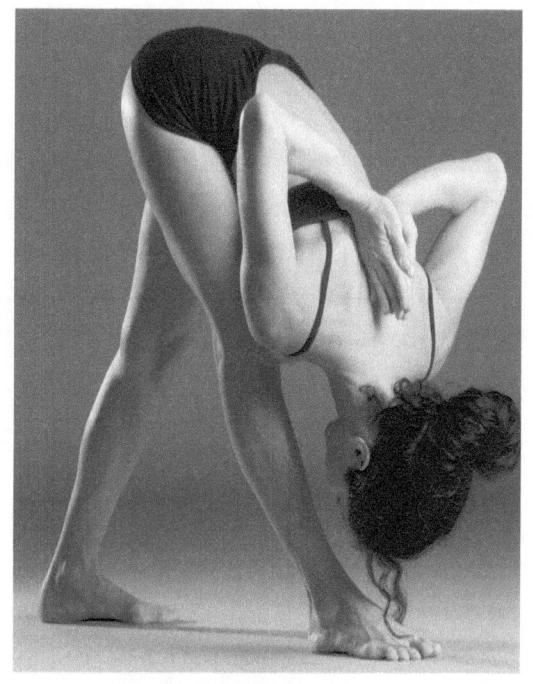

Паршвоттанасана

для їх захисту в цьому інтенсивному розтягуванні.

Тут спостерігається сильна тенденція до нахилу на передню стопу, що призводить до того, що ліве стегно провисає до підлоги. Це дозволяє уникнути розтягування правого підколінного сухожилля. Протидійте цій тенденції, переносячи вагу назад на ліву ногу, відштовхуючись від задньої частини п'яти. Стегна тримайте квадратними і на рівній відстані від підлоги. Задня нога пряма і активна, з акцентом на заземлення зовнішнього склепіння стопи. М'який перекат стегна всередину підтримує квадратуру стегон. Всі обертальні рухи повинні бути індивідуально оцінені викладачем зі знанням анатомії, оскільки з ними можна легко перестаратися.

Лікті і плечі мають тенденцію опускатися вперед і піднімаються під дією ромбовидних м'язів, які лежать між лопатками. Долоні, особливо пушечки пальців, притискаються одна до одної. Весь тулуб як і раніше виконує *Самастхіті*, при цьому хребет, шия і потилиця знаходяться на одній лінії, як якщо б ви стояли вертикально. Не дозволяйте ні потилиці опускатися до гомілки, ні підборіддю висуватися вперед, щоб зустрітися з гомілкою. Замість цього заохочуйте маківку голови і серце тягнутися вперед до переднього великого пальця ноги, в той час як лопатки і сідничні кістки тягнуться назад, таким чином залучаючи весь хребет до витягування. Затримайтеся на п'ять вдихів.

Віньяса три
Вдихаючи, підніміться і поверніться ліворуч.

Четверта віньяса
Видихнувши, повторити позу зліва.

П'ята віньяса
Вдихаючи, підніміться і насолоджуйтеся розтягуванням рук, розслабляючи плечі. Видих переносить нас назад у *Самастхіті*.

Уттіта Хаста Падангуштасана
ВЕРТИКАЛЬНЕ ПОЛОЖЕННЯ ВІД КИСТЕЙ РУК ДО ВЕЛИКИХ ПАЛЬЦІВ НІГ
Дрішті Пальці ніг, в сторони

Віньяса перша
З *Самастхіті*, вдихаючи, перенесіть всю свою вагу на ліву ногу, а праве коліно підтягніть до грудей обома руками. Ця проміжна позиція дає можливість "налаштувати-

ся" на асану. Вона подовжує підколінні сухожилля над тазостегновим суглобом - тут перевірте, чи не була піднята права частина тазу разом з ногою, і поглибте пах, відпустивши сідничні м'язи.

АНАТОМІЧНИЙ ФОКУС

Зміцнення ніг

У початківців часто виникають судоми в ногах, особливо якщо у них просіли склепіння стоп. Це не повинно відлякувати. Судоми вказують на слабкість стопи, але це швидко виправиться за допомогою цієї пози, якщо вона виконується правильно. Це важливо, оскільки опущені склепіння напружують медіальний меніск і зрештою послаблюють колінний суглоб. Щоб виправити це, ми повинні підняти внутрішню і поперечну дуги від підлоги. Анатомічні назви цих дій - підошовне згинання (направлення стопи) та інверсія стопи (поворот підошви стопи догори) відповідно. Ми будемо повертатися до цієї дії знову і знову, оскільки саме вона захищає коліно при входженні в позу напівлотоса і повного лотоса. М'язи, які виконують обидві дії, - це задній великогомілковий, довгий згинач пальців і довгий згинач великого пальця. Всі три м'язи беруть початок на великогомілковій і малогомілковій кістках і розташовуються на нижній стороні стопи.

Встановіть опору для ноги, що стоїть, заземливши основу її великого пальця. Ледь помітне медіальне спіралеподібне обертання ноги свідчить про пробудження м'язів, що відводять ногу. Під час стояння на одній нозі ці м'язи є життєво важливими для підтримки підвішеного стегна і гомілки.

Правою рукою простягніть руку вниз по зовнішній стороні коліна і "зв'яжіть" великий палець правої ноги, тобто обхопіть його двома пальцями. Ліву руку покладіть на ліве стегно. Тепер випряміть праву ногу, але тільки до такої міри, щоб спину можна було тримати вертикально. Жертвувати вирівнюванням хребта суперечить принципам йоги. Випрямивши ногу, підніміть її високо і витягніть через внутрішній шов (уявна лінія, що приблизно відповідає внутрішньому шву штанів) обох ніг. Якщо праве плече було висунуте вперед під вагою ноги, відведіть його назад, поки плечі знову не стануть рівними.

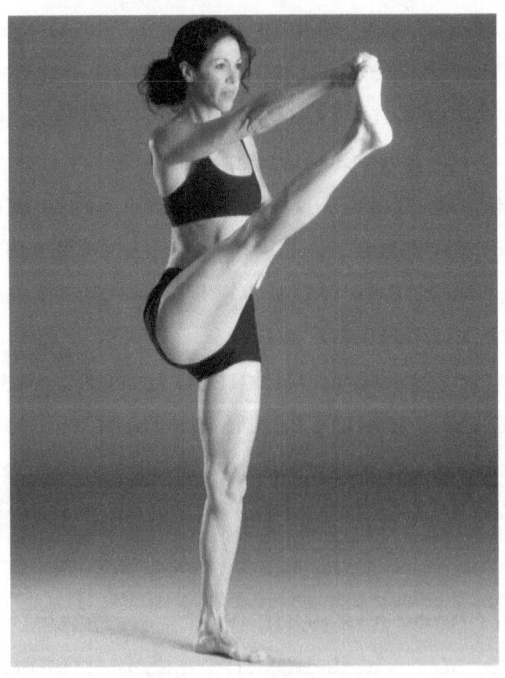

Уттіта Хаста Паданґуштасана віньяса один

ПРАСАРІТА ПАДОТТАНАСАНА Б

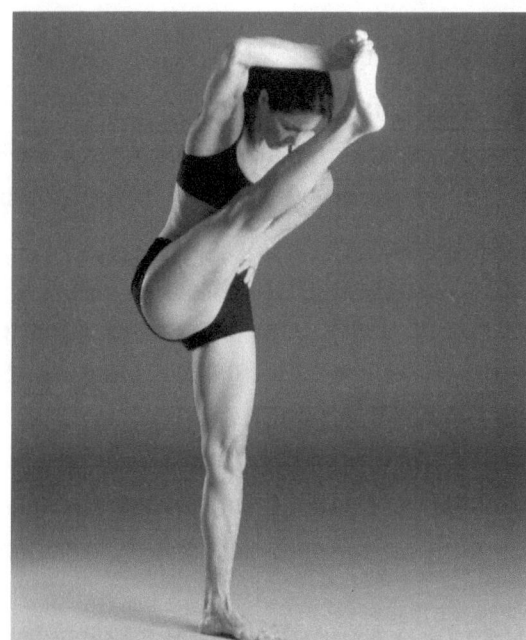

Уттіта Хаста Падангуштасана віньяса два

Уттіта Хаста Падангуштасана віньяса чотири

Уттіта Хаста Падангуштасана віньяса сім

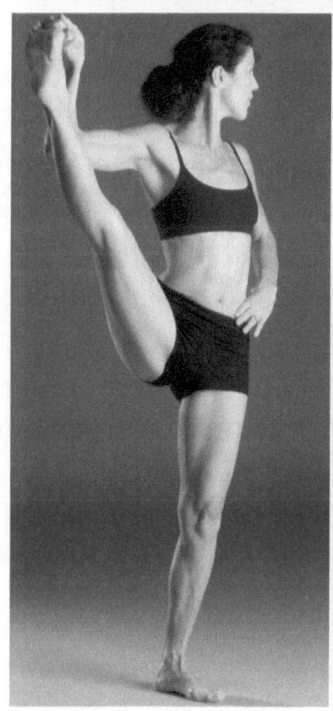
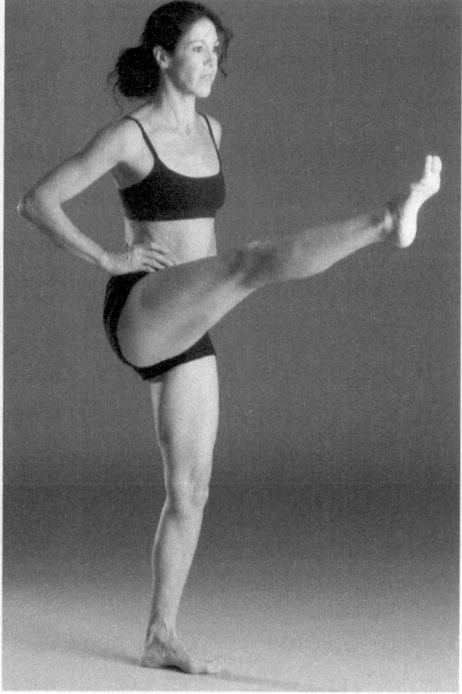

ЙОГИЧНИЙ КОНТЕКСТ

Зовнішня структура і внутрішня свобода
Йога Сутра II.47 говорить, що поза виконується правильно, коли зусилля, спрямоване на її виконання, розвиває якість порожнечі.

Що це означає? Спочатку необхідно докласти зусилля. Інакше грубе тіло, яке за своєю природою *тамасичне*,[38] ніколи не стане живим і енергійним у кожному аспекті пози. Після того, як зовнішній каркас пози досягнутий, нам потрібно медитувати на внутрішню природу зусилля. Коли це стає очевидним, це усвідомлюється як глибинна природа всіх явищ: шунья - порожнеча.

На поверхні - зусилля, а в серці - тиша; на поверхні - форма, а в глибині - безформність; зовні - структура, а всередині - свобода. Зрозуміло, що цей метод не працює без попередніх зусиль. Обидва аспекти цієї дуальності повинні бути прийняті; обидва повинні бути пережиті. Як каже *Патанджалі*, *"абхяса вайкагябхам танніродха"*[39] - хвилі думки припиняються через застосування подвійних засобів практики і відпускання.

Переконайтеся, що обидва стегна знаходяться на однаковій відстані від підлоги. Стегно часто підтягують вгору, щоб уникнути розтягування підколінного сухожилля. Переконайтеся, що нога, яка стоїть, все ще пряма. Зростаючи, подовжуйте хребет до стелі, коли сидячі кістки

---

[38] тамас - інерція, спокій, маса
[39] Йога Сутра I.12

опускаються на підлогу. Хребет має тенденцію стискатися від додаткової ваги піднятої ноги.

Віньяса **друга**
Коли вам вдалося виконати всі вищевказані вправи, можете нахилитися вперед на видиху. Розмістіть тулуб прямо уздовж передньої ноги, не змінюючи його положення.

Спочатку ця позиція може здаватися незручною, але вона є потужним інструментом для отримання доступу до *Уддіяна Банди*. Однак вона буде ефективною лише в тому випадку, якщо ви ретельно вивчили вирівнювання і набули необхідної гнучкості. Затримайте цю *віньясу* на п'ять вдихів.

Віньяса **три**
Вдихаючи, поверніться у вертикальне положення, піднімаючи тулуб.

Четверта віньяса
Видихнувши, відведіть ногу в праву сторону, одночасно переводячи погляд вліво. Важливо робити цей рух, не піднімаючи праве стегно. Початківці можуть досягти цього, спочатку повернувши стегно вбік, що спонукає стегно опуститися, але піднімає праву п'яту до центру.

Після того, як нога відведена вбік, стегно можна обертати медіально, щоб повернути п'яту назад. Стопа відводиться вбік якомога далі, а правий тазостегновий суглоб працює у відкритому положенні. Мета полягає в тому, щоб привести обидва тазостегнові суглоби і праву стопу в одну площину, що забезпечує максимальне розтягнення правої групи м'язів-привідників (див. мал. 17). Це ідеальна підготовча розминка для наступної пози, *Ардха Баддха Падмоттанасани*. Розтягування привідних м'язів є запобіжним заходом для колін, необхідним для всіх поз лотоса і напівлотоса. Утримуйте цю *віньясу* також протягом п'яти вдихів.

П'ята віньяса
Вдихаючи, поверніть ногу в центр.

Віньяса **шість**
Видихнувши, знову нахиліться вперед на праву ногу.

Сьома віньяса
Вдихніть і випряміться. Відпустіть стопу і тримайте ногу вгору, відриваючи її від підлоги. Це важлива вправа для зміцнення сідничного м'яза (див. мал. 12). Ця дія ініціюється сідничним м'язом і завершується прямим м'язом стегна (згиначем стегна). Завдяки своєму походженню (передній верхній відділ клубового хребта), він має тенденцію нахиляти таз вперед (вперед). Жорсткий/слабкий поперековий м'яз також має тенденцію до перебільшення лордозу попереку (сутулість). Обом цим тенденціям повинен протидіяти прямий м'яз живота (див. мал. 16), який тягне лобкову кістку вперед і нахиляє таз назад.

Якщо м'язи живота не працюють, ногу можна підняти не дуже високо. *Уттіта Хаста Падангуштасана* -

оптимальна вправа як для згиначів стегна, так і для м'язів живота.

Видихнувши, опустіть праву ногу.

Віньяси з восьмої по чотирнадцяту
Повторіть для лівої ноги.

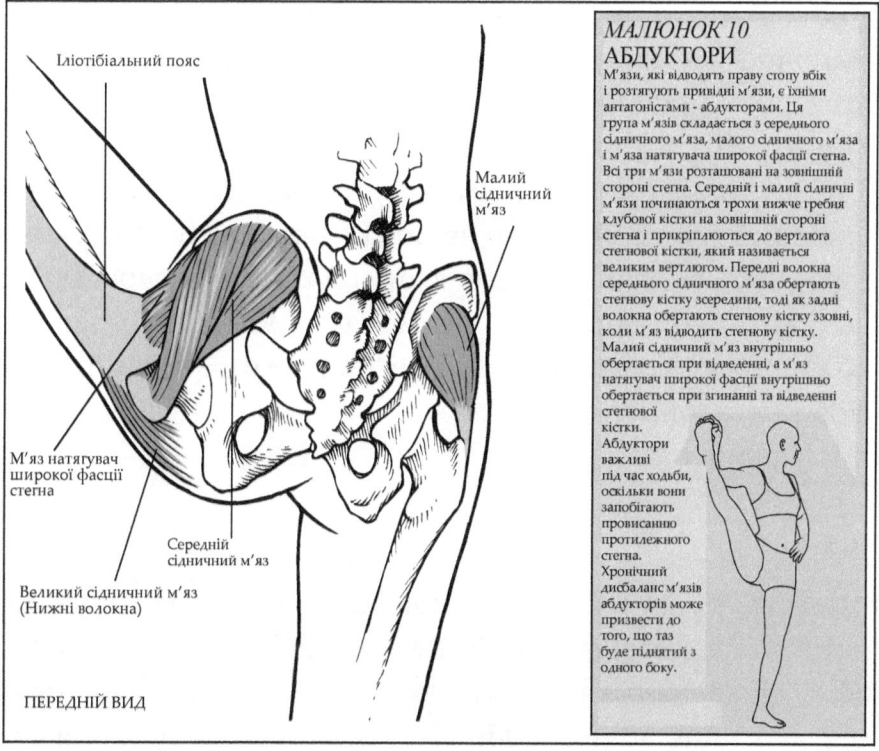

Ардха Баддха Падмоттанасана
ІНТЕНСИВНИЙ ЗВ'ЯЗАНИЙ НАПІВЛОТОС
Дрішті Ніс

Віньяса перша

Оскільки це напрочуд складна поза, ми розділимо її на фази. Початківцям варто уважно вивчити ці фази.

ФАЗА 1

Вдихаючи, підніміть праве коліно на рівень грудей і підтягніть п'яту до правої сідничної кістки. Щоб безпечно виконати позу, ми повинні бути в змозі торкнутися п'ятою сідничної кістки. Це означає, що ми повністю закрили проміжок між стегновою та великогомілковою кістками. Тільки тоді обидві кістки можуть рухатися як єдине ціле в позі, що дозволяє уникнути будь-яких навантажень на колінний суглоб. Якщо ви не можете виконати цей рух, не варто намагатися повністю ввійти в позу, а зосередьтеся на підготовці. Якщо ви не можете повністю закрити колінний суглоб, вам потрібно подовжити квадрицепс. Довгі квадрицепси також є великою перевагою у прогинанні назад.

ФАЗА 2

Візьміть праву ногу і, обхопивши її обома руками, направте і поверніть її. Тепер відведіть коліно далеко вбік. Обережно підтягніть ногу до правого паху, при цьому коліно все ще залишається в стороні. Це привчає стегно до бічного обертання. Головною передумовою для виконання поз лотоса і напівлотоса є здатність обертати стегно в тазостегновому суглобі, і тут може виникнути опір. Важливо розуміти, що напівлотос і лотос належать до групи, яка передбачає обертання стегна, а не коліна. Якщо ми не відкриваємо тазостегнові суглоби (які є шарнірними і рухаються в усіх напрямках), то "відкриття" перейде в колінні суглоби. Однак це шарнірні суглоби, призначені для руху лише в одному напрямку. "Відкриття" буде нічим іншим, як дестабілізацією.

Стародавні йоги не мали жодних проблем у цій сфері: вони завжди сиділи на підлозі, що зберігає тазостегнові суглоби рухливими та гнучкими. У нашому суспільстві ми сидимо на стільцях, що стоять на підлозі, зігнувши тазостегнові суглоби. Тому нам потрібно приділяти більше часу позам, які готують нас до Першої Серії.

ФАЗА 3

Коли коліно відведено далеко вправо, а права п'ятка знаходиться в правому паху, тепер піднімаємо п'ятку до пупка, тримаючи стопу і коліно на однаковій відстані від підлоги. Якщо ви закрили проміжок між великогомілковою і стегновою кістками, обидві кістки тепер будуть рухатися як єдине ціле, запобігаючи будь-якому навантаженню на колінний суглоб. Мені подобається називати таке положення коліна "герметичним". Воно гарантує, що обертання відбувається між стегновою кісткою та її кульшовою западиною (вертлюжною западиною), а не між стегновою кісткою та великою гомілковою кісткою (колінним суглобом). Коли ви досягнете необхідної ротації стегна, ви зможете доторкнутися п'ятою до пупка.

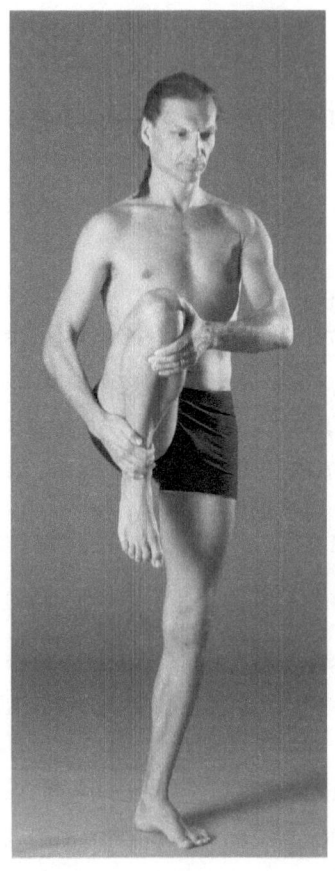 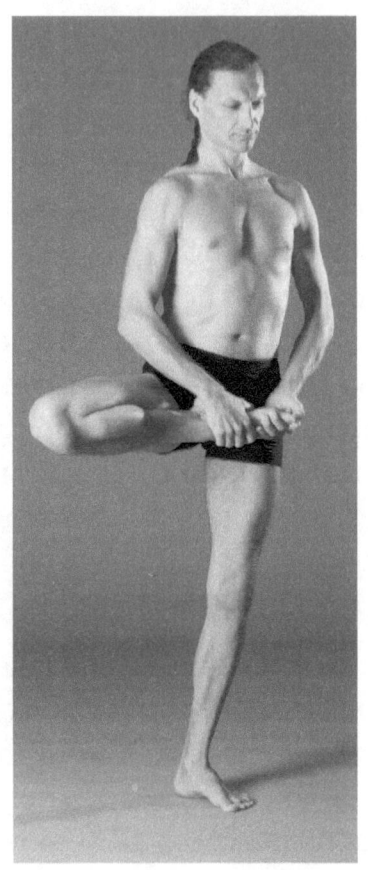

Перехід у фазу 1 Ардха Баддха Падмоттанасани *Перехід у фазу 2 Ардха Баддха Падмоттанасани*

ФАЗА 4

Тримаючи п'яту на одній лінії з пупком, дозвольте коліну опуститися вниз до підлоги. В ідеалі в цей момент ми повинні повернути стегнову кістку медіально до такої міри, щоб попередня бічна ротація була анульована, а підошва стопи була спрямована вперед, а не вгору. Підніміть праву ногу в протилежний пах, переконавшись, що п'ята залишається на одній лінії з пупком. Тримайте стопу лівою рукою, в той час як права рука тягнеться ззаду

ПРАСАРІТА ПАДОТТАНАСАНА Б

до лівого ліктя. Перехопіть лікоть або, якщо можливо, великий палець правої ноги. Переконайтеся, що ви не можете підняти плече, коли рука тягнеться назад. Тепер тягніть лопатку вниз по спині.

Тільки тоді, коли вам вдалося схопити великий палець протилежною рукою, ви можете безпечно переходити до згинання вперед. Здатність захоплення вказує на те, що коліно знаходиться в безпечному положенні для згинання вперед. Якщо палець на нозі не вдається захопити, то, ймовірно, стопа знаходиться недостатньо високо в паху, а скоріше десь на протилежному стегні. Це означає, що колінний суглоб не згинається повністю, а зв'язкові структури та хрящі зазнають навантаження.

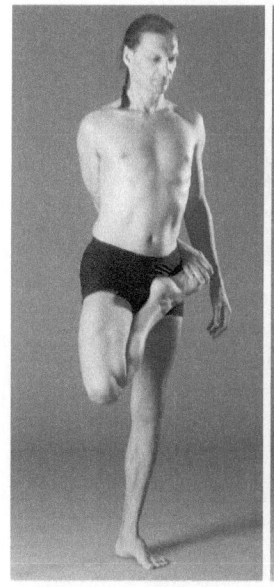
Перехід у фазу 3 Ардха Баддха Падмоттанасани

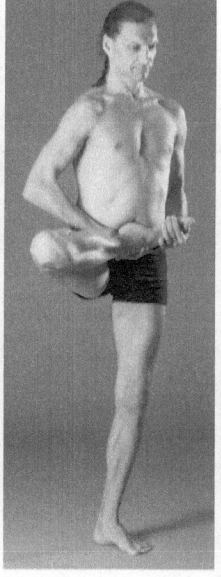
Ардха Баддха Падмоттанасана віньяса перша

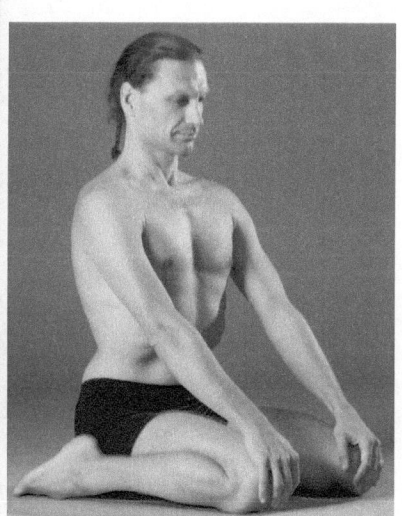
Вірасана

ПРАКТИЧНА ПОРАДА

Подовження квадрицепса

Найпростіший спосіб подовжити квадрицепс - приділяти п'ятнадцять хвилин або більше щодня займаючись Вірасаною, а пізніше Супта Вірасаною. Робіть це поза практикою віньяси.

На початку ви можете сидіти на ковдрі або подушках. Зі збільшенням гнучкості повільно зменшуйте висоту сидіння. Коли Вірасана стане легкою, практикуйте Супта Вірасану.

У цій позі корисно використовувати ремінь. Без пояса коліна матимуть тенденцію роз'їжджатися. Активне зведення колін щодня протягом тривалого часу призведе до вкорочення м'язів, що з'єднують коліна.

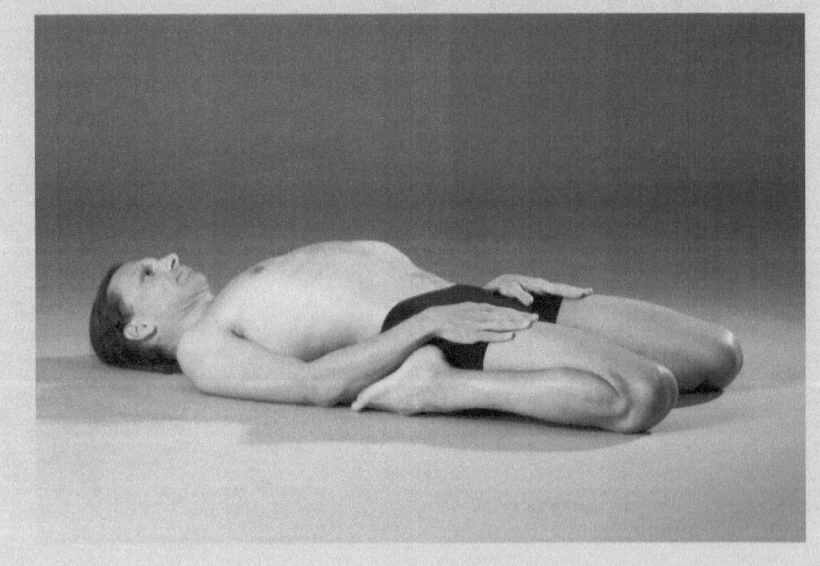

Супта Вірасана

ПРАКТИЧНА ПОРАДА

Розкриття тазостегнових суглобів

Щоб відкрити тазостегнові суглоби, потрібно якомога більше часу проводити в *Ардха Сіддхасані* сидячи. Практикуйте цю позу після *Вірасани*. Знову ж таки, можна використовувати ковдру і повільно зменшувати її висоту в міру того, як збільшується ваша гнучкість. Коліна тримайте якомога ширше розставленими. У цій позі можна їсти, писати або дивитися телевізор. Якщо проводити в ній годину щодня, тазостегнові суглоби швидко відкриються. Після того, як ви досягнете певної гнучкості, переходьте до *Сіддхасани*.

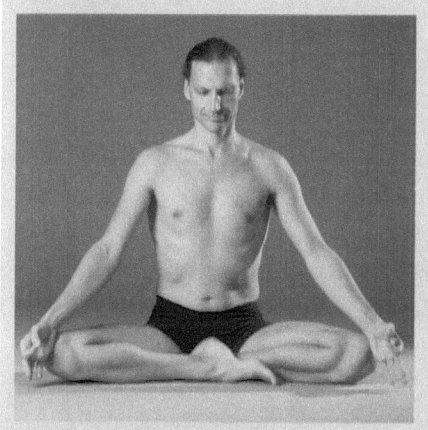
Ардха Сіддхасана

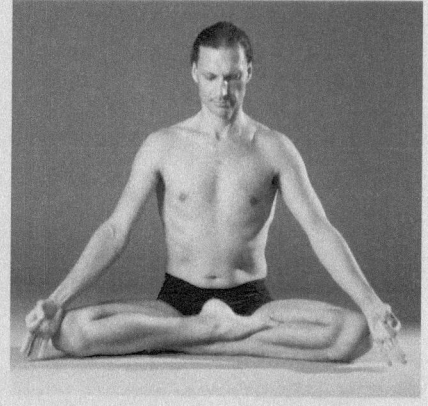
Сіддхасана

Віньяса друга

Видихнувши, нахиліться вперед, тримаючи великий палець ноги, і покладіть ліву руку на підлогу поруч з лівою ногою. Розведіть пальці руки і направте їх вперед. Розведіть пальці стопи, що стоїть. Обережно перенесіть трохи більшу вагу, ніж та, що утримується на п'ятах, вперед, до основи пальців ніг. Підніміть внутрішню арку стопи від підлоги, щоб захистити коліно. Розслабте згиначі стегна і сідниці (сідничні м'язи), але сильно працюйте опорною ногою (вастусна група), в результаті чого грудна клітка опуститься прямо на ногу. Маківка голови спрямована вниз, до підлоги. Лопатки піднімаються до стелі, щоб шия залишалася довгою.

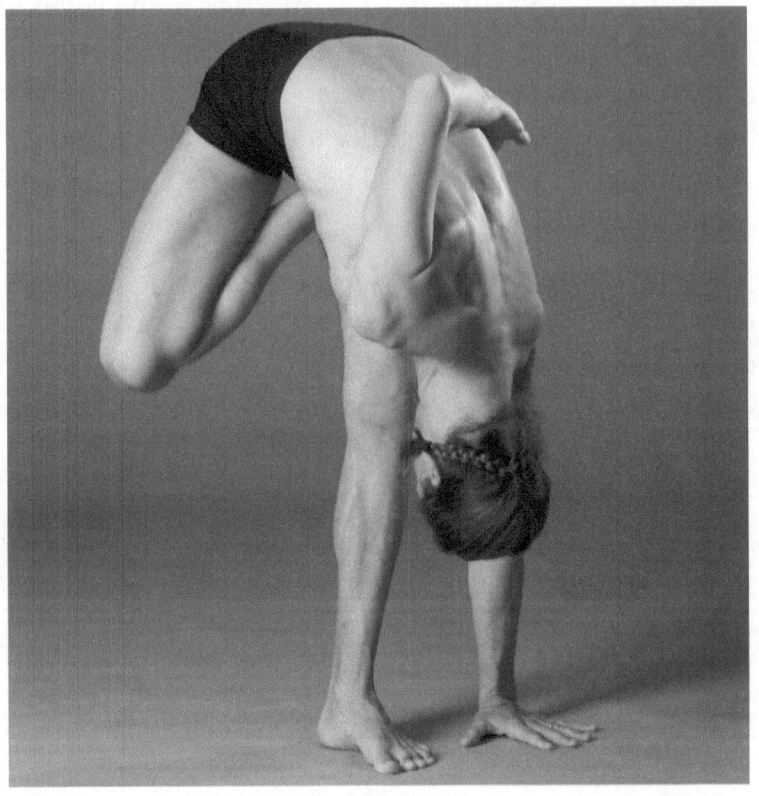

Ардха Баддха Падмоттанасана віньяса два

Зігнуте коліно м'яко рухається до заднього кінця килимка з легким медіальним обертанням стегнової кістки. Щоб стегно зігнутої ноги не провисало, тримайте цю стопу і ногу активними, щоб підтримувати рівномірний тонус в обох ногах. Кут між двома стегновими кістками повинен становити 35°-45°, залежно від співвідношення довжини гомілки та стегна. (Людям з довгою гомілковою кісткою потрібно підняти коліно далі вбік, щоб вирівняти стегна). Ця дія виконується групою м'язів, що відводять, особливо середнім і малим сідничним м'язами.

Це два дуже цікаві м'язи, оскільки вони часто є причиною скрученого тазу, якщо є дисбаланс між двома сторонами.

Залишайтеся в стані *Ардха Баддха Падмоттанасани* протягом п'яти вдихів.

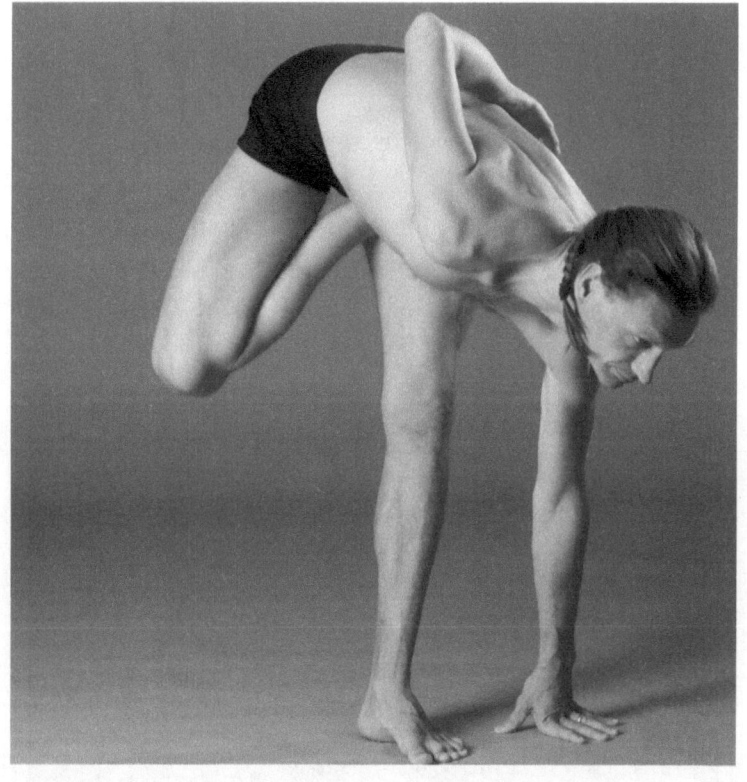

Ардха Баддха Падмоттанасана віньяса три

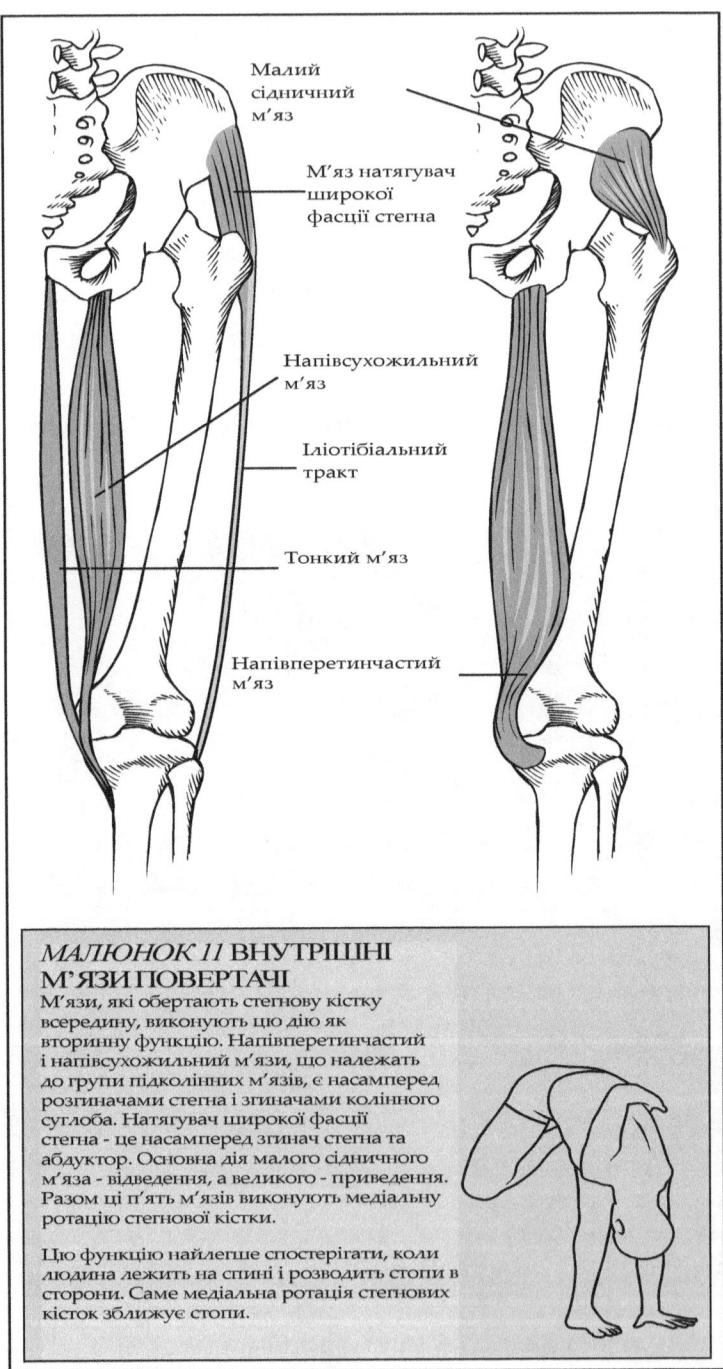

МАЛЮНОК 11 ВНУТРІШНІ М'ЯЗИ ПОВЕРТАЧІ

М'язи, які обертають стегнову кістку всередину, виконують цю дію як вторинну функцію. Напівперетинчастий і напівсухожильний м'язи, що належать до групи підколінних м'язів, є насамперед розгиначами стегна і згиначами колінного суглоба. Натягувач широкої фасції стегна - це насамперед згинач стегна та абдуктор. Основна дія малого сідничного м'яза - відведення, а великого - приведення. Разом ці п'ять м'язів виконують медіальну ротацію стегнової кістки.

Цю функцію найлегше спостерігати, коли людина лежить на спині і розводить стопи в сторони. Саме медіальна ротація стегнових кісток зближує стопи.

> **ПРАКТИЧНА ПОРАДА**
>
> *Згинання ноги в переході до підлоги*
>
> Початківцям, щоб набути впевненості, варто трохи зігнути ногу, що стоїть, щоб дотягнутися рукою до підлоги. Коли рука надійно опиниться на підлозі, випряміть стоячу ногу.
>
> Той самий метод можна використовувати і на шляху вгору. Зігнута нога допоможе іншій нозі ковзати глибше в пах, при цьому зігнута нога буде більш поблажливою, оскільки ви розвиваєте почуття рівноваги.

Віньяса три

Вдихаючи, підніміть тулуб і голову і, зберігаючи позу, видихніть.

Четверта віньяса

Вдихаючи, підніміться вгору, але тримайте напівлотос зв'язаним, поки не станете повністю вертикально. Це притягне стопу далі вгору в пах і збільшить ефект розкриття тазостегнового суглоба.

П'ята віньяса

Видихнувши, відпустіть великий палець ноги, обережно виведіть стопу з положення, використовуючи обидві руки, і станьте в *Самастхіті*.

Віньяса з шостої по **дев'яту**

Повторіть з лівого боку.

Застереження: Якщо ви відчуваєте біль у коліні в будь-який момент, поверніться назад і уважно вивчіть попередні кроки. Якщо ви починаєте з дуже жорстких тазостегнових суглобів, їх розкриття може зайняти більшу частину десятиліття. Це того варте.

Уткатасана
ПОЗА СИЛИ
Дрішті Вгору
Наступні три пози розвивають силу та витривалість. Це єдині пози стоячи, які поєднуються з повною *віньясою*. Послідовність завершується *віньясою* в сидячому положенні.

Віньяса перша
Вдихніть, підніміть руки

Віньяса друга
Видихніть, нахиліться вперед

Віньяса три
Вдихніть, підніміть грудну клітку

Четверта віньяса
Видих, *Чатуранга Дандасана*

П'ята віньяса
Вдих, Собака, що дивиться вгору.

Віньяса шість
Видихни, Собака, що дивиться вниз.

ПРАСАРІТА ПАДОТТАНАСАНА Б

Сьома віньяса

Вдихаючи, підстрибніть ногами до рук, великі пальці ніг разом. Зігніть ноги в колінах і, тримаючи п'яти приземленими, опустіть сідниці до підлоги. Підніміть руки, з'єднайте долоні разом і подивіться вгору через руки в стелю. Балансуйте між двома полюсами утримання тулуба і рук у вертикальному положенні та поглибленням присідання (див. *Сурья Намаскара Б*). Тримайте нижню частину живота твердою і дозвольте грудній клітці пульсувати разом з диханням. Утримуйте стан *Уткатасани* протягом п'яти вдихів.

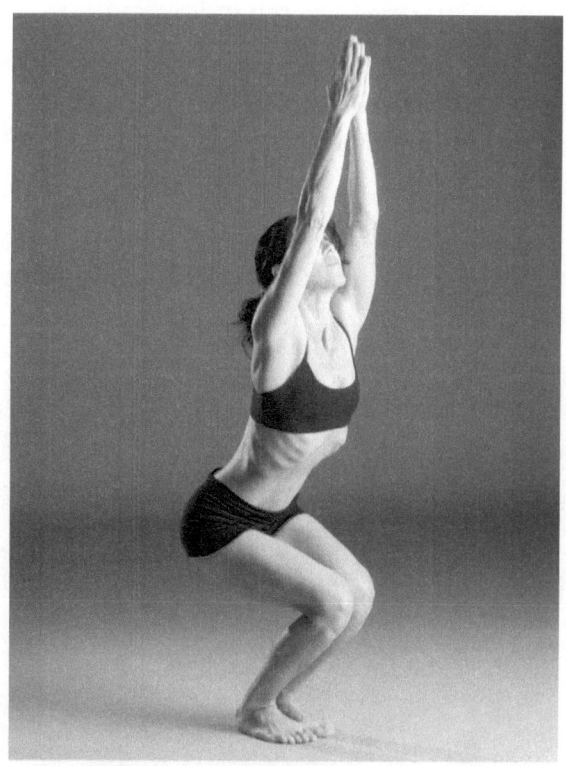

Уткатасана

Віньяса **вісім**

Видихнувши, покладіть руки на підлогу і на вдиху підстрибніть вгору в упор на руках. Коліна зігнуті. Спробуйте зависнути в цьому положенні на час вдиху. Тримаючи ноги зігнутими, ми розвиваємо більшу силу, тоді як випрямляючи ноги в повну стійку на руках, ми можемо більше покладатися на почуття рівноваги.

Балансування на руках розвиває силу м'язів. Тіло повинно зібрати всі сили разом і працювати як одне ціле. Це важливий аспект, особливо необхідний для тих, чиє тіло від природи м'яке і гнучке. Існує тенденція, що студенти, які швидко набувають гнучкості, все більше і більше прогресують у цьому напрямку. Гнучкість, однак, часто супроводжується низьким м'язовим тонусом. Низький м'язовий тонус - це здатність подовжувати м'язи при відносній нездатності їх скорочувати. Цій тенденції потрібно протидіяти, зосереджуючись на розвитку сили, а не гнучкості.

Ця вправа може спочатку здатися складною, але щирі щоденні зусилля приведуть вас за рік до значних успіхів.

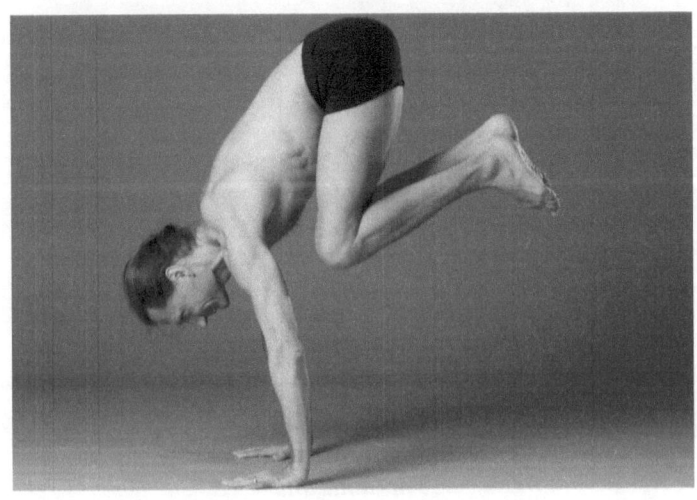

Уткатасана, віньяса вісім

ЙОГИЧНИЙ КОНТЕКСТ

Асана - сидіння

У деяких сучасних формах йоги нехтують позами лотоса і напівлотоса. Якщо учень практикує їх через амбіції, не розуміючи основних технічних принципів, ці пози можуть насправді завдати шкоди. Це дуже прикро, оскільки обертання стегон є, мабуть, найважливішими позами йоги, а Сіддхасана і Падмасана (поза лотоса) посідають високі місця в їхньому ряду. Хатха Йога Прадіпіка називає Сіддхасану "головною асаною" і стверджує, що вона є "воротами до свободи". Про Падмасану сказано: "Вона відкриває шлях до звільнення". Геранда Самхіта говорить про Сіддхасану: "Вона веде до свободи", а про Падмасану: "Вона захищає від усіх хвороб".

Шива Самхіта рекомендує виконувати Сіддхасану, якщо ви бажаєте досягти швидкого успіху в йозі, і погоджується з Геранда Самхітою, що Падмасана "захищає від усіх хвороб". Йога Яджнавалкья говорить, що "Падмасана шанується всіма". Існує достатньо доказів, щоб вважати обертання стегон найважливішою категорією поз йоги, а всі інші пози готують нас до більш тривалого перебування в таких асанах, як Падмасана і Сіддхасана.

Дев'ята віньяса

Видих, Чатуранга Дандасана.

Віньяса **десять**
Вдих, Собака, що дивиться вгору.

Віньяса **одинадцять**
Видих, Собака, що дивиться вниз.

Вірабхадрасана А
ПОЗА ВОЇНА А
Дрішті Вгору

Оскільки в цьому тексті ми дотримуємося системи *напіввіньяси*, яка є загальноприйнятою в Індії, кожна поза відтепер буде починатися з сьомої *віньяси*. Іншими словами, з попередньої пози ми переходимо в наступну позу, тобто з Собаки, що дивиться вниз. Починати кожну позу з першої *віньяси* означало б повертатися до *Самастхіті* між кожною асаною, що є практикою повної *віньяси*.

Сьома віньяса
Вдихаючи, поверніть ліву п'яту в центр килимка так, щоб стопа була розміщена під кутом 45º до центральної лінії килимка. Зробіть крок правою ногою вгору і покладіть її між долонями (перевірте, щоб стегна були рівними, а ліва стопа була правильно поставлена).

Продовжуючи вдих, підніміть тулуб вертикально і підніміть руки. Зведіть долоні разом і подивіться вгору. Відведіть лопатки вниз і в сторони, щоб плечі не піднімалися до вух. Зовнішня арка задньої частини стопи приземляється, а стегно повертається медіально, щоб допомогти лівому стегну залишатися попереду. Сідничні кістки важкі і опускаються вниз. Не втрачаючи прямолінійності стегон, відведіть праве коліно за праву щиколотку, виводячи гомілку перпендикулярно до підлоги.

Якщо ми пожертвуємо прямокутністю стегон, ми втратимо найкращу можливість в початковій серії розтягнути грудні м'язи та чотириголовий м'яз. Щоб це розтягнення відбулося, необхідно тримати таз у вертикальному положенні.

Тенденція буде полягати в тому, щоб нахилити таз вперед і завалитися в нижню частину спини. Окрім уникнення подовження грудних м'язів і квадрицепсів, ми також ослабимо місце, де нам потрібно бути сильними: поперек.

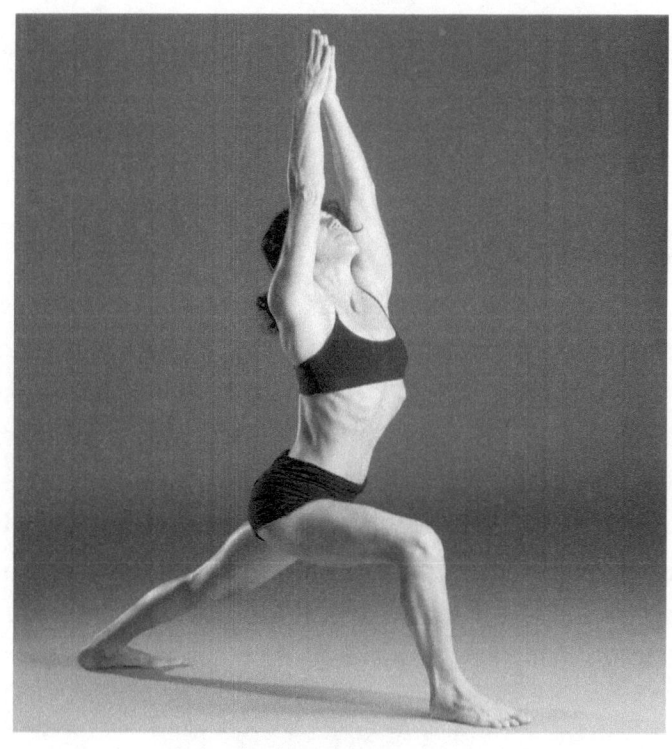

Вірабхадрасана А

Щоб захистити цю вразливу зону, нам потрібно задіяти м'язи живота. Залучення прямих м'язів живота піднімає лобкову кістку і нахиляє таз назад, дозволяючи нам розтягнути ці важливі м'язи. Утримуйте *Вірабхадрасану А* протягом п'яти вдихів.

Віньяса вісім

Видихнувши, опустіть погляд до горизонту і, тримаючи руки піднятими, поверніться ліворуч і повторіть *Вірабхадрасану А* на лівому боці. Повністю увійшовши в позу, підніміть погляд вгору.

Вірабхадрасана Б
ПОЗА ВОЇНА Б
Дрішті Рука

Дев'ята віньяса

Вдихаючи, відведіть праве стегно назад, поки таз не стане паралельно довгому краю килимка. Одночасно опускайте руки, поки кисті не опиняться над стопами. Розгорніть праву стопу на 5º, щоб забезпечити розкриття паху (технічно, "пах" тут відноситься, головним чином, до привідних м'язів). Вам потрібно подовжити стійку до 20 сантиметрів, на відстань, отриману від розкриття позиції стегон. Погляд тягнеться до лівої руки. Затримайтеся на п'ять вдихів.

ПРАСАРІТА ПАДОТТАНАСАНА Б

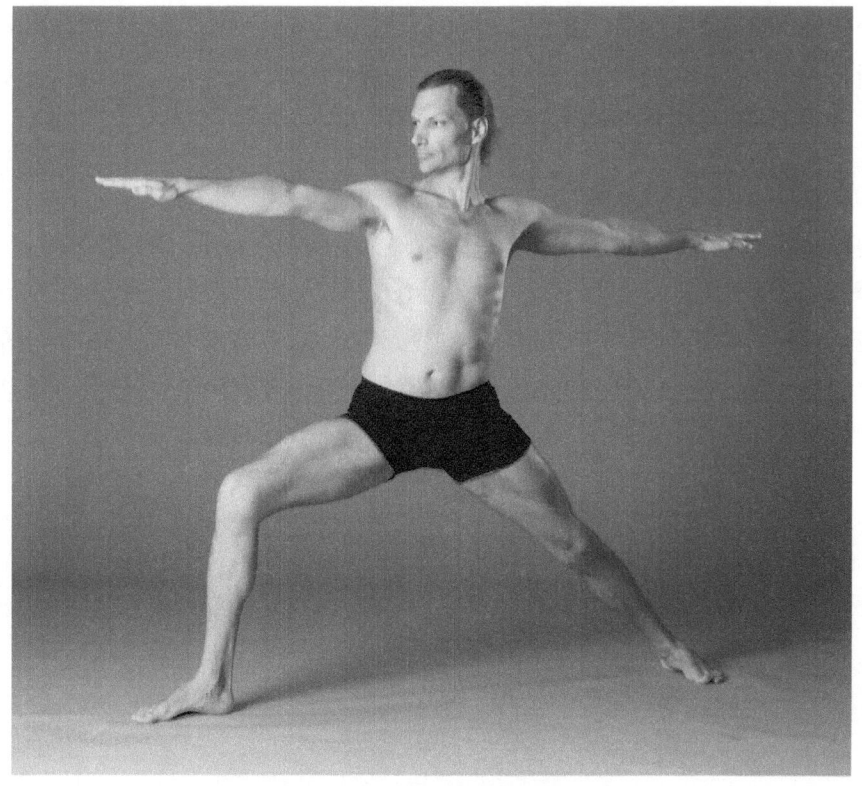

Вірабхадрасана Б

Зовнішня арка правої стопи приземляється, і права нога котиться вбік, щоб відкрити обидва пахи. Зверніть увагу, що обертання стегна задньої ноги, яке визначається розворотом стопи, відрізняється від обертання у *Вірабхадрасані А*. Опускайте стегна вниз якомога нижче, поки не з'явиться відчуття, що ви підвішені між двома гумовими ременями. Протидійте тенденції нахилити тулуб до передньої ноги, розташувавши плечі прямо над стегнами. Для роботи ніг дивіться *Уттіта Паршваконасану*, яка є ідентичною.

Віньяса десять

Видихнувши, поверніться та повторіть позу на правому боці. Погляд переводиться на праву руку. П'ять вдихів.

Віньяса одинадцять

Видихнувши, покладіть обидві руки на передній кінець килимка і, вдихнувши, підніміть вгору і зависніть на час вдиху в балансі на руках, тримаючи ліву ногу прямою, а праву - зігнутою. Це знову можливість збалансувати гнучкість з силою.

> У "Махабхараті" Арджуна часто звертаючись до нього "О, могутній озброєний". З регулярними тренуваннями, віньяса одинадцять дасть нам
> шанс повторити силу Арджуни.

Віньяса дванадцять

Видихнувши, опускайтеся в *Чатуранга Дандасану*.

Віньяса тринадцять

Вдихаючи, вигинаємося у Собаку, що дивиться вгору.

Віньяса чотирнадцята

Видихніть, втягніть назад у Собаку, що дивиться вниз. Тепер ми готові до переходу до сидіння

МІФОЛОГІЧНЕ ПІДҐРУНТЯ

Гнів Шиви

Вірабгадра був запеклим воїном армії Пана Шиви. *Головний жрець, Дакша, був ортодоксальним правителем і хранителем традиційного суспільства. Всупереч його згоді, його прекрасна дочка* Саті вийшла заміж за Пана Шиву. Шива знищує світ наприкінці кожної світової епохи, а також знищує его. Тому він є Паном Таємниці.

З різних причин Дакша вважав Шиву нечистим. Шива мав особливі звички, такі як медитація на похованнях, посипаних попелом померлих, і медитація на вершинах гір протягом тривалого часу, замість того, щоб брати участь у суспільстві. Але головною причиною презирства Дакші було те, що Шива завжди носив із собою череп. Історія розповідає, що колись Шива, *щоб покарати його за марнославство, відрубав одну з п'яти голів Пана* Брахми, *після чого* Брахма наклав на Шиву прокляття: череп буде прилипати до його руки. До сьогодні деякі шанувальники Шиви завжди носять з собою череп. *Одного разу* Дакша організував велику церемонію, на яку запросив усіх божеств і сановників, за винятком Шиви і Саті. *Всупереч пораді* Шиви, Саті пішла на церемонію свого батька. Перед тисячами гостей вона запитала батька, чому він не запросив її чоловіка. Дакша у відповідь вигукнув, що Шива - це негідний персонаж, вигнанець, який не знає умовностей суспільства.

Ця образа чоловіка настільки розпалила гнів Саті, *що вона спалахнула полум'ям і перетворилася на попіл. Коли* Шива, *перебуваючи на самоті, почув про смерть* Саті, *він страшен-*

> но розлютився, підскочив і затанцював танець руйнування. Врешті-решт він вирвав один зі своїх джатар (дреди) і розбив його об землю. Від удару з'явилися страшні воїни Вірабхадра і Бхадракалі. Шива наказав їм йти на свято Дакші, зруйнувати зал, вбити всіх одного за одним, відрубати голову Дакші, випити його кров і кинути голову у вогонь.
>
> Історія продовжується, але що стосується нашої пози, ми можемо залишити її тут. Вірабхадрасана присвячена цьому страшному воїну.

Пашімоттанасана

ІНТЕНСИВНЕ ЗАХІДНЕ РОЗТЯЖІННЯ[40]

Дрішті Пальці ніг

Як і у всіх наступних асанах, тут ми починаємо рахувати *віньясу* з семи.

Сьома віньяса

Вдихаючи, стрибніть в сидяче положення.

Спочатку ви можете виконувати цей рух, використовуючи імпульс. З ростом майстерності ви зможете перестрибувати майже без імпульсу, не зачіпляючи при цьому підлогу. Ключ до легкого виконання тут - з'єднати дихання з бандами. Поки ми перебуваємо в повітрі під час стрибка, ми повинні продовжувати вдихати, оскільки вдих має ефект підйому і

---

[40] Мається на увазі задня частина тіла, яка традиційно була повернута обличчям до сонця, що сходить, а отже, на захід.

ПРАСАРІТА ПАДОТТАНАСАНА Б

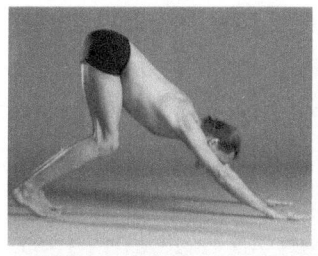
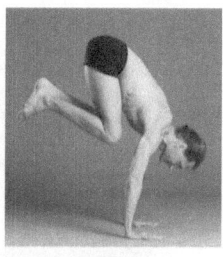
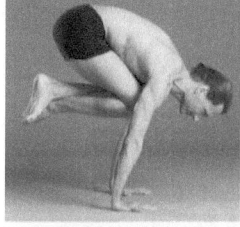
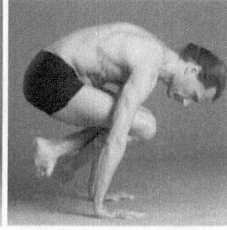
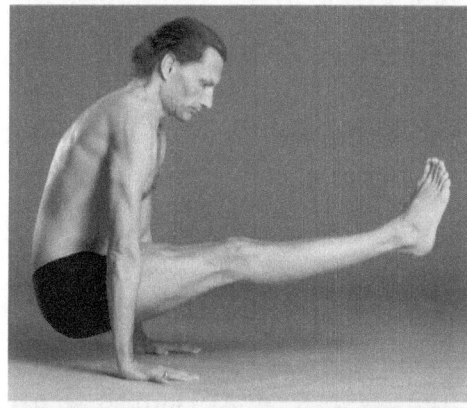
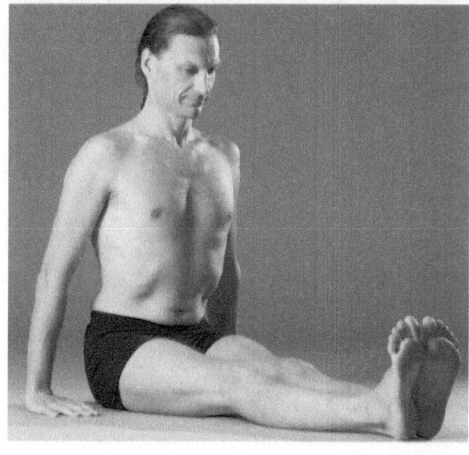

перенесення. Після завершення підйому ми починаємо видих, щоб опуститися вниз.

Щоб вивчити цей рух, його слід розділити на дві чітко розрізнювані окремі фази. Фаза 1 - це стрибки вперед у рівновагу на руках, коли плечі знаходяться над зап'ястями, а стегна і зігнуті ноги високо підняті. Фаза 2 полягає в повільному прокручуванні тулуба і ніг через руки, використовуючи плечі як вісь. Під час прокручування

Перехід до фази 1
Перехід до фази 2
Перехід до фази 3
Перехід до фази 4
Перехід до фази 5
Дандасана

втягуйте стопи в живіт, а коліна - в груди, щоб опуститися на підлогу. На останньому вдиху випряміть ноги в *Дандасану*, все ще зависнувши в повітрі. З видихом повільно опускайтеся вниз, як гелікоптер. Виконання руху таким чином встановить міцний зв'язок між диханням і бандами. Це також зміцнить живіт і поперек, підготувавши до складних прогинів назад і закидання ніг за голову в наступних послідовностях.

Посидьте в *Дандасані* на п'ять вдихів. *Дандасана* не має власної кількості віньяс: скоріше, сьома віньяса *Пашімоттанасани* - це стан *Дандасани*. Тим не менш, *Дандасана* є основною сидячою позою. Зазвичай ми будемо проходити через *Дандасану* до і після кожної половинної *віньяси*.

Дандасана схожа на *Самастхіті* сидячи. Сідничні горби заземлюються, а хребет подовжується, намагаючись відтворити його природну кривизну. Серце підняте і рухливе, відкрите спереду і широке і відкрите ззаду. Пахви піднімаються спереду, оскільки верхня частина плечової кістки знаходиться в центрі плечового суглоба. Витягніть руки і покладіть кисті на підлогу так, щоб пальці були спрямовані до стоп. Якщо ваші руки довші за тулуб, покладіть кисті трохи позаду стегон. Колінні чашечки підтягнуті вгору. Витягуйтеся через основи пальців ніг і впирайтеся п'ятами в підлогу, щоб розслабити підколінні сухожилля. Погляд спрямований до носа.

ПРАСАРІТА ПАДОТТАНАСАНА Б

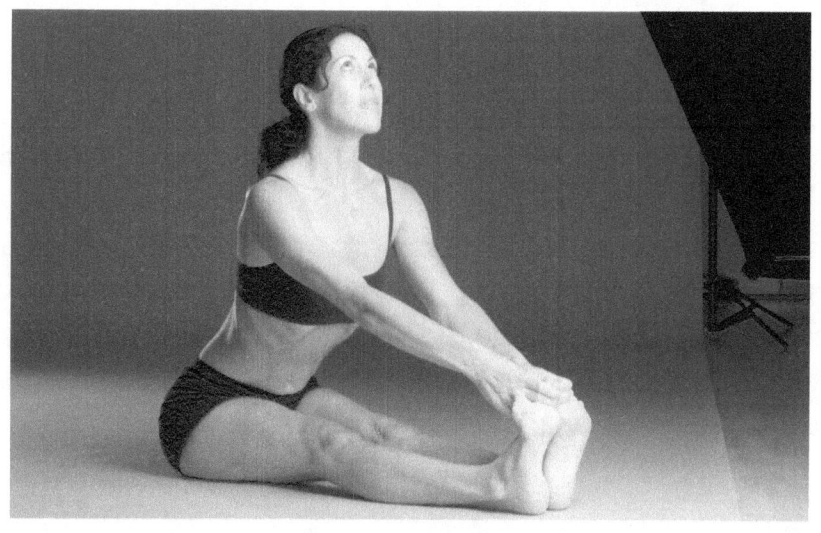

Пашімоттанасана А Віньяса вісім

Віньяса вісім

Видихнувши, потягніться до великих пальців ніг. Поперек необхідно тримати рівним. Округлити спину в нахилі вперед в положенні сидячи, еквівалентно нахилу з положення стоячи, щоб підняти важкий предмет з підлоги, та при цьому округлити спину і тримати ноги прямими. Щоб уникнути небезпеки випинання та пролапсу міжхребцевих дисків (див. мал. 6), необхідно тримати поперек прямим у будь-якій ситуації, пов'язаній з носінням ваги. Це включає всі нахили вперед, а також пози з закинутими за голову ногами, такі як *Екапада Ширшасана*. У позах, де єдиним навантаженням є сила тяжіння, таких як *Карнапідасана* і *Буджапідасана*, хребет можна безпечно згинати.

Не вдаючись до згинання спини та/або використання ременя, у вас є два варіанти, якщо ви занадто скуті, щоб дотягнутися до великих пальців ніг у *Пашімоттанасані*. Перший - зігнути ноги в колінах і взяти пальці ніг. Це дозволяє тазу нахилитися вперед, що є обов'язковим першим етапом нахилу вперед. Утримуючи гребені клубових кісток (верхня передня частина стегнових кісток) в безпосередній близькості до стегон, працюйте над повільним випрямленням ніг. Витискайте через основу стоп і одночасно тягніться до сідничних кісток, віддалених від стоп. Лобкова кістка ковзає вниз між стегнами. Інший варіант - взяти гомілки, щиколотки або будь що, до чого ви можете дотягнутися. Міцно тримаючись, повільно просувайтеся вперед, коли підколінні сухожилля подовжуються.

ЙОГИЧНИЙ КОНТЕКСТ

Використання реквізиту

Всі асани призначені для формування енергетичних кіл - особливо такі пози, як Пашімоттанасана і Баддха Падмасана, де руки з'єднані зі ступнями. Земля, будучи сприйнятливою, витягує нашу енергію. Ці зв'язані пози переробляють енергію, яка інакше втрачається. Йоги часто медитують на сидінні, яке складається з послідовних шарів трави куш, оленячої або тигрової шкіри та бавовни, щоб ізолювати їх від землі. Вважається, що ці енергетичні кола мають глибокий вплив на пранічну оболонку (пранамайя коша), яка зменшується, коли потік енергії переривається через пояси та ремені.

Використання ремінця або пояса може здатися простим рішенням для студентів з жорсткими підколінними сухожиллями, яким важко дотягнутися до пальців ніг з прямою спиною. Однак, як зазначає Шрі К. Паттабхі Джойс, використання реквізиту перериває енергетичний цикл пози.

У деяких студентів підколінні сухожилля настільки жорсткі, що таз нахиляється назад, коли вони сидять на підлозі з прямими ногами. Це означає, що сила тяжіння працює проти вас. У цьому випадку рекомендується підняти сідничні горби, сидячи на згорнутій ковдрі.

Це допомагає привести таз у вертикальне положення, що сприяє правильному вирівнюванню хребта. Який би підхід ви не обрали, на вдиху підніміть грудну клітку і випряміть руки.

Подивіться вгору між бровами, підтягуючи колінні чашечки, і тягніть лопатки вниз по спині. Витягніть талію, дозволивши нижнім ребрам відірватися від тазостегнових кісток, звільнивши сідничний м'яз. Грудний м'яз - єдиний м'яз, який з'єднує нижні кінцівки з хребтом, що робить його невід'ємним стабілізуючим м'язом тулуба.

АНАТОМІЧНИЙ ФОКУС

Поперековий м'яз - місце душі

До групи м'язів-згиначів стегна входять прямий чотириголовий м'яз стегна, кравецький м'яз, м'яз натягувач широкої фасції стегна та глибокий внутрішній сідничний м'яз. Продовження скорочення прямого м'яза стегна після того, як він нахилив стегна в нахилі вперед, призводить до того, що він групується в передній частині стегна і заважає людині працювати глибше в позі. Поперековий м'яз бере початок з боків тіла T12 (останнього грудного хребця), де він торкається діафрагми і всіх п'яти поперекових хребців. Він проходить уздовж задньої частини черевної порожнини (передньої частини хребта) через таз і вставляється в кріплення на внутрішній стороні стегнової кістки, малий вертлюг. Він згинає тазостегновий суглоб і повертає стегнову кістку в бік.

Коли стегно фіксоване, як у положенні стоячи, так і в положенні сидячи, сідничний м'яз згинається. Іда Рольф стверджує, що здорові сідничні м'язи повинні подовжуватися під час згинання і опускатися назад до хребта. Для поглиблення будь-яких нахилів вперед необхідно звільнити і подовжити сідничні м'язи, як тільки стегна нахилені вперед.

Поверхневі м'язи тіла повністю розслабляються після роботи, але глибокі м'язи завжди зберігають певну напругу, навіть у стані спокою. Особливо це стосується м'язів, які беруть початок на хребті, наприклад, сідничних м'язів. Тому вони схильні до спазму при інтенсивному навантаженні. Свідоме розслаблення цих м'язів так само важливе, як і їх тренування.

Поперековий м'яз - це найглибший м'яз у тілі. Він настільки важливий, що дехто називає його "місцем душі". Щоб побачити поперековий м'яз у дії, треба уявити собі граціозну ходу африканських або індійських жінок, які несуть на голові великі ємності з водою. Для цього голова повинна підтримувати безперервний рух вперед без різких ривків. Цей рух можливий лише завдяки сильному, але розслабленому клубово-поперековому м'язу. Поперековий м'яз гойдає таз вперед і назад, наче колиску. Це розгойдування ініціює рух ніг, а прямий м'яз стегна (великий згинач стегна в передній частині стегна) вступає в дію значно пізніше за сідничний м'яз.

Розгойдування тазу створює хвилеподібний рух вгору по хребту, який підтримує хребет здоровим і енергійним, а розум - зосередженим на серці. Якщо ви коли-небудь намагалися ходити з великим предметом, що балансує на голові, ви знаєте, як це ускладнює слідкування за розумом. З'єднання з ядром тіла (грудним відділом хребта) зміщує увагу з розуму на серце - ось чому грудний відділ хребта вважається місцем розташування душі.

Іншу крайність можна спостерігати, коли ми дивимося на армійський марш. Солдати зобов'язані тримати сідничні м'язи в напрузі. Будучи постійно скороченим, м'яз спазмується і ослаблюється. У позі військової уваги, коли грудна клітка роздута, людина природно прогинається в попереку, що також послаблює сідничний м'яз. Під час марширування таз затримується, а стегна агресивно виставляються вгору і вперед. Цей рух задіює тільки прямий м'яз стегна. Хребет застигає, і це утримує увагу солдатів у свідомості. У такому стані легше переконати свідомість у відсутності співчуття до інших людей, які натомість позначені як вороги.

Якби ми всі ходили з активним попереком, а наші хребти леліяли б хвилеподібні рухи, які при цьому виникають, наш розум, можливо, прийшов би до стану тиші. Тоді ми побачили б кожну людину як частину тієї самої свідомості, яка нас усіх оживляє. Однією з причин, чому наша західна культура завоювала більшу частину світу своєю зброєю, є те, що ми відмовилися від природного усвідомлення і потрапили під тиранію розуму. Йога закликає відновити цю усвідомленість, яка спонукає нас до природного ненасильства. Ненасильство стає ненав'язаним етичним законом.

Починаючи практикувати йогу, дуже важливо відмовитися від західного агресивного завойовницького підходу, коли хочеш отримати від йоги перевагу, а підходити до виконання асан з глибокої відданості тому, що вже є. Всі асани надихають на це. Всі нахили вперед надихають на таке ставлення. Якщо замість того, щоб розвивати ще одне бажання - наприклад, подовжити підколінні сухожилля, які насправді вкорочуються і стискаються від жадібності, - ми відпустимо, знаючи, що все, про що ми можемо просити, вже є, підколінні сухожилля звільняться самі собою. Амбіції вкорочують підколінні сухожилля.

Дев'ята віньяса

Видихаючи, нахиліться вперед у тазостегнових суглобах, зберігаючи підйом, створений у віньясі вісім. Замість того, щоб опускати голову вниз до колін, підніміть серце вперед до пальців ніг.

Тут важлива робота *Уддіяна Банди* для підтримки попереку. Не вдихайте надмірно в живіт, як це часто робиться при нахилах вперед, а заохочуйте грудну клітку брати участь у процесі дихання.

Вдих використовується для того, щоб витягнути серце вперед, в той час як видих використовується для того, щоб глибше зануритися в позу. Якщо ця інструкція призводить до того, що учень "підстрибує" в позі вгору і вниз, можна зробити висновок, що *Уддіяна Банда* не задіяна в достатній мірі. Нехай ці рухи будуть мотивовані зсередини, опрацьовуючи позу від центру до периферії.

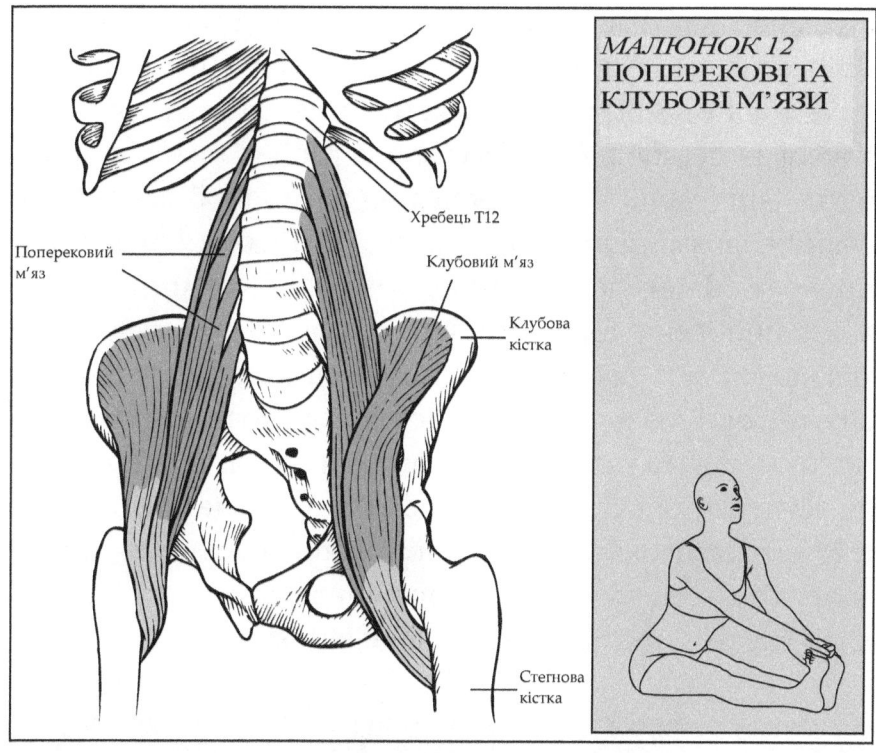

МАЛЮНОК 12
ПОПЕРЕКОВІ ТА КЛУБОВІ М'ЯЗИ

Поперековий м'яз
Хребець Т12
Клубовий м'яз
Клубова кістка
Стегнова кістка

Колінні чашечки постійно підняті у всіх нахилах вперед. Як пояснюється в *Падангуштасані*, для кожного м'яза, що розтягується, потрібно задіяти його антагоніста. Група м'язів, що розтягується тут - підколінні сухожилля, а їх антагоніст - чотириголовий м'яз. Для початківців часто неможливо утримувати колінні чашечки підтягнутими через неможливість доступу до квадрицепсів. Може здатися, що потрібно виростити новий нервовий зв'язок з цим м'язом. Ця вивчена координація можлива завдяки концентрації та наполегливості. Вчитель може м'яко натиснути своїми великими пальцями на обидва стегна, щоб "розбудити" квадрицепс.

У всіх нахилах вперед важливо розслабляти і розводити сідниці. Часто сідниці напружуються у відповідь на страх перед розтягуванням, яке ми відчуваємо. Однак напруження сідниць виводить нас із нахилу вперед, оскільки сідничний м'яз є розгиначем стегна. Зв'язки крижово-клубових суглобів (крижі/тазові суглоби) також можуть бути напружені. Зосередьтеся на тому, щоб відпустити сідниці, дозволити їм розвестися і подовжитися через поперек. Це ексцентричне подовження чотириголового м'яза попереку. Ексцентричне подовження означає, що м'яз активний, оскільки він потрібен нам, щоб тримати спину прямо, але в той же час він стає довшим, коли ми подовжуємо талію. Іншими словами, м'язи подовжуються всупереч опору. Важливо створити додатковий простір між тазовою кісткою і найнижчим ребром, тому що вкорочена, стиснута талія є перешкодою у всіх позах нахилу вперед, прогину назад і закидання ніг за голову.

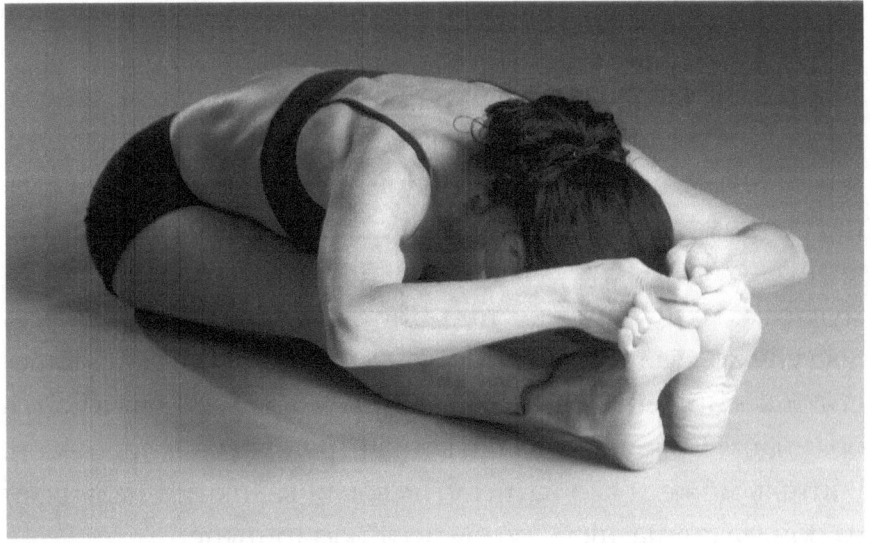

Пашімоттанасана А

У *Пашімоттанасані* плечі відводяться від вух. Скорочення трапецієподібних м'язів і м'язів, що зводять лопатки, стягує плечі до вух і блокує потік енергії до шийного відділу хребта. Надмірне скорочення м'язів шиї може призвести до почервоніння обличчя при нахилі вперед або назад, що свідчить про звуження кровотоку до голови. Щоб протидіяти цьому, використовуйте фіксацію рук, відводячи лопатки вниз по спині, що називається опусканням плечового пояса (latissimus dorsi), і відводячи їх убік, що називається відведенням лопаток (serratus anterior).

Пашімоттанасана - ще одна чудова поза, яка демонструє принцип одночасного розширення в протилежних напрямках. Стопи, серце і маківка тягнуться вперед, щоб подовжити хребет. Лопатки, сідничні кістки і головки стегнових кісток витягуються назад. Лікті і лопатки широко розводяться в сторони. М'язи обіймають тіло, стискаючи прану в ядро. Ядро залишається відкритим, сприйнятливим і яскравим. Його світіння пронизує всю позу і випромінюється назовні.

У *Пашімоттанасані* найважливішою є капітуляція. Ця поза не про те, щоб підкорити підколінні сухожилля, а про те, щоб відпустити їх. Вдихнути і відпустити підколінні сухожилля може дуже засмутити. Ми зберігаємо в підколінних м'язах багато сильних емоцій, таких як пригнічений гнів, змагальність і страх неадекватності. Всі пригнічені емоції потенційно шкідливі для нашого здоров'я: вони токсичні і впливають на нашу особистість. Дуже важливо, щоб, якщо сильні емоції виникають, коли ми вдихаємо усвідомленість в підколінні сухожилля, ми визнавали все, що відчуваємо, а потім відпускали ці емоції. Дихання через позу вимагає, щоб розтягнення відбувалося з контрольованою інтенсивністю. Якщо розтягування буде занадто сильним, ми ще більше затвердіємо і онімієм. Розтягуватися потрібно зі співчуттям і розумом. Інакше, замість того, щоб відпустити стару несвідому зумовленість, ми накладемо ще один шар насильства. Залишайтеся в стані *Пашімоттанасани А* протягом п'яти вдихів.

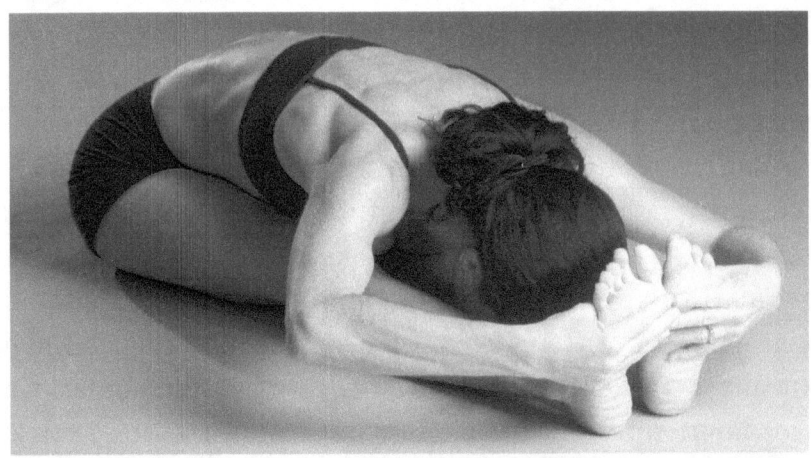

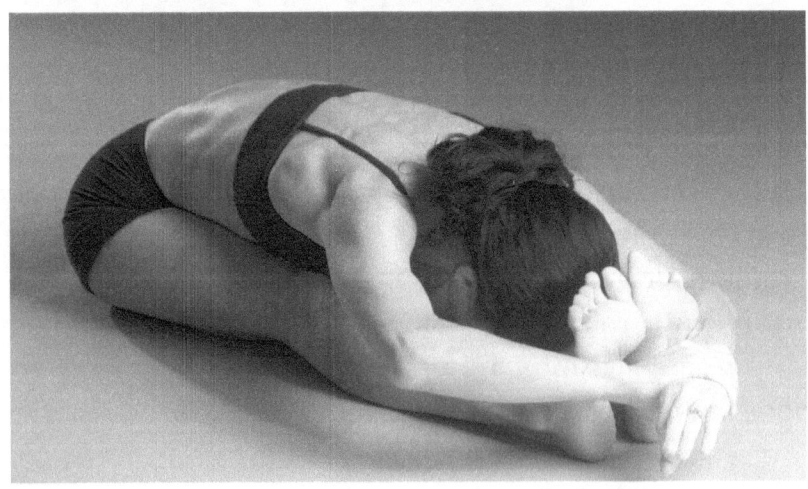

Пашімоттанасана Б   *Пашімоттанасана В*

Віньяса десять

Вдихаючи, підніміть тулуб від ніг, випрямляючи руки. Видихаючи, покладіть руки на підлогу.

Віньяса вісім

Вдихаючи, підніміть серце і всю передню частину тулуба.

Дев'ята віньяса

Видих, *Пашімоттанасана Б*, п'ять вдихів.

Віньяса десять

Вдихаючи, підніміть тулуб від ніг, випрямляючи руки. Видихаючи, потягніться руками навколо ніг, щоб захватити зап'ястя.

Віньяса вісім

Вдихаючи, підніміть тулуб, випрямляючи руки.

Дев'ята віньяса

Видих, нахил вперед, *Пашімоттанасана В*, п'ять вдихів. Ці три варіанти *Пашімоттанасани* розтягують внутрішню, зовнішню і центральну частини підколінних сухожиль, які збігаються з трьома окремими м'язами групи: напівперетинчастим, напівсухожилковим і двоголовим м'язом стегна (див. малюнок 7).

Віньяса десять

Вдихаючи, підніміть тулуб, випрямляючи руки. Видихнувши, покладіть руки на підлогу.

Віньяса одинадцять

Вдихаємо, піднімаємось вгору.

Вдих виконує природну функцію підйому вгору, а видих - функцію заземлення та укорінення. Уявіть, як осінній вітер грається з листям і без зусиль піднімає його з підлоги. Ця ж сила використовується в русі *віньяса*. Вдих надихає на підйом, а м'язи плечей і рук забезпечують структурну підтримку. Це можливо тільки при виконанні *Мула* і *Уддіяна Банди*. Вдих тягнеться вниз, зачіпає *банди* і піднімає тіло вгору, як ліфт. Рухи повинні слідувати за вдихом. Якщо дихання пов'язане з *бандами*, воно буде рухати тіло без зусиль, і після практики ви відчуєте легкість і омолодження. Якщо ж *банди* не є міцно закріпленими, то після практики ви можете відчувати себе виснаженим, тому що енергія була втрачена. Відчуйте, як вдих опускається вниз і прикріплюється до задіяного тазового дна і нижньої стінки живота. Продовжуйте вдихати, створюючи всмоктування, яке піднімає ваш тулуб від підлоги. Підтримуйте цей підйом за допомогою корпусу та рухів рук і плечей.

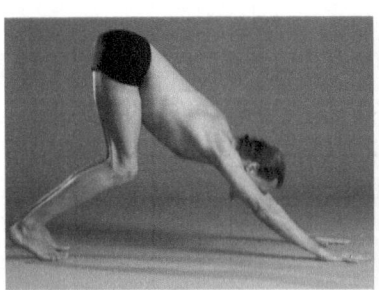
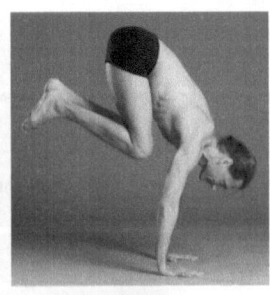

Перехід до фази 1

Перехід до фази 2

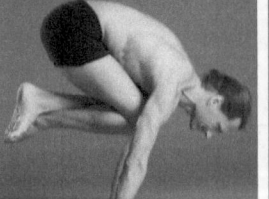
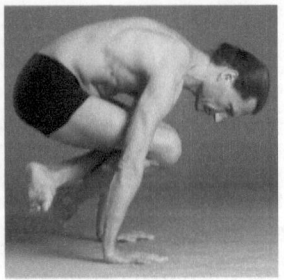

Перехід до фази 3

Перехід до фази 4

ПРАСАРІТА ПАДОТТАНАСАНА Б

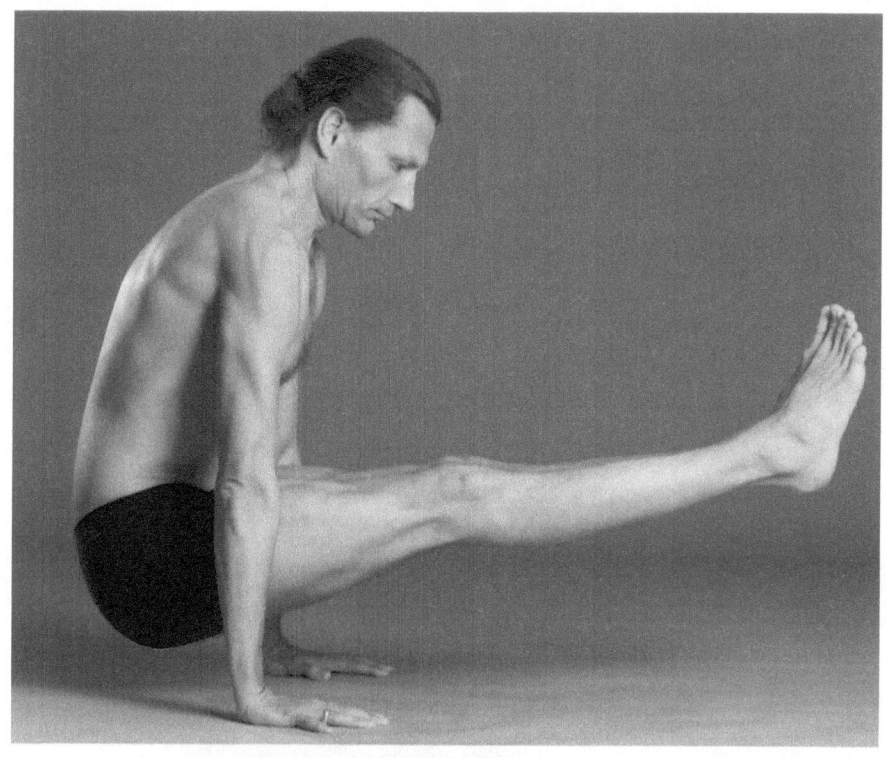

Перехід назад фаза 5

ПРАКТИЧНА ПОРАДА

Лолласана

Якщо у вас слабкі руки і плечі, виконайте наступну вправу. Сидячи на п'ятах, схрестіть щиколотки, відведіть стопи назад і відірвіть коліна і стопи від підлоги. Утримуйте Лолласану якомога довше. Щодня додавайте по одному вдиху, поки не зможете утримувати його протягом десяти вдихів. Потім м'яко починайте розгойдуватися вперед-назад, не тягнучи ноги по підлозі. З часом включіть цей рух у свою віньясу.

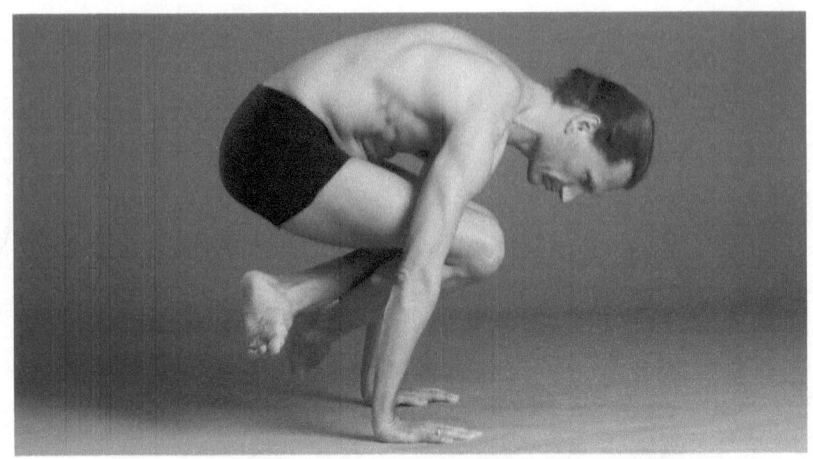

Сур'я Намаскара Б віньяса 12 Чатуранга Дандасана

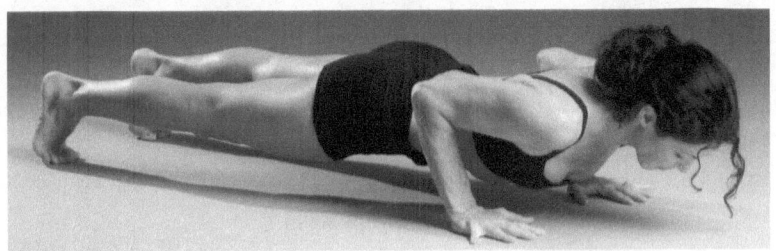

Сур'я Намаскара Б віньяса 13 Собака, що дивиться вгору

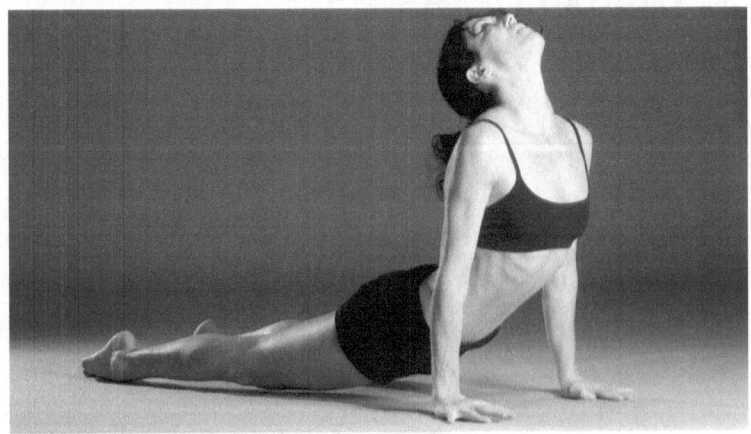

Сур'я Намаскара Б віньяса 14 Собака, що дивиться вниз

ПРАСАРІТА ПАДОТТАНАСАНА Б

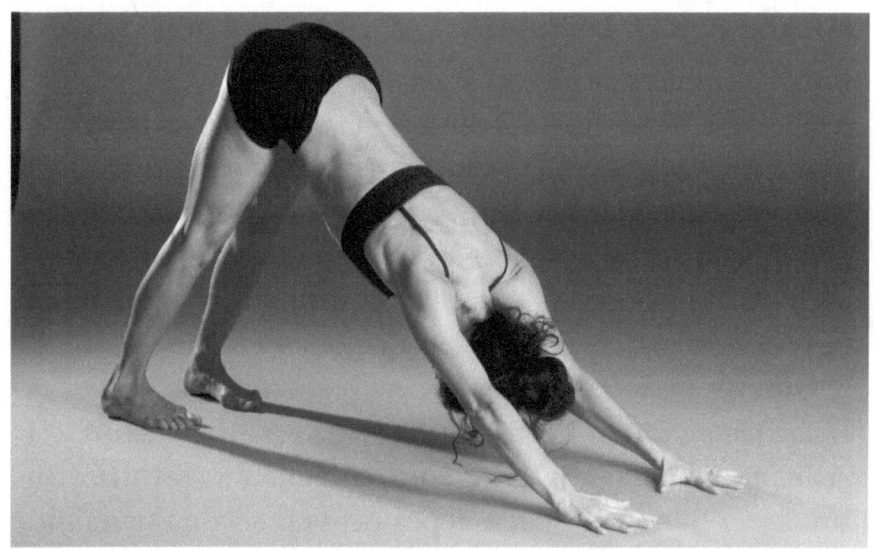

Собака, що дивиться вниз

Віньяса дванадцять

Видихніть в *Чатуранга Дандасану*, четверту позицію *Сурья Намаскара А*.

Віньяса тринадцять

Вдихніть у Собаку, що дивиться вгору.

Віньяса чотирнадцята

Видихніть в Собаку, що дивиться вниз.

Тепер ми готові перейти до наступної пози сидячи.

ПРАКТИЧНА ПОРАДА

Різні положення стоп при згинанні вперед

Існує три різні позиції стопи для нахилів вперед. У першому положенні стопа зігнута (тильне згинання), тобто верхня частина стопи притягнута до гомілки. Ця позиція може бути використана для менш інтенсивного типу нахилів вперед - для поз, де підколінні сухожилля не несуть вагу тулуба, таких як *Дандасана* і *Маріч'ясана В*.[41]

Друге положення стоп, яке використовується в *Пашімоттанасані*, знаходиться між випрямленням і згинанням. Щоб досягти цього, спочатку витягніть стопи через п'яти, а потім через основи всіх пальців ніг. Тримати стопи зігнутими в *Пашімоттанасані* - одне з основних джерел травм підколінного сухожилля. Це друге положення стоп також вибирається в інших напівінтенсивних нахилах вперед, таких як *Ардха Баддха Падма Пашімоттанасана, Тріанг Мукха Екапада Пашімоттанасана, Януширшасана* і, що дуже важливо, в *Упавішта Конасані*.

Третє положення стоп - це коли стопи спрямовані догори (так зване підошовне згинання, що означає, що поверхня стопи відводиться від гомілки). Спрямована стопа забезпечує максимальний захист підколінних сухожиль. Ця позиція використовується в найбільш інтенсивній групі нахилів вперед, яка включає *Хануманасану, Трівікрамасану, Тіттібхасану* і *Васіштасану*.

---

[41] Для цілей цього пояснення ми можемо розглядати *Маріч'ясану В* як нахил вперед. У цій асані згиначі стегна прямої ноги (м'язи, які згинають тулуб вперед) задіяні, щоб залишатися у вертикальному положенні. Так само відбувається і в *Дандасані*.

Пурвоттанасана
ІНТЕНСИВНЕ СХІДНЕ РОЗТЯЖІННЯ[42]
Дрішті Ніс або третє око

Пурвоттанасана є протилежною і доповнюючою позою до серії *Пашімоттанасан*.

Сьома віньяса

Вдихаючи, переходьте в упор сидячи. Покладіть руки на підлогу на ширині плечей так, щоб між кінчиками пальців і сідницями була відстань у довжину долоні. Пальці розставлені і спрямовані вперед, до стоп.

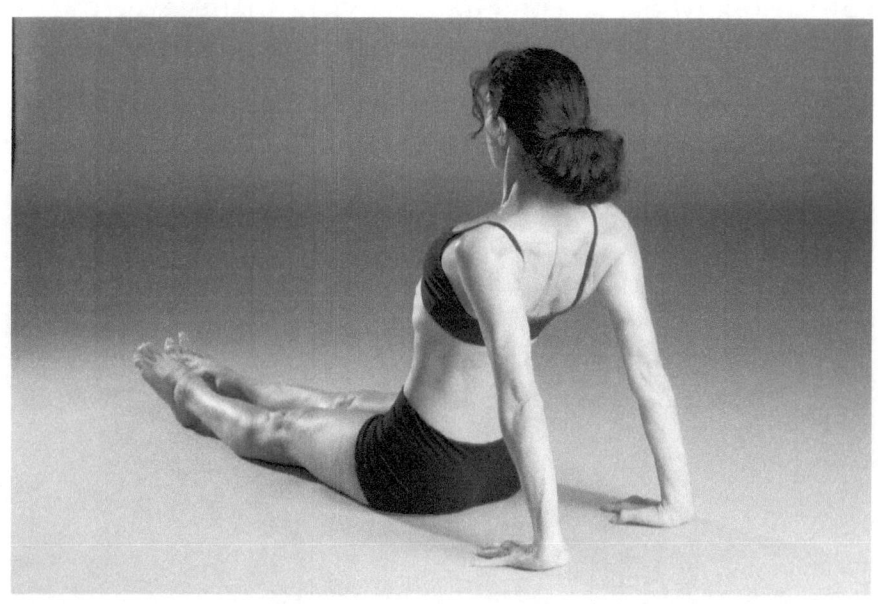

Пурвоттанасана віньяса сім

---

42 Мається на увазі передня частина тіла, яка традиційно була звернена до сонця, що сходить.

Віньяса вісім

Вдихаючи, розширюємо плечі і тягнемо лопатки вниз по спині. Випряміть руки і звільніть грудну клітку. Високо підніміть серце і нахиліть підборіддя до грудей.

Ноги прямі і сильні. Спрямуйте стопи. Відпустіть куприк до п'ят і впніться задньою частиною п'ят у підлогу. Це задіє підколінні сухожилля і великий сідничний м'яз. Підніміть таз і розгорніть хребет. Працюйте пальцями ніг у напрямку до підлоги, поки підошви ніг не торкнуться підлоги. Як тільки ви опинитеся в такому положенні, підколінні сухожилля можуть взяти на себе навантаження, і ви можете відпустити сідниці; продовження їх стискання призведе до навантаження на крижово-клубові м'язи. Продовжуйте піднімати грудну клітку і продовжуйте відкривати її, широко розводячи лопатки і тягнучи їх вниз по спині, а також вигинаючи верхню частину спини (випрямляючи хребет).

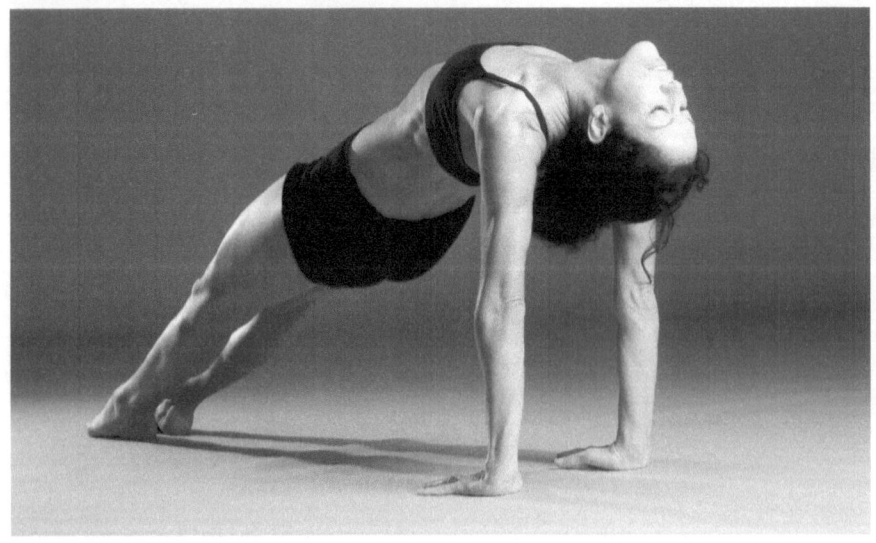

Пурвоттанасана

Голова повертається останньою. Відпустіть передню частину горла і дозвольте голові розслаблено відкинутися назад. Дивіться на кінчик носа, щоб задня частина шиї залишалася витягнутою. Однак таке положення голови не слід приймати, якщо учень має проблеми з шиєю або отримував хлистову травму. Стара хлистова травма може проявитися в переходах в цю позу і з неї.

Замість цього можна м'яко покласти підборіддя на грудину і тримати його там протягом всієї пози. Погляд спрямований до ніг. Голову слід піднімати лише тоді, коли ви повернулися до сидячого положення. Таким чином, м'язи шиї не провокують спазмовий рефлекс. Затримайтеся в *Пурвоттанасані* на п'ять вдихів.

Дев'ята віньяса
Видихнувши, вийти з пози, спочатку поставивши сідниці на підлогу, а потім повернувши голову назад вертикально. Нарешті, руки виходять вперед.

Віньяса десять
Вдихаючи, підніміть стопи між руками.

Віньяса одинадцять
Видихнувши, стрибніть назад у *Чатуранга Дандасану*.

Віньяса дванадцять
Вдихніть у Собаку, що дивиться вгору.

Віньяса тринадцять
Видихніть в Собаку, що дивиться вниз.

Ардха Баддха Падма Пашімоттанасана
ЗВ'ЯЗАНИЙ НАПІВЛОТОС В НАХИЛІ ВПЕРЕД
Дрішті Пальці ніг

Ардха Баддха Падма Пашімоттанасана розпочинає новий цикл асан, які поєднують нахили вперед з обертанням стегон. Перша Серія в основному складається з цих двох тем.

Ці пози заземлюють і вкорінюють, і вони є основою для більш захоплюючих тем прогинів спини, рівноваги ніг за головою і рук, які є предметом Середньої і Просунутої серій. З точки зору йоги, фундамент повинен бути належним чином підготовлений, перш ніж ми перейдемо до більш складної практики.

Патерни поворотів

Наступні п'ять поз встановлюють патерни поворотів стегна для Першої Серії. Посіяне тут насіння з часом може прорости у виконанні таких складних поз як *Мулабандасана* (глибокий внутрішній поворот) і *Кандасана* (глибокий зовнішній поворот). Схема повороту виглядає наступним чином:
- *Ардха Баддха Падма Пашімоттанасана* – медіальний (внутрішній) поворот
- *Тріанг Мукха Екапада Пашімоттанасана* – зовнішній поворот
- *Януширшасана А* – медіальний поворот
- *Януширшасана Б* – зовнішній поворот
- *Януширшасана В* – медіальний поворот

АНАТОМІЧНИЙ ФОКУС

Парадокс активного вивільнення

Це важливе розуміння, яке необхідно засвоїти, щоб оволодіти мистецтвом глибокої та гармонійної роботи в усіх позах. Ефективність активного вивільнення ґрунтується на наступному принципі: щоб увійти в позу, ми використовуємо основні групи м'язів, які виконують певні дії. Увійшовши в позу, ми повинні звільнити ці групи м'язів і задіяти їхні антагоністи для гармонійної і більш глибокої роботи в позі.

Наприклад, щоб виконати прогин назад, ми задіюємо розгиначі тулуба (прямі м'язи спини, квадратний м'яз попереку). Однак, в кінцевому рахунку, ці м'язи обмежують прогинання спини. Вони вкорочують спину і стискають остисті відростки хребців разом. Після того, як ми прийшли до прогину назад, нам потрібно відпустити розгиначі тулуба і замість цього задіяти згиначі тулуба (м'язи черевного преса). Це подовжує спину, створює простір між остистими відростками і поглиблює прогин.

Той самий принцип застосовується в обертаннях стегна, таких як Ардха Баддха Падма Пашімоттанасана і Баддха Конасана. Ми обертаємо стегно латерально, щоб перейти до обертання стегна, але в позі ми відпускаємо латеральні ротатори, обертаючи стегно внутрішньо. Ця дія занурює нас набагато глибше в позу. У всіх нахилах вперед, таких як Пашімоттанасана, ми залучаємо згиначі стегна, особливо сідничні м'язи і прямі м'язи стегна, щоб увійти в позу. Коли тазостегновий суглоб зігнутий приблизно до 160°, ми не зможемо зімкнути суглоб далі, тому що випуклі згиначі стегна заважають цьому. Для ілюстрації спробуйте зробити наступне: Стоячи, зігніть колінний суглоб, просто скорочуючи підколінні сухожилля і литкові м'язи. Ви не зможете повністю зімкнути суглоб, тому що ті самі м'язи, які виконують дію, також перешкоджають її завершенню. Тепер рукою притягніть п'яту до сідниці. Одночасно чиніть опір руці, м'яко намагаючись випрямити ногу. Це легке розгинання ноги, що виконується антагоністами рушійних сил, звільнить і вирівняє згиначі ноги, так що тепер суглоб може бути повністю закритий.

У випадку з Пашімоттанасаною застосовується принцип активного розслаблення, коли п'яти втягуються в підлогу. Це задіює підколінні сухожилля і дозволяє розслабити грудні м'язи та прямі м'язи стегна. Коли вони розслаблені, передня частина тазостегнового суглоба може бути повністю закрита і нахил вперед завершений.

Ця дія не означає, що колінні чашечки будуть звільнені. Чотириголовий м'яз, який підтягує колінні чашечки, має чотири головки, прямий м'яз стегна - лише одна з них. Якщо розслабити прямий м'яз стегна (єдиний суглобовий м'яз у групі), інші три головки (латеральний, медіальний і проміжний) все ще можуть підтягувати колінну чашечку і працювати на розгинання ноги.

Ці обертання стегна відносяться до дії, що виконується після того, як людина потрапила в позу. Щоб потрапити в позу, дія є протилежною. Коли схема обертання виконується таким чином, більш складні пози серії, такі як *Маріч'ясана Г* і *Баддха Конасана*, стають легкодоступними.

Сьома віньяса

Вдихаючи, перестрибніть в сидяче положення і випряміть ноги. Досвідчений практик увійде в позу на одному вдиху. Задля точності та безпеки ми розбиваємо цей досить складний рух на різні фази, ідентичні до стоячого напівлотоса (*Ардха Баддха Падмоттанасана*).

ФАЗА 1

Сидячи в *Дандасані*, повністю зігніть правий колінний суглоб, поки права п'ята не торкнеться правої сідниці. Якщо це неможливо, вдавайтеся до щоденної практики *Вірасани* і *Супта Вірасани*. (Див. *Ардха Баддха Падмоттанасану*).

ФАЗА 2

Звідси відводьте праве стегно, поки праве коліно не торкнеться підлоги. Утворіть між стегнами кут 90°. Спрямувавши і вивернувши праву стопу, втягніть праву п'яту в правий пах, або якомога ближче до нього. Тепер ви перебуваєте в положенні для *Януширшасани А*. Перехід через цю позу на шляху до напівлотоса готує привідну групу м'язів. Тримаючи стопу спрямованою і вивернутою, відведіть коліно далеко вправо, щоб ще більше розтягнути привідні м'язи. Тугі привідні м'язи є основною перешкодою для виконання поз лотоса і напівлотоса. Цей метод дає початківцям максимальне розкриття. Початківцям не рекомендується втягувати стопу в позицію без попереднього розслаблення привідних м'язів. Цей рух можна повторити кілька разів, щоб досягти бажаного ефекту.

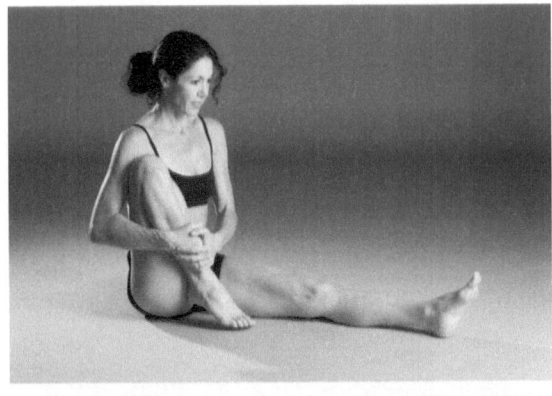

*перехід у фазу 1
Ардха Баддха Падма
Пашімоттанасани*

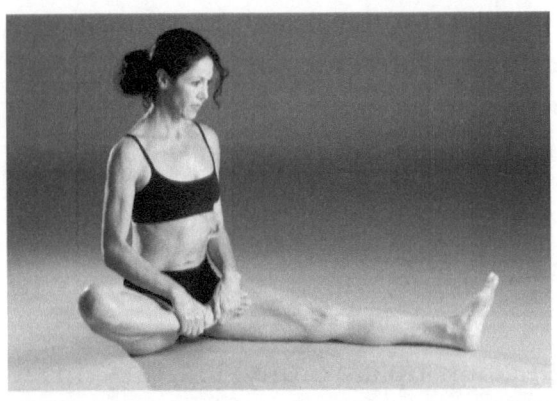

*перехід у фазу 2
Ардха Баддха Падма
Пашімоттанасани*

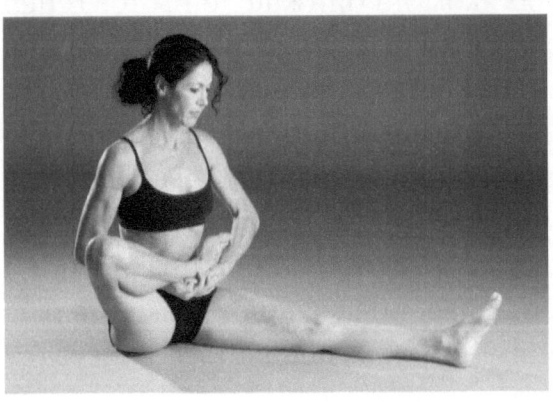

*перехід у фазу 3
Ардха Баддха Падма
Пашімоттанасани*

ФАЗА 3

Підтягніть п'яту в напрямку до пупка. Проходження через пупок на шляху до напівлотоса забезпечить герметичність колінного суглоба.

ФАЗА 4

Тепер тягніться правою ногою до лівого паху. Простягніть праву руку за спину, щоб захопити великий палець правої ноги. Долоня спрямована вниз. Долоня догори призведе до надмірного обертання плечової кістки всередину, а разом з нею і до горбатості. Неможливість захоплення часто пов'язана з скутістю правого плеча через короткий малий грудний м'яз (див. мал. 13). У такому випадку витягніть праву руку далеко вгору і в праву сторону. Поверніть руку всередину так, щоб долоня була повернута назад. Потягніться далеко назад, опускаючи руку. Відведіть і опустіть плечовий пояс, щоб уникнути випинання плеча вперед. Продовжуючи, розслабте м'яз, який тягне плече вперед (малий грудний). Якщо ви все ще не можете дотягнутися до пальця ноги, попрацюйте з розумом у *Паршвоттанасані*, *Прасаріта Падоттанасані В*, *Урдхва Дханурасані* та висхідній і низхідній собаці. Ці пози зменшують напруженість у плечах.

Якщо ви не можете захопити великий палець на нозі, ви не готові нахилятися вперед у цій позі. Якщо стопа розташована на стегні, а не в паху, нахил вперед може призвести до розтягнення зв'язок та/або пошкодження хрящів.

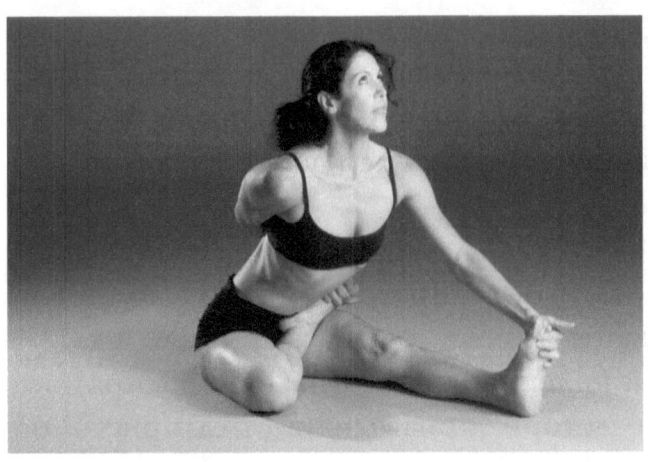

Ардха Баддха Падма Пашімоттанасана віньяса сім

Натомість продовжуйте працювати над розкриттям стегон. Сядьте прямо і продовжуйте тягнути стопу лівою рукою вгору, працюючи над витягнутою лівою ногою. Наберіться терпіння. Багато інших поз допоможуть розслабити тазостегнові суглоби та привідні м'язи. Тоді ви зможете безпечно виконувати асану.

Якщо вам вдалося зв'язати праву ногу, обережно відведіть коліно вбік і опустіть на підлогу. Ліва рука тягнеться вперед і береться за зовнішню сторону лівої стопи. Вдихаючи, підніміть грудну клітку і випряміть ліву руку. Вирівняйте стегна і плечі до прямої ноги.

Віньяса **вісім**

Видихніть, нахиліться вперед. Пряма ліва нога працює так само, як і ноги в *Пашімоттанасані*. Щоб помістити праву стопу в лівий пах, ми виконали обертання стегна назовні (латеральне). Щоб працювати в позі, тепер ми обертаємо стегно медіально. Щоб полегшити медіальний поворот, тримайте праву стопу спрямованою і вивернутою. М'язи, які обертаються всередину - два підколінних сухожилля (напівперетинчасті, напівсухожильні), привідний (gracilis), відвідний (gluteus minimus) і м'яз натягувач широкої фасції стегна (tensor fascia latae) - мають тенденцію втягувати стегно в таз. Це може призвести до накопичення напруги в коліні. Щоб протидіяти цьому, дозвольте стегновій кістці тягнутися назовні і відходити від стегна. Ця дія звільняє привідні м'язи, і її важливість неможливо переоцінити.

Продовжуйте обережно тягнути коліно вниз до підлоги і вбік. Ідеальний кут між двома стегнами становить близько 40°, залежно від співвідношення між гомілковою та стегновою довжиною кожної людини. П'ятка стопи знаходиться в пупку протягом всієї пози. Тільки тоді мета цієї пози - очищення печінки та селезінки - може бути досягнута.

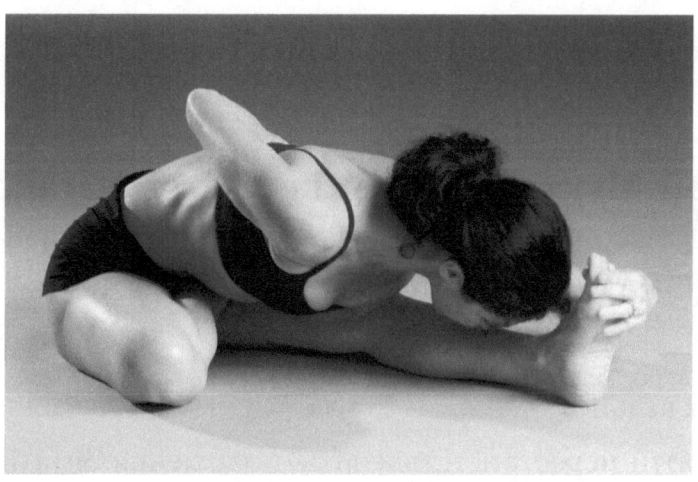

Ардха Баддха Падма Пашімоттанасана

Вирівняйте плечі в напрямку до передньої ноги і тримайте їх на рівній відстані від підлоги. Розведіть лікті в сторони, тобто один від одного.

Сідничні кістки приземлені, сідниці розведені. Маківка голови тягнеться до стоп, а лопатки тягнуться до стегон. Затримайтеся на п'ять вдихів.

Дев'ята віньяса
Вдихаючи, підніміть грудну клітку і випряміть ліву руку. Видихнувши, вийміть ногу з напівлотоса і покладіть руки на підлогу.

Віньяса десять Вдихаючи, підніміться вгору.

Віньяса одинадцять Видих, *Чатуранга Дандасана*.

Віньяса дванадцять Вдих у Собаку, що дивиться вгору.

Віньяса тринадцять Видих у позу Собаки, що дивиться вниз.

Віньяси чотирнадцять-двадцять Повторіть позу зліва.

Тріанг Мукха Екапада Пашімоттанасана
НАХИЛ ОДНІЄЮ НОГОЮ ВПЕРЕД З ТРЬОМА КІНЦІВКАМИ, СПРЯМОВАНИМИ ВПЕРЕД
Дрішті Пальці ноги

Сьома віньяса
Вдихаючи, перестрибніть в сидяче положення. Зігніть праву ногу і відведіть її назад так, щоб права стопа опинилася за межами правої сідниці, підошвою і п'ятою догори. Згодом можна працювати над тим, щоб перестрибнути і зігнути

ПРАСАРІТА ПАДОТТАНАСАНА Б

праву ногу назад у повітрі, щоб приземлитися сидячи, тримаючи ліву ногу прямою, а праву - спрямованою назад.

Якщо необхідно, підніміть праве стегно з литкового м'яза і рукою відведіть литковий м'яз убік. Тепер опустіть праву сідничну кістку на підлогу. Відрегулюйте обертання стегнової кістки так, щоб передній край великогомілкової кістки був спрямований прямо до підлоги. Більшості студентів доведеться обертати стегно в зовнішньому напрямку в цій позі. Медіальна ротація необхідна для того, щоб потрапити в позу. Якщо ви відчуваєте дискомфорт або біль у коліні під час спроби опустити праву сідничну кістку вниз, поставтеся до себе з розумінням. Неможливість заземлити праву сідничну кістку пов'язана з жорсткими і короткими чотириголовими м'язами. Це перешкоджає повному згинанню колінного суглоба.

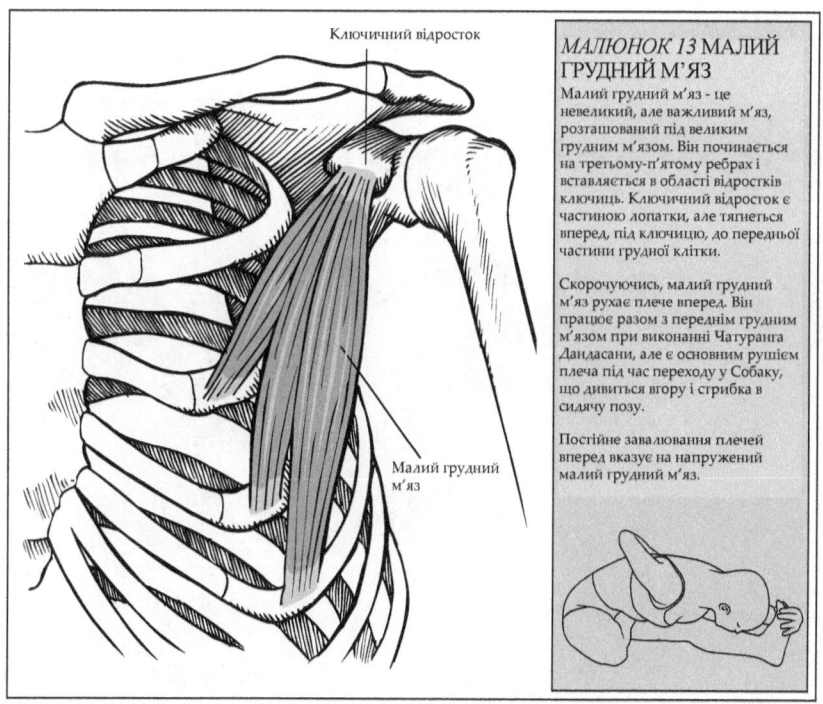

МАЛЮНОК 13 МАЛИЙ ГРУДНИЙ М'ЯЗ

Малий грудний м'яз - це невеликий, але важливий м'яз, розташований під великим грудним м'язом. Він починається на третьому-п'ятому ребрах і вставляється в області відростків ключиць. Ключичний відросток є частиною лопатки, але тягнеться вперед, під ключицю, до передньої частини грудної клітки.

Скорочуючись, малий грудний м'яз рухає плече вперед. Він працює разом з переднім грудним м'язом при виконанні Чатуранга Дандасани, але є основним рушієм плеча під час переходу у Собаку, що дивиться вгору і стрибка в сидячу позу.

Постійне завалювання плечей вперед вказує на напружений малий грудний м'яз.

Щоб дати квадрицепсу час для подовження, сядьте на складену ковдру. Ковдра повинна знаходитися під вашими сідничними кістками, а стопи - на підлозі. Це направить таз вперед, повертаючи лордотичну криву до попереку, що дозволить вам легко сидіти прямо. Жорсткий квадрицепс часто є причиною проблем з колінами. Сідайте у *Вірасану*, коли це можливо, щоб подовжити його (див. *Ардха Баддха Падма Пашімоттанасана* для фотографії *Вірасани*). Ця поза складається з двох *Тріанг Мукха Екапад*, об'єднаних разом. Виконуючись поза практикою *віньяси*, ця поза є ще більш ефективною. Потім націлена на залишкову скутість в холодних м'язах - скутість, яка може бути не помітною, коли м'язи розігріті. Проводьте якомога більше часу у *Вірасані*, і квадрицепс швидко подовжиться. Як і в *Тріанг Муксі*, важливо, щоб стопа не виверталася вбік, а п'ятка була спрямована вгору.

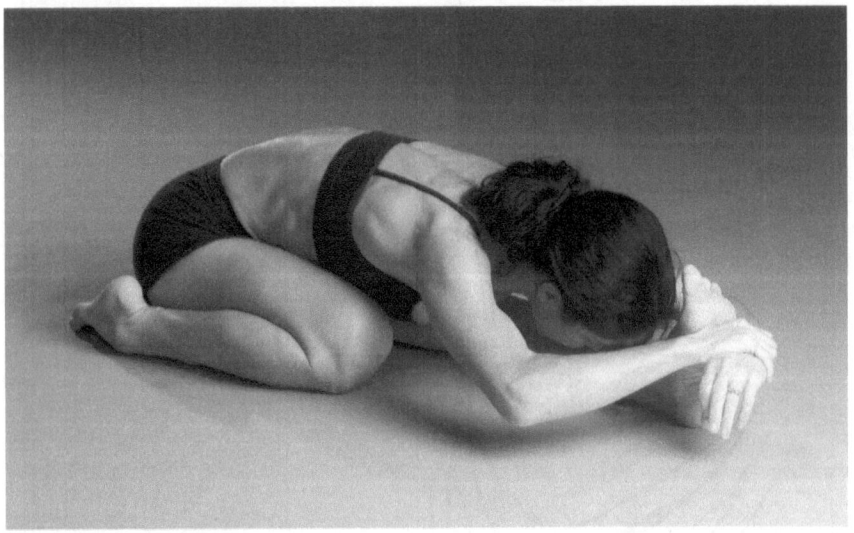

Тріанг Мукха Екапада Пашімоттанасана

Заземліть обидві сідничні кістки. Тепер простягніть вперед обидві руки і захопіть ліву стопу або гомілку. Спочатку може виникнути тенденція до того, що права сіднична кістка відірветься від підлоги, а тіло нахилиться на лівий бік. Цьому можна протидіяти, використовуючи праву руку як опору, але більш терапевтично використовувати комбіноване зусилля основних м'язів тулуба і роботу обох ніг, щоб залишатися у вертикальному положенні. Обидва стегна повинні обертатися вправо, тобто ліве стегно повинно обертатися медіально, а праве - латерально. Черевний прес, подовжуючись ексцентрично, тягне праву сідничну кістку вниз. Якщо ви все ще перебуваєте в небезпеці перекинутися, підніміть ковдру, на якій ви сидите.

Вдихаючи, випрямтіть руки і підніміть грудну клітку, продовжуючи тримати ногу.

Віньяса вісім

Видихнувши, нахиліться вперед. Тримайте обидві сідниці рівномірно приземленими, а плечі - на рівній відстані від підлоги. На початку часто роблять помилку, зосереджуючись занадто сильно на нахилі вперед. Набагато важливіше заземлити праву сідницю, яка працює безпосередньо на стегно і розвиває силу черевного преса. Окрім стрибків вперед і назад, *Тріанг Мукха Екапада Пашімоттанасана, Маріч'ясана А* і *Навасана* є трьома основними виробниками сили черевного пресу в серії. Ця сила черевного преса дуже потрібна пізніше в серії для *Супта Курмасани*. У цій позі приділяйте щонайменше 50 відсотків зусиль роботі стегон - заземленню сідничної кістки і розтягуванню квадрицепсів, а решту

- нахилу вперед. Завдяки розтягуванню квадрицепсів і створенню сили черевного преса, ця скромна поза є однією з найбільш недооцінених в рамках Першої Серії.

Витягнутись через п'яту і основи всіх пальців лівої ноги. Нахиляючись вперед, переконайтеся, що ви піднімаєте серце до стопи і тримаєте поперек рівним. Витягніть поперек і дайте сідницям розправитися. Не горбте плечі. Витягніть задню частину шиї. Займаючись таким чином, ви можете виглядати жорсткіше, але водночас елегантніше. Збереження внутрішньої цілісності поз робить практику набагато ефективнішою. Утримуйте цю *віньясу*, що становить стан асани, протягом п'яти вдихів.

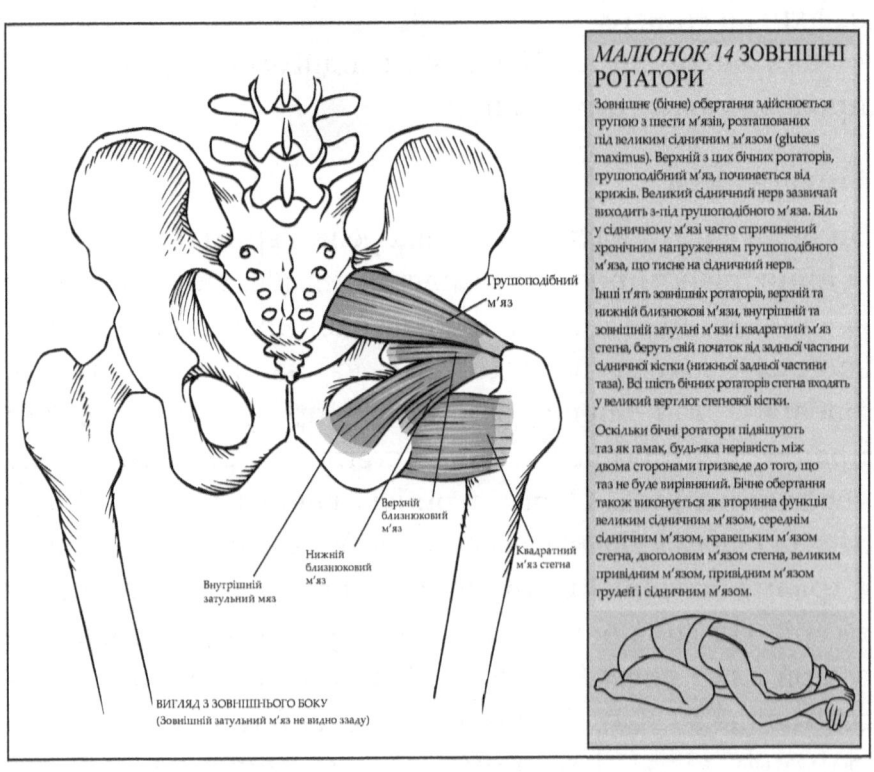

МАЛЮНОК 14 ЗОВНІШНІ РОТАТОРИ

Зовнішнє (бічне) обертання здійснюється групою з шести м'язів, розташованих під великим сідничним м'язом (gluteus maximus). Верхній з цих бічних ротаторів, грушоподібний м'яз, починається від крижів. Великий сідничний нерв зазвичай виходить з-під грушоподібного м'яза. Біль у сідничному м'язі часто спричинений хронічним напруженням грушоподібного м'яза, що тисне на сідничний нерв.

Інші п'ять зовнішніх ротаторів, верхній та нижній близнюкові м'язи, внутрішній та зовнішній затульний м'язи і квадратний м'яз стегна, беруть свій початок від задньої частини сідничної кістки (нижньої задньої частини таза). Всі шість бічних ротаторів стегна входять у великий вертлюг стегнової кістки.

Оскільки бічні ротатори підшивують таз як гамак, будь-яка нерівність між двома сторонами призведе до того, що таз не буде вирівняний. Бічне обертання також виконується як вторинна функція великим сідничним м'язом, середнім сідничним м'язом, кравецьким м'язом стегна, двоголовим м'язом стегна, великим привідним м'язом, привідним м'язом грудей і сідничним м'язом.

Дев'ята віньяса

Вдихаючи, підніміть грудну клітку, все ще тримаючи ногу.

Видихнувши, опустити руки вниз. Існує два способи відскочити назад
- На рахунок "десять" відірвіть ліву ногу від підлоги і стрибніть назад. Ця версія вимагає трохи більшої гнучкості, але, оскільки ви можете допомогти стрибку назад, відштовхнувшись від підлоги правою ногою, вона не така виснажлива з точки зору сили.
- Винесіть праву ногу вперед в *Дандасану* і стрибніть з неї назад.

Це забезпечує більш чистий підйом і створює більшу міцність. Тому це найкращий метод для початку.

Віньяса десять

Вдихаємо, піднімаємось вгору.

Віньяса одинадцять

Видих, *Чатуранга Дандасана*.

Віньяса дванадцять

Вдихніть у Собаку, що дивиться вгору.

Віньяса тринадцять

Видихніть в Собаку, що дивиться вниз.
Віньяси від чотирнадцяти до **двадцяти**
Повторіть позу зліва.

Януширшасана А
ПОЗА ГОЛОВА ЗА КОЛІНОМ А
Дрішті Пальці ноги

Януширшасана А, як жодна інша поза, поєднує в собі дві основні теми Першої Серії - нахил вперед і обертання стегон. *Пашімоттанасана* і *Баддха Конасана* є кардинальними позами цих двох дій. *Януширшасана А* фактично ідентична виконанню *Пашімоттанасани* на одній нозі та *Баддха Конасани* на іншій. У послідовності можуть бути і більш захоплюючі пози, але саме *Януширшасана А* дозволяє нам відчути основні принципи Першої Серії.

Сьома віньяса

Вдихаючи, перестрибніть у *Дандасану*. Зігніть коліно і відведіть праве стегно назад, працюючи над створенням кута 90º між стегновими кістками. Ця дія, яка називається відведенням, згинанням стегна і бічним обертанням стегнової кістки, в основному виконується кравцевим м'язом. Виведіть праву стопу та поверніть її, оскільки це сприяє подальшому медіальному обертанню стегнової кістки. Втягніть праву п'ятку в правий пах, таким чином повністю ущільнюючи колінний суглоб. В ідеалі права п'ята повинна торкатися правого паху, але новачкам може знадобитися деякий час, щоб розвинути необхідну довжину квадрицепса. Цю довжину потрібно отримати в попередній позі, *Тріанг Мукха Екапада Пашімоттанасані*. Тепер ми можемо рухати всією зігнутою ногою як єдиним цілим, мінімізуючи тертя в колінному суглобі.

ПРАСАРІТА ПАДОТТАНАСАНА Б

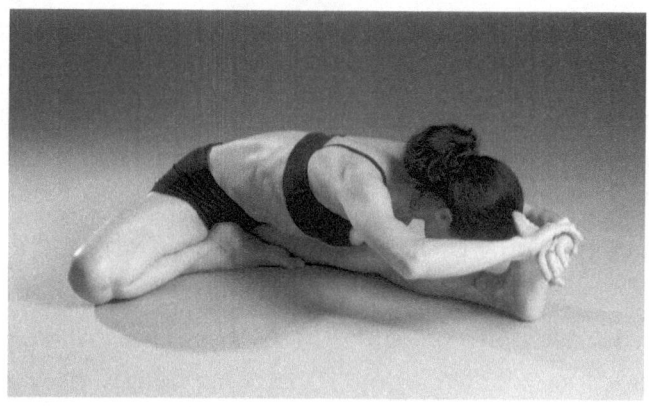

Януширшасана А

Коли ви тягнетеся вперед, щоб взяти ліву ногу, праве стегно починає зустрічний рух, котячись вперед (медіальна ротація). Якщо можливо, ліва рука обхоплює праве зап'ястя. Вдихаючи, підніміть серце і розправте плечі до лівої ноги. Підніміть всю передню частину тіла, поки лопатки стікають вниз по спині, а сідничні кістки притискаються до землі.

АНАТОМІЧНИЙ ФОКУС
Лотос Будди
Направлення стопи під час виконання Януширшасани А дозволяє гомілці відстежувати медіальний поворот стегнової кістки, поки її передній край (це трикутна кістка) не буде спрямований вниз до землі, а п'ятка - до неба. Цей фундаментальний рух можна застосовувати у всіх позах лотоса. Це призведе до сидіння в позі лотоса з п'ятами і підошвами стоп, спрямованими

вгору, як на зображеннях Будди. Це анатомічно правильне положення. Позиція, прийнята багатьма західними людьми, в якій п'яти і підошви спрямовані до живота, створює надмірне навантаження на колінні суглоби.

Перевертання стопи одночасно з її спрямуванням поглиблює медіальну спіралізацію стегна, тим самим поглиблюючи позицію лотоса. Поєднання цих дій створює вектор енергії, що виходить з паху. Це протидіє тенденції початківців всмоктувати стегно назад у стегно, що вкорочує привідні м'язи і створює перешкоду для розкриття стегон. Всі обертання стегна вимагають, щоб привідні м'язи були розслаблені і подовжені.

Подовження по внутрішній стороні стегон в Януширшасані А розслабляє привідні м'язи і зменшує тиск на коліно. Коліно м'яко тягнеться вниз і назад (відведення стегна), збільшуючи довжину привідних м'язів.

Звично короткі аддуктори (див. мал. 17) спостерігаються у багатьох західних людей. Наша культура привчає нас керувати природою і підкорювати її; ми ставимо себе над природою. Це відображається в нашій звичці сидіти на стільцях - над землею і віддалено від неї. Азіати та представники багатьох інших цивілізацій сиділи на землі. Це відповідало поглядам, згідно з якими людина є частиною природи, а не її володарем. А сидіння на землі залишає відкритими тазостегнові суглоби.

Віньяса вісім

Видихнувши, нахиліться вперед прямо над згином прямої ноги. Ліва нога і тулуб слідують інструкціям для *Пашімоттанасани*. Права нога направляється і повертається. Стегно котиться вперед (обертається медіально) і тягнеться назад, поки не буде досягнуто стану рівноваги. Кожен рух повинен отримувати свій протирух. У даному випадку обертання стегна всередину припиняється відповідним обертанням назовні, коли досягається нейтральний стан. Щоб запобігти надмірному виконанню руху, необхідна сприйнятливість для розпізнавання нейтрального стану. Працюйте в позі на п'ять вдихів. Обидва плеча утримуються на рівній відстані від підлоги.

Януширшасана А чудово подовжує поперековий м'яз, невеликий м'яз-розгинач спини в нижній частині спини. Подовжуйте поперек, намагаючись вирівняти всю грудну клітку по відношенню до прямої ноги. Потилицю тримайте довгою. Висування підборіддя вперед в амбітній спробі торкнутися ним гомілки погіршує кровопостачання мозку, а скорочені м'язи шиї мають силу підвивиху шийних хребців. Ця дія культивує агресивне ставлення до досягнення мети та зменшення співчуття.

Часто допомагає, якщо вчитель кладе палець на певний хребець і заохочує учня підняти його вгору, наприклад, С7 - це хребець, який часто потребує підтримки. Учні, які мають схильність до сутулості або мають сутулу постать, повинні підтримувати пряму лінію від хребта вздовж шиї і через потилицю. Не піднімайте погляд до стоп, поки шия не вилікується. Утримуйте *Януширшасану* А протягом п'яти вдихів.

Дев'ята віньяса

Вдихаючи, тримайтеся за стопу, підніміть тулуб і випряміть руки. Видихаючи, опустити руки вниз, приготувавшись до підйому.

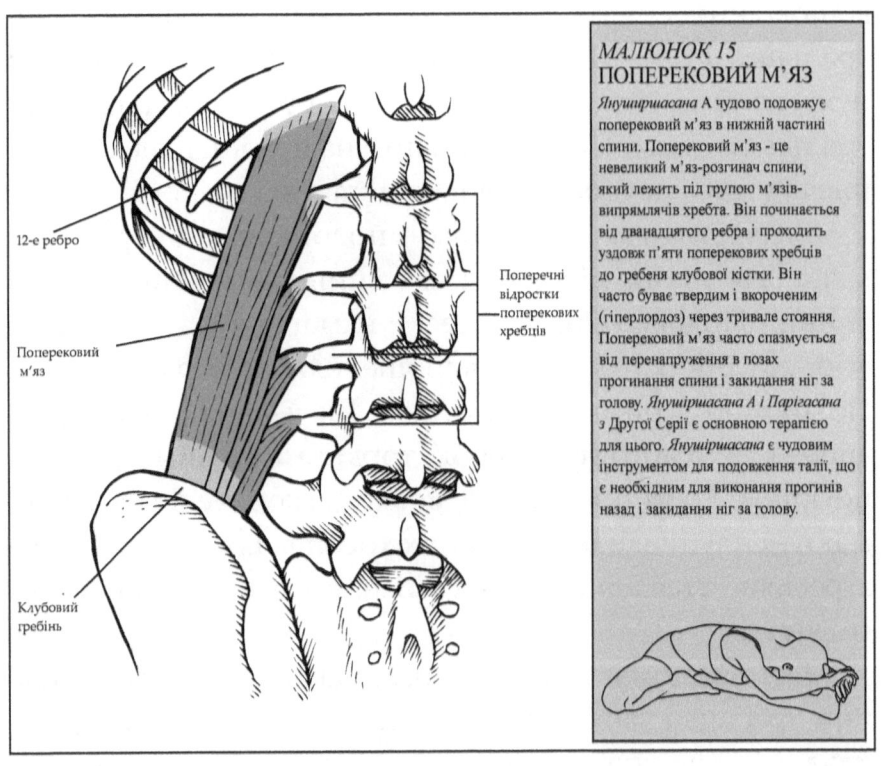

Віньяса десять

Вдихаємо, піднімаємось вгору.

Віньяса одинадцять
Видих, *Чатуранґа Дандасана*.

Віньяса дванадцять
Вдихніть у Собаку, що дивиться вгору.

Віньяса тринадцять
Видихніть в Собаку, що дивиться вниз.

Віньяси від чотирнадцяти до двадцяти
Повторіть позу зліва.

Януширшасана Б
ПОЗА ГОЛОВА ЗА КОЛІНОМ Б
Дрішті Пальці ніг

Сьома віньяса

Вдихаючи, перестрибніть і зігніть праву ногу назад до максимального кута 85º. Покладіть підошву зігнутої (тильно зігнутої) правої ноги на внутрішню частину лівого стегна. Не змінюючи положення правої ноги, опустіть руки вниз і відірвіть сідниці від підлоги. Перенесіть вагу вперед, дозволивши лівій п'яті ковзати вперед по підлозі, і сядьте на внутрішню частину правої ноги (а не тільки на п'яту). Пальці правої ноги все ще спрямовані вперед до лівої ноги.

У *Януширшасані Б* права стопа згинається, а праве стегно обертається вбік, на відміну від *Януширшасана А*, де стопа спрямована вперед, а стегно обертається медіально.

Обидва ці рухи стегна мають вирішальне значення для розкриття тазостегнових суглобів для більш просунутих поз.

Тим, у кого гомілкові кістки коротші за довжину стегнової кістки, доведеться виносити коліно вперед більше, ніж на 85º, щоб знайти зручне місце для стопи. Обидві сідничні кістки відірвані від підлоги. Нахиліть груди до лівої ноги і потягніться вперед, щоб обхопити ліву ступню.

Гнучкі учні можуть обхопити стопу лівою рукою, щоб захватити праве зап'ястя лівою рукою. Вдихаючи, підніміть грудну клітку і випряміть руки.

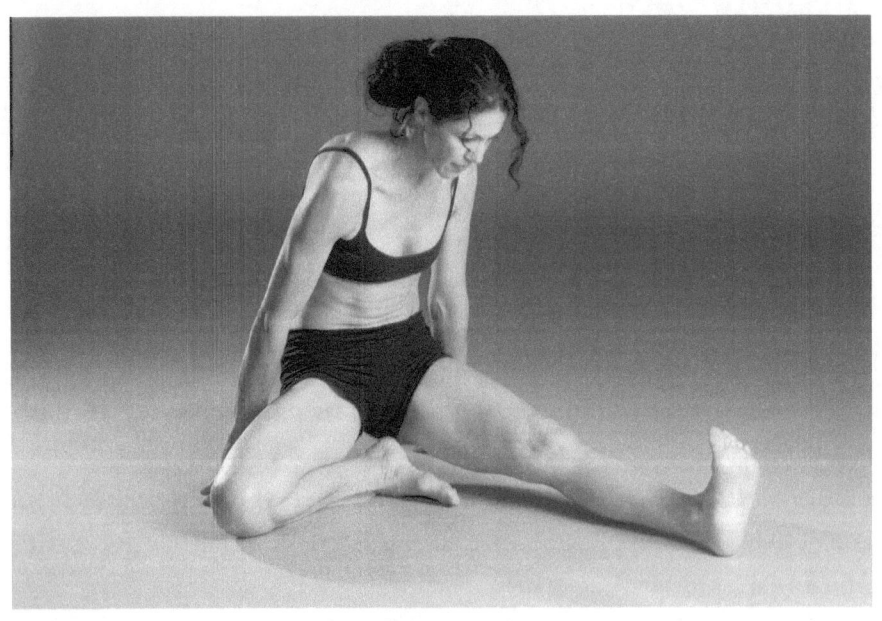

переходимо в Януширшасану Б

ПРАСАРІТА ПАДОТТАНАСАНА Б

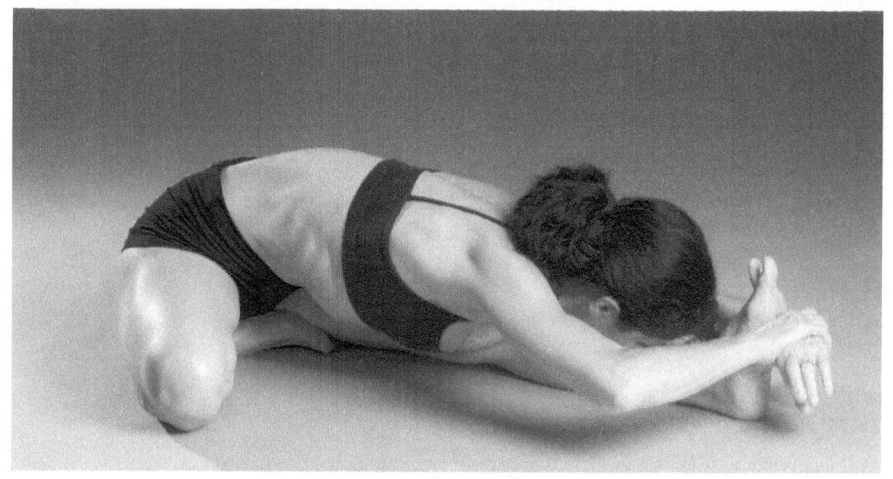

Януширшасана Б

Віньяса вісім

Видихніть, нахиліться вперед, тримаючи хребет і шию витягнутими в пряму лінію. Ділянка правої нирки тягнеться вперед до лівої ноги, намагаючись вирівняти спину. Плечі знаходяться на рівній відстані від підлоги.

Притягніть лопатки до сідниць. Нижня частина живота і тазове дно тверді. Сідниці відпускаються, а сідничні кістки тягнуться назад, не торкаючись підлоги. Праве коліно приземляється, а праве стегно котиться вбік до нейтрального положення. Серце і маківка голови тягнуться до лівої стопи. Утримуйте *Януширшасану Б* протягом п'яти вдихів.

Дев'ята віньяса

Вдихаючи, все ще тримаючи ногу, підніміть грудну клітку і випряміть руки.

Видихнувши, витягніть ногу з положення і опустіть руки вниз.

Віньяса десять
Вдихаємо, піднімаємось вгору.

Віньяса одинадцять
Видих, *Чатуранга Дандасана*.

Віньяса дванадцять
Вдихніть у Собаку, що дивиться вгору.

Віньяса тринадцять
Видихніть в Собаку, що дивиться вниз.

Віньяси від чотирнадцяти до двадцяти
Повторіть позу зліва.

Януширшасана В
ПОЗА ГОЛОВА ЗА КОЛІНОМ В
Дрішті Пальці ноги

Сьома віньяса

Вдихаючи, стрибніть. Зігніть праву ногу так, ніби ви складаєте її в напівлотос, але зігнувши стопу. Тепер протягніть праву руку між внутрішньою стороною стегна і нижньою стороною литки. Тримайте передню частину стопи, відтягуючи пальці ніг назад до гомілки. Тримаючи стопу і пальці зігнутими, тягніть п'яту до пупка. Дозвольте правому стегну котитися медіально, доки ви не зможете опустити основу пальців ніг на підлогу, проводячи по внутрішній стороні лівого стегна.

ПРАСАРІТА ПАДОТТАНАСАНА Б

В ідеалі, ваша стопа має бути вертикальною до підлоги, п'ятка знаходиться прямо над пальцями і спрямована вгору. Якщо це ще не так, покладіть руки на підлогу, підніміть сідничні кістки і плавно посуньтеся вперед, щоб підняти стопу більш вертикально. Продовжуйте обертати стегно медіально.

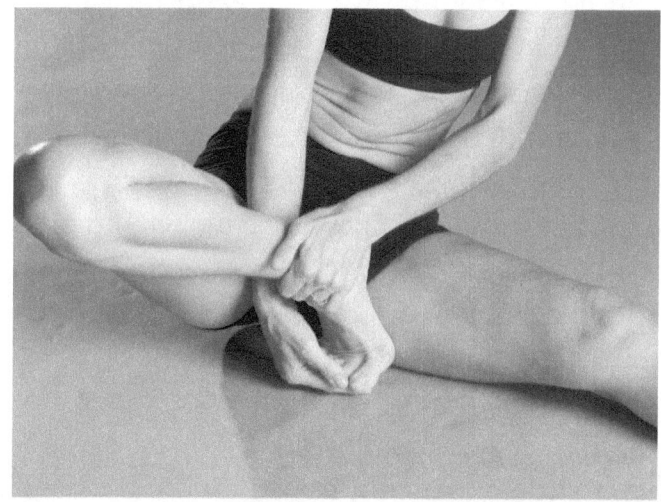

переходимо в Януширшасану В

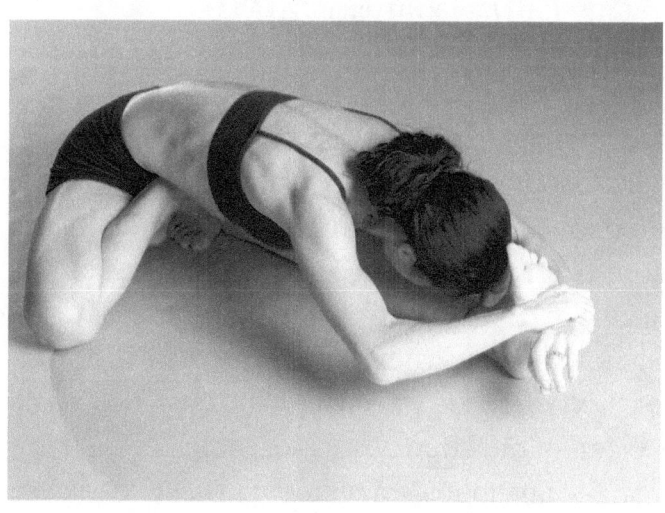

Януширшасана В

Вирівняйте стегна і дозвольте правому коліну знайти своє положення. Це буде залежати від кінцевого положення п'яти: чим вище п'ята, тим далі вперед буде висунуте коліно. Коли п'ятка знаходиться прямо над пальцями ніг, коліно буде знаходитися під кутом 45º до лівої ноги. Опустіть коліно на підлогу. Можливо, буде потрібно підняти ліву сідницю від підлоги, щоб опустити коліно вниз. Під дією сили тяжіння піднята сідниця вчасно зустрінеться з підлогою. Для того, щоб опустити коліно на підлогу за допомогою м'язової сили, потрібно скоротити підколінні сухожилля, що протипоказано в цій позі, оскільки це втягує стегно назад в тазостегновий суглоб.

Не поспішайте з цією позою. Якщо необхідно, залишайтеся тижнями або місяцями в будь-якій з фаз, описаних вище. При правильному виконанні поза є дуже терапевтичною для колін і може вилікувати хронічне запалення колінних суглобів.

Якщо ви дотримувалися інструкцій до цього часу, потягніться вперед, щоб захопити ліву ногу. Гнучкі студенти можуть взяти лівицею зап'ястя правої руки. Вдихаючи, підніміть грудну клітку і випряміть руки.

Віньяса вісім

Видихнувши, прогніться вперед по внутрішній стороні лівої ноги. Продовжуйте обертати стегно в медіальному напрямку. Поки праве коліно зберігає контакт з підлогою, ліва сіднична кістка опускається вниз, щоб зустрітися з підлогою. Продовжуйте згинати праву ногу, втягуючи її глибше в лівий пах. П'ятка повинна притискатися до нижньої частини живота. У жінок п'ятка тисне на матку. Ця поза особливо терапевтична для жіночої репродуктивної системи, так само як і *Януширшасана Б* - для чоловічої репродуктивної системи.

Ліва стопа перебуває між зігнутою та гострою позицією, при цьому активно працює нижня частина ноги. Права стегнова кістка витягується з тазостегнового суглоба. Потягнувшись назовні вздовж внутрішньої сторони правого стегна, ви розслабите привідні м'язи.

Як і у всіх інших позах, де *дрішті* доходить до пальців ніг, важливо не перегинати шию. При правильному вирівнюванні підборіддя врешті-решт зустрінеться з гомілкою. Ніколи не порушуйте вирівнювання хребта заради досягнення ілюзорних цілей; навпаки, завжди зберігайте внутрішню цілісність пози, і справжні цілі йоги будуть досягнуті. Залишайтеся тут на п'ять вдихів.

Дев'ята віньяса

Вдихаючи, підніміть грудну клітку, не відриваючи стопу.

Видихнувши, відведіть праву ногу вбік і опустіть руки на підлогу.

Віньяса десять

Вдихаємо, піднімаємось вгору.

Віньяса одинадцять

Видих, *Чатуранга Дандасана*.

Віньяса дванадцять

Вдихніть у Собаку, що дивиться вгору.

Віньяса тринадцять

Видихніть в Собаку, що дивиться вниз.

Віньяси від чотирнадцяти до двадцяти

Повторіть позу зліва.

Маріч'ясана А
ПОЗА РІШІ МАРІЧІ А
Дрішті Пальці ніг

Сьома віньяса

Вдихаючи, перестрибніть у *Дандасану*. Зігніть праву ногу і поставте праву стопу зовні правого стегна, якомога далі назад. Між правою стопою і лівою внутрішньою частиною стегна має бути відстань приблизно на ширину двох долонь, або достатньо місця, щоб помістився ваш тулуб. Права стопа паралельна лівій нозі і не вивернута назовні. Правою рукою потягніться вперед, поки ваше плече не опиниться перед коліном. Обхопіть правою рукою гомілку, в ідеалі - на півдорозі між коліном і щиколоткою. По мірі того, як ви будете нахилятися вперед, ви зможете опустити руку нижче по гомілці. Прагніть обхопити ліве зап'ястя правою рукою. Вдихаючи, підніміть серце високо. Права сідниця свідомо відривається від підлоги.

ПРАКТИЧНА ПОРАДА

Подарунок

Маріч'ясана А схожа на нахил вперед з гандикапом. Вона дуже складна для тих, хто має напружені підколінні сухожилля. Тенденція полягає в тому, щоб уникнути перенесення ваги на зігнуту ногу, а натомість переносити її на пряму ногу. Це суперечить самому завданню асани: пом'якшити стегно зігнутої ноги. Ця позиція готує стегна до виконання Курмасани. Така гнучкість необхідна для виконання дії закидання ноги за голову.

> Дія нахилу вперед виконується виключно за рахунок згиначів стегна і підтримується стопами, гомілками і тулубом. Зі зв'язаними руками зникає спокуса використовувати руки для допомоги при нахилі вперед в Маріч'ясані. Маріч'ясана А пропонує терапевтичну користь від зміцнення цих м'язів. Неспроможність стає даром.

Віньяса вісім

Видихнувши, нахиліть таз вперед і витягніть тулуб. Тримайте вагу, а отже, і дію, на стопі зігнутої ноги. Використовуйте обидві стопи, обидві ноги і обидва згиначі стегна для просування вперед. Продовжуйте піднімати серце і покладіть грудну клітку прямо на пряму ногу. Щоб ще більше пом'якшити позу, зробіть крок вперед, притисніть праву сідницю до підлоги і підніміть праве коліно від підлоги. П'ятка прямої ноги продовжує тиснути на підлогу.

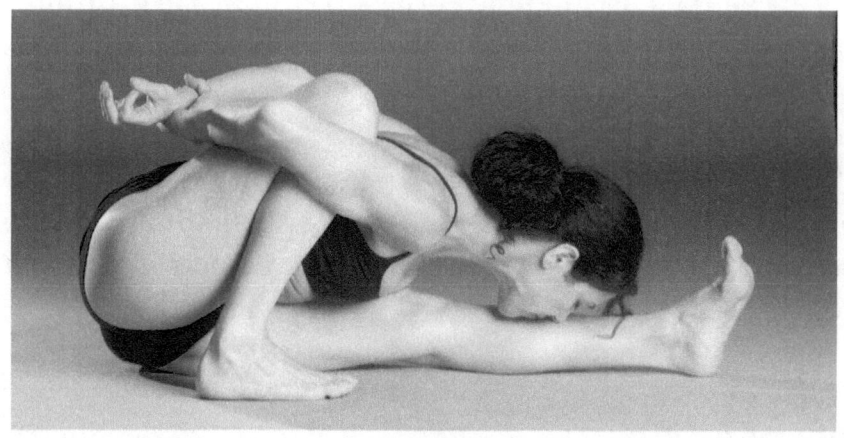

Маріч'ясана А

МІФОЛОГІЧНЕ ПІДҐРУНТЯ

Ріші Марічі

Тут ми починаємо нову групу поз, які називаються Маріч'ясани, які, в першу чергу, відкривають тазостегнові суглоби. Вони присвячені Махаріші Марічі (що означає промінь світла). Марічі - один з шести народжених розумом синів Пана Брахми і батько Ріші Кашьяппи, *який є предком богів, демонів, людей і тварин*. Марічі кілька разів з'являється в Махабхараті, *де він святкує народження Арджуни і відвідує* Бгішму на смертному одрі. У Бхагавата Пурані ми дізнаємося, що Марічі здійснив ритуал очищення Пана Індри від гріха вбивства брахмана Врти. *Після завершення свого земного життя* Марічі, *за переказами, став однією із зірок сузір'я Великої Ведмедиці*.

Підніміть серце від коліна, але вперед до лівої ноги. Ця дія не тільки запобігає сутулості спини, але й зміцнює м'язи спини, оскільки задіюються розгиначі тулуба. Затримайтеся в цій позі на п'ять вдихів.

Дев'ята віньяса

Вдихаючи, підніміться і відпустіть руки. Видихнувши, опустити руки на підлогу, по можливості тримаючи коліно за плечем.

Віньяса десять

Вдихаємо, піднімаємось вгору.

Віньяса одинадцять
Видих, *Чатуранга Дандасана*.

Віньяса дванадцять
Вдихніть у Собаку, що дивиться вгору.

Віньяса тринадцята
Видихніть в Собаку, що дивиться вниз.

Віньяси від чотирнадцяти до двадцяти
Повторіть позу зліва.

Маріч'ясана Б
ПОЗА РІШІ МАРІЧІ Б
Дрішті Ніс

Маріч'ясана А і Б майже ідентичні, з тією лише різницею, що нога, яка в А пряма, в Б знаходиться в напівлотосі.

Сьома віньяса
Вдихаючи, підстрибніть і випряміть ноги. Зігніть ліву ногу і поставте її в напівлотос, як описано в *Ардха Баддха Падма Пашімоттанасані*. Зігніть праву ногу, відірвавши праву сідничну кістку від підлоги і притягнувши ліве коліно до підлоги. Поставте праву ногу так, щоб права щиколотка була на одній лінії з великим вертлюгом стегнової кістки (кістка зовні тазостегнового суглоба).

Відведіть ліве коліно в сторону, поки між обома стегнами не утвориться кут 45º. Обов'язково зберігайте цей кут при нахилах вперед. Коли коліно відведено далеко вбік, ця поза дуже ефективно відкриває стегна. В іншому випадку вона стає просто ще одним нахилом вперед.

Правою рукою потягніться вгору, щоб розтягнути праву талію, а потім далеко вперед всередині коліна, поки праве плече не опиниться перед правим коліном. Опускайтеся якомога нижче, в ідеалі - зачепивши плече на півдорозі між коліном і щиколоткою правої ноги. Тепер, торкаючись правими зовнішніми ребрами правого внутрішнього стегна, обхопіть ногу рукою і, якщо можливо, затисніть зап'ястя лівої руки правою рукою. Тримаючись за зап'ястя, глибоко вдихніть і високо підніміть грудну клітку.

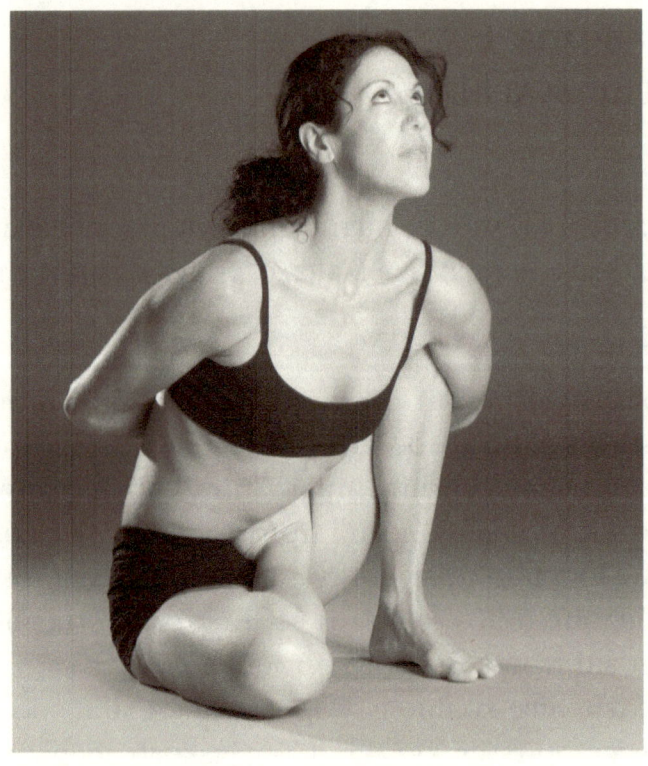

Маріч'ясана Б, віньяса сім

ПРАСАРІТА ПАДОТТАНАСАНА Б

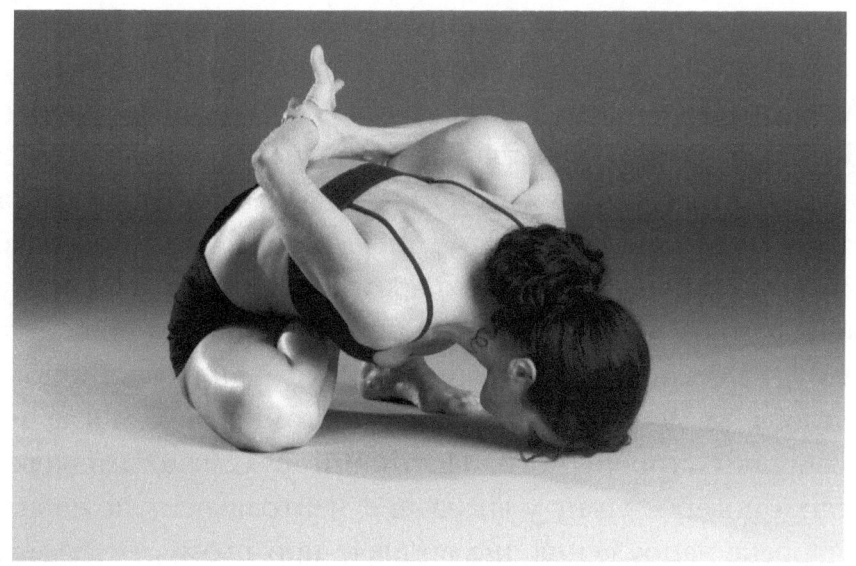

Маріч'ясана Б

Віньяса вісім

Видихнувши, нахиліться вперед, розмістивши тулуб посередині між правою стопою і лівим коліном. У той же час не дайте лівому коліну переміститися в центр, витягнувши правий тазостегновий суглоб вперед. Замість того, щоб нахилятися до лівого коліна, нахиліться вперед по внутрішній стороні прямої правої ноги, завжди зберігаючи контакт із зовнішніми ребрами.

Одночасно поверніть ліве стегно медіально і витягніть його по внутрішній стороні. Опустіть лоб і, як тільки це стане легко, підборіддя на підлогу, не порушуючи при цьому положення шиї. Серце тягнеться вперед до підлоги, підтримуване сильним черевним пресом.

Частою проблемою, з якою стикаються в *Маріч'ясані Б*, є біль на зовнішній стороні щиколотки ноги в половині лотоса. Біль виникає через надмірну інверсію гомілковостопного суглоба, яка, в свою чергу, спричинена недостатньою медіальною ротацією стегнової кістки. Всі пози лотоса і напівлотоса потрібно виконувати з медіальним обертанням стегна. Якщо цього не робиться через неактивний тазостегновий суглоб, то часто основне навантаження лягає на колінний суглоб, а в даному випадку - на гомілковостопний суглоб. Рішення полягає в тому, щоб спочатку уникнути інверсії гомілковостопного суглоба за допомогою групи малогомілкових м'язів на зовнішній стороні ноги. Постійний рух малогомілкової кістки поверне стопу у визначене, нейтральне положення. Створене напруження, що виникає при цьому, тепер має бути спрямоване в тазостегновий суглоб, а стегнова кістка повернута в медіальну сторону. Якщо це неможливо, вивчіть медіальну ротацію більш детально в попередніх позах.

Залишайтеся в *Маріч'ясані Б* протягом п'яти вдихів.

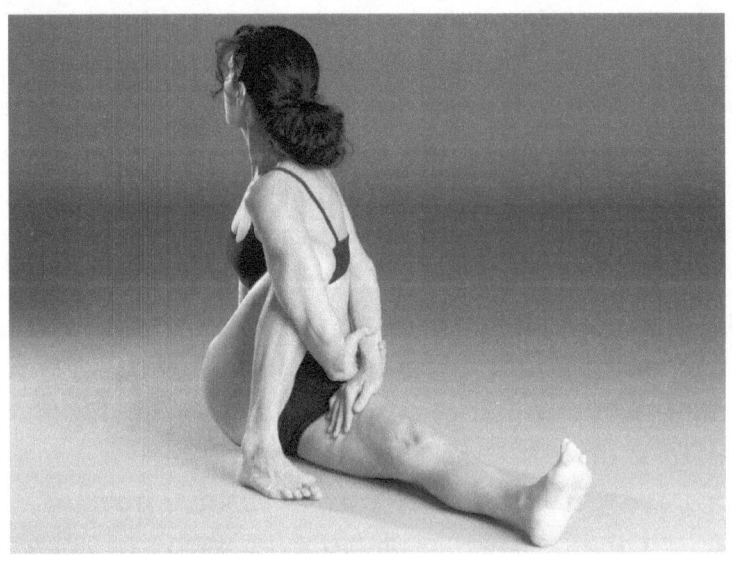

Маріч'ясана В

Віньяса дев'ята

Вдихаючи, випряміться і сядьте якомога вище, тримаючи руки зв'язаними. Видихаючи, відпустіть руки, випряміть спочатку вертикально стоячу ногу, потім вийміть ногу з напівлотоса і опустіть руки вниз.

Віньяса десять

Вдихаємо, піднімаємось вгору.

Віньяса одинадцять

Видих, *Чатуранга Дандасана*.

Віньяса дванадцять

Вдихніть у Собаку, що дивиться вгору.

Віньяса тринадцять

Видихніть в Собаку, що дивиться вниз.

Віньяси від чотирнадцяти до двадцяти

Повторіть позу зліва.

Маріч'ясана В
ПОЗА РІШІ МАРІЧІ В
Дрішті Сторона

Маріч'ясана В - це перше скручування сидячи. Грудний відділ хребта (верхня частина спини) від хребця Т1 до Т12 призначений для скручування. Тут кут фасеткових суглобів сприяє найбільшій кількості можливих обертань вздовж усього хребта. Тут виконується більша частина скручування. Скручування розтягує міжреберні м'язи, які знаходяться між ребрами. Оскільки напружені міжреберні м'язи є одним з основних обмежень для прогинання спини, скручування є ідеальною підготовкою до нього. Поперековий відділ хребта, який є дуже гнучким у напрямку прогинання вперед і назад, обмежений у своїй здатності до скручування. Це забезпечує необхідну стабільність. Надмірне скручування поперекового відділу хребта може дестабілізувати поперек, тому при виконанні скручувань сидячи стегна не випрямляйте, а спрямовуйте скручування у верхню частину спини.

Сьома віньяса

Вдихаючи, перестрибніть і увійдіть у *Маріч'ясану B* на той самий рахунок. Зігніть праву ногу вгору і поставте стопу близько до лівого стегна. Відтягніть праве стегно назад стопою, поки стегна не перестануть бути квадратними. Ліва нога залишається прямою. Початківці можуть покласти праву руку за сідничні кістки (пальці спрямовані від них) для підтримки. Розслабтеся в талії. Потягніться лівою рукою, розтягуючи талію, і на видиху притисніть ліві зовнішні ребра до правого стегна, поки не залишиться зазору. Лівою рукою обхопіть коліно. Лівою рукою обхопіть праве зап'ястя. Поверніть голову і подивіться через праве плече.

Сядьте і витягніться. Рівномірно приземляємось на сидячі кістки. При цьому маківка голови піднімається до стелі. Лопатки ковзають по спині, серце пливе попереду. Ліву ногу тримайте перпендикулярно підлозі. Протидійте тенденції лівого стегна до викочування, медіально обертаючи стегнову кістку.

Дозвольте всьому тулубу скручуватися разом з диханням. Використовуйте ліву руку як важіль, притискаючи її до правого коліна. Протидійте тенденції правого коліна перетнути середню лінію тіла, задіявши праву абдукторну групу, яка відводить коліно в сторону. Утримуйте *Маріч'ясану В* протягом п'яти вдихів.

Видихніть, відпустіть позу, розверніться і покладіть руки на підлогу. Ви можете тримати пряму ногу в положенні і зачепити праве плече перед коліном, як у *Маріч'ясані А*. Підйом у такий спосіб розвиває додаткову силу. Якщо це занадто складно, піднімайтеся так само, як і для всіх інших поз.

У цій позі кількість *віньяс* коротша:

Віньяса вісім
Вдихаємо, піднімаємось вгору.

Дев'ята віньяса
Видих, *Чатуранга Дандасана*.

Віньяса десять
Вдихніть у Собаку, що дивиться вгору.

Віньяса одинадцять
Видихніть в Собаку, що дивиться вниз.

Віньяси з дванадцяти до шістнадцяти
Повторіть позу зліва.

Маріч'ясана Г
ПОЗА РІШІ МАРІЧІ Г
Дрішті Сторона

Ця поза схожа на Маріч'ясану В з прямою ногою в напівлотосі.

Обов'язкова умова: Позу слід виконувати тільки після того, як ви добре опанували *Маріч'ясану Б*.

Сьома віньяса

Вдихаючи, перестрибніть в *Дандасану*. Зігніть ліву ногу і поставте її в напівлотос, використовуючи той самий метод, точність і обережність, що описані в *Ардха Баддха Падма Пашімоттанасані*. Тепер зігніть праву ногу, як у *Маріч'ясані А*, розташувавши праву стопу на одній лінії із зовнішньою стороною правого тазостегнового суглоба. Відведіть праве стегно назад правою ногою, вирівнюючи стегна. Якщо необхідно, відірвіть праву сідницю від підлоги, щоб притягнути ліве коліно до підлоги. Тепер ви сидите на міцній тринозі, що складається з лівого коліна, лівої сідниці і правої стопи. Це те ж саме положення, що і для *Маріч'ясани Б*. Тут, замість того, щоб нахилятися вперед, поєднуйте це положення зі скручуванням *Маріч'ясани В*.

Покладіть праву руку на підлогу позаду крижів, пальці спрямовані від себе. Обертайте грудну клітку, вирівнюючи плечі з зігнутим коліном. Покладіть лівий лікоть на зовнішню сторону правого коліна. Вдихаючи, витягніть весь хребет і вільно підніміть грудну клітку. Видихніть, використовуючи зовнішні та внутрішні косі м'язи живота, щоб ковзати рукою вздовж коліна, поки ліве плече не опиниться на зовнішній стороні правого коліна. Можливо, вам знадобиться кілька вдихів, поки плече не займе правильне положення. За допомогою м'язів-привідників витягніть пряму праву ногу до центру (див. мал. 17). Якщо ваші привідні м'язи схильні до спазму, покладіть праву руку на зовнішню сторону коліна і притягніть коліно до середньої лінії. Поверніть ліву руку всередину, оберніть її навколо коліна і розгинайте, поки вона не опиниться за спиною. (Розгинання визначається як повернення після згинання, а згинання плечової кістки - як підняття руки вперед). Тепер заведіть праву руку за спину і зімкніть пальці або візьміть ліве зап'ястя правою рукою.

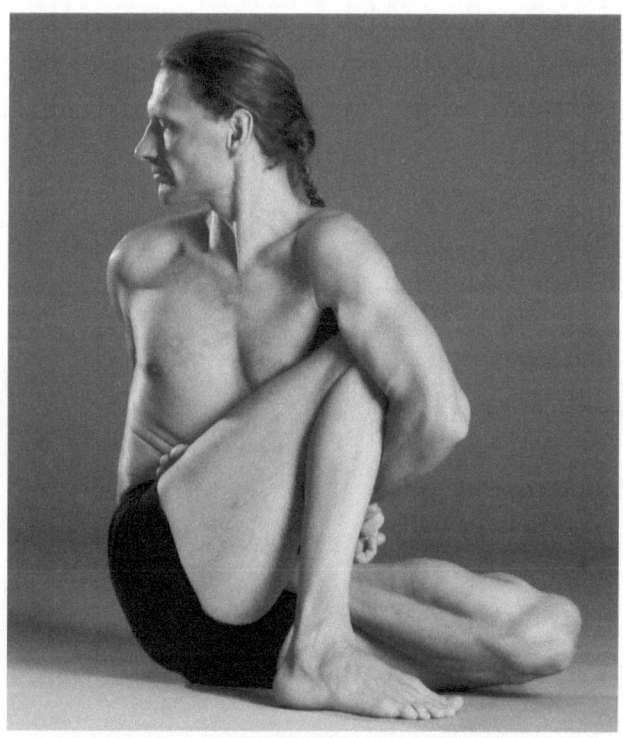

Маріч'ясана Г

Ліве стегно обертається всередину, поки не досягне нейтрального положення. Зберігаючи контакт з підлогою лівим коліном, дозвольте правій сідничній кістці стати важкою. Вдихаючи, підніміть передню частину грудної клітки і сядьте високо. Відведіть обидва плеча назад і опустіть лопатки вниз. З кожним вдихом піднімайте область серця, щоб протидіяти тенденції стиснення в цій позі. Так довжина хребта рівномірно розширюється в обидва боки, кістки сидіння тягнуться до землі , а серце піднімається до небес. Ініціюйте спіралеподібний рух у хребті і дозвольте простору, створеному між кожною парою хребців, надихнути ще глибшу спіраль. Утримуйте цю *віньясу* протягом п'яти вдихів.

Видихнувши, відпустіть руки і поверніться обличчям вперед. Випряміть зігнену вверх ногу, а потім зніміть напівлотос (ніколи не навпаки, оскільки це загрожує коліну). Покладіть руки на підлогу.

Віньяса вісім

Вдихаємо, піднімаємось вгору.

Дев'ята віньяса

Видих, *Чатуранга Дандасана*.

Віньяса десять

Вдихніть у Собаку, що дивиться вгору.

Віньяса одинадцять

Видихніть в Собаку, що дивиться вниз.

Віньяси з дванадцяти до шістнадцяти
Повторіть позу зліва.

Зауважте:
- Відкладення жирової тканини (жиру) на стегнах або животі робить цю позу дуже складною і створює навантаження на суглоби.
- Регулювання в *Баддха Конасані* може дати необхідну відкритість в тазостегнових суглобах, щоб виконувати позу, не напружуючи коліна.
- Перед виконанням *Супта Курмасани* необхідно добре опанувати цю позу. *Маріч'ясана Г* розвиває згиначі та розгиначі тулуба, а також м'язи черевного преса, щоб *Супта Курмасану* можна було виконувати безпечно.
- *Маріч'ясана Г* - одна з трьох головних творців сили підтримки в Першій Серії.

АНАТОМІЧНИЙ ФОКУС

Сила м'язів живота

Основною дією в цій позі є згинання стегна. Вага ніг має тенденцію тягнути таз вперед (вперед). Цьому протидіють м'язи живота, які піднімають лобкову кістку і нахиляють таз назад. З цієї причини *Навасана* є однією з основних вправ для розвитку сили черевного преса в Першій Серії. Таким чином, вона є важливою підготовкою до *Курмасани*.

Навасана

ПОЗА ЧОВНА

Дрішті Пальці ніг

Віньяса сім

Вдихаючи, перестрибніть у Дандасану. Відхиліться назад, балансуючи за сідничними кістками і перед крижами. Відірвіть ноги від підлоги, поки між тулубом і ногами не утвориться прямий кут (90º). Намагайтеся, щоб ноги були прямими. Пальці ніг знаходяться на рівні очей, а ступні спрямовані вгору. Чим менше кут між тулубом і ногами, тим менше зусиль потрібно докладати.

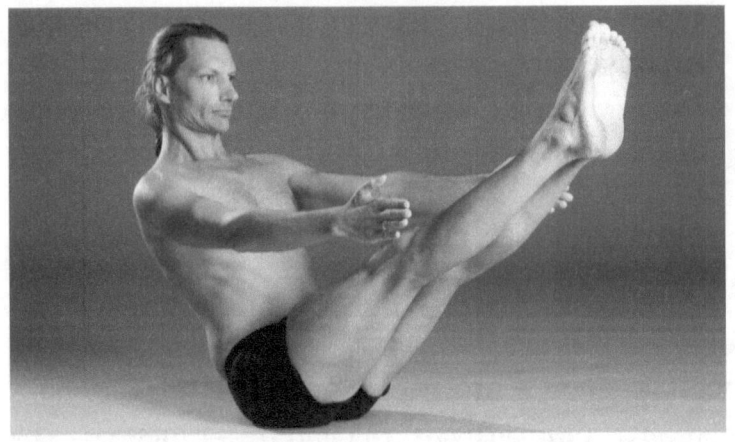

Навасана

Витягніть руки прямо до ніг на рівні плечей. Тримайте їх паралельно підлозі долонями одна до одної. Відведіть руки назад у плечові суглоби. Не прогинайте поперек. Зберігайте пряму спину і підйом серця. Ваше тіло - це корпус човна, а руки стають його веслами. Затримайтеся в *Навасані* на п'ять вдихів.

ПРАСАРІТА ПАДОТТАНАСАНА Б

Однак, якщо черевний прес недостатньо розвинений, поперек може зазнавати навантаження в цій позі. Для початківців пропонується наступний підхід:

ФАЗА 1
З положення сидячи, притисніть коліна до грудей і обійміть їх. Підніміть серце і, тримаючи спину прямо, підніміть стопи трохи від підлоги. Випростайте руки вздовж ніг.

ФАЗА 2
Продовжуйте збільшувати кут між колінами і грудьми та відривати стопи від підлоги, поки гомілки не стануть паралельно підлозі.

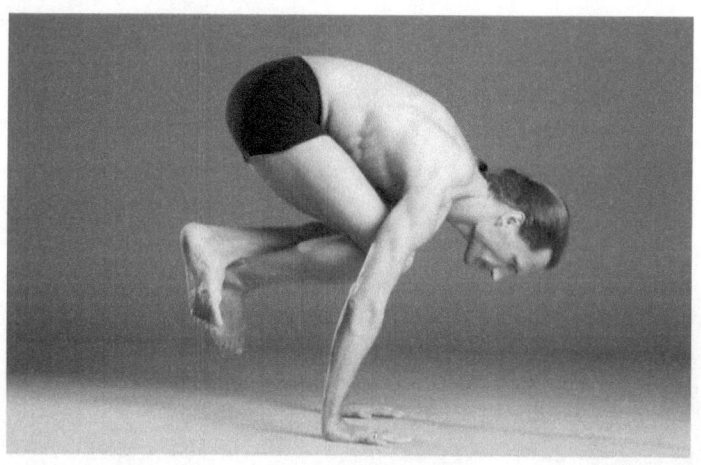

Навасана віньяса 8

ФАЗА 3
Продовжуйте випрямляти ноги до того моменту, коли черевний прес буде повністю задіяний, але спина залишиться прямою.

Віньяса вісім

Схрестіть ноги і, вдихаючи, зачепіть дихання за *банди* і відірвіться від підлоги. Докладіть щирих зусиль і не заспокоюйтеся, якщо поки що не можете відірватися. Для багатьох учнів ця вправа є проривом у стрибках назад. Якщо ви можете піднятися лише трохи, продовжуйте працювати, поки врешті-решт не зможете піднятися в *Лолласану*. Цей рух дає можливість скручувати тулуб в кулю. Він вчить контролювати *бандху* і є ключем до стрибків назад. (Фотографію *Лолласани* див. на стор. 68).

Видихнувши, сядьте назад. Повторіть останні дві віньяси ще чотири рази, загалом п'ять підходів.

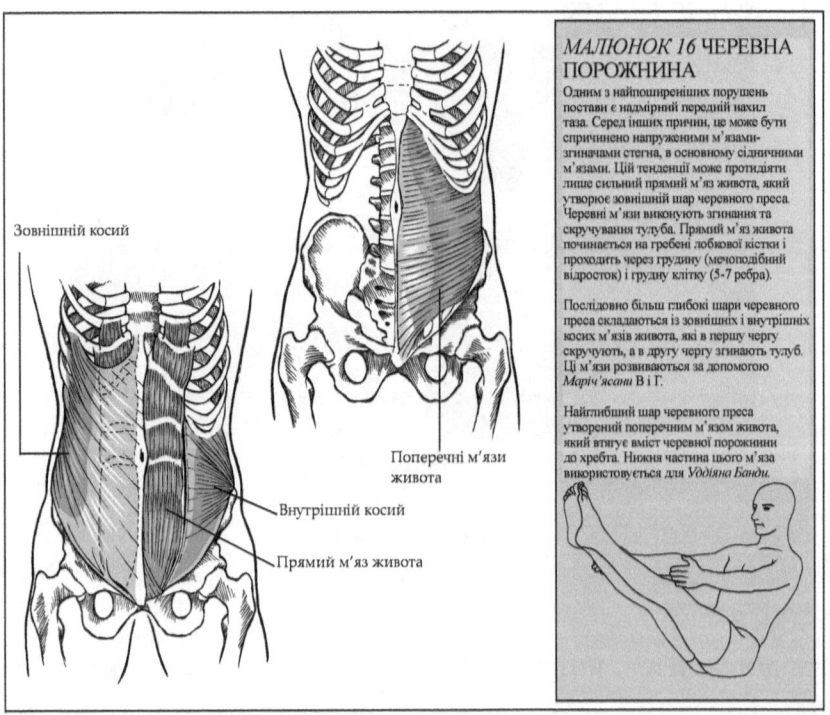

МАЛЮНОК 16 ЧЕРЕВНА ПОРОЖНИНА

Одним з найпоширеніших порушень постави є надмірний передній нахил таза. Серед інших причин, це може бути спричинено напруженими м'язами-згиначами стегна, в основному сідничними м'язами. Цій тенденції може протидіяти лише сильний прямий м'яз живота, який утворює зовнішній шар черевного преса. Черевні м'язи виконують згинання та скручування тулуба. Прямий м'яз живота починається на гребені лобкової кістки і проходить через грудину (мечоподібний відросток) і грудну клітку (5-7 ребра).

Послідовно більш глибокі шари черевного преса складаються із зовнішніх і внутрішніх косих м'язів живота, які в першу чергу скручують, а в другу чергу згинають тулуб. Ці м'язи розвиваються за допомогою *Маріч'ясани* В і Г.

Найглибший шар черевного преса утворений поперечним м'язом живота, який втягує вміст черевної порожнини до хребта. Нижня частина цього м'яза використовується для *Уддіяна Банди*.

Дев'ята віньяса
Видихніть, ковзайте в *Чатуранга Дандасану*

Віньяса десять
Вдихніть у Собаку, що дивиться вгору.

Віньяса одинадцять
Видих в Собаку, що дивиться вниз.

Бхуджапідасана
ПОЗА КОЛІНА НА ПЛЕЧАХ
Дрішті Ніс

Сьома віньяса
На вдиху, замість того, щоб перестрибувати до рук, перестрибніть ногами через руки. Тримайте сідниці піднятими під час цього переходу, що вимагає контролю над бандою. Головне - продовжувати вдихати, поки ви перебуваєте в повітрі, тобто вдихати до тих пір, поки внутрішня частина стегон не торкнеться ваших рук. Потім обгорніть ноги навколо рук і з'єднайте щиколотки, бажано не торкаючись ступнями підлоги. Якщо це занадто складно, спробуйте наступний підхід:

ФАЗА 1
Вдихаючи, стрибніть вперед так, щоб ноги опинилися поза руками. Якщо ваші руки такі ж широкі, як і килимок, то ступні опиняться за межами килимка. Не відриваючи

рук від підлоги, випряміть ноги настільки, наскільки дозволяють підколінні сухожилля.

ФАЗА 2
Візьміть правою рукою праву п'яту і заведіть праве плече за праве коліно. Повторіть з лівого боку. Чим далі ви просунете плечі під коліна, тим легше буде утримувати позу. Тепер покладіть руки на підлогу якомога ближче до ніг.

ФАЗА 3
Повільно перенесіть вагу назад у руки, поки ваші стопи не відірвуться від підлоги. Якщо вам зручно, підніміть стопи і з'єднайте щиколотки. Якщо коліна знаходяться близько до плечей, поза буде досить легкою. Якщо ж коліна опущені нижче ліктів, відірвати ступні від підлоги буде важче, оскільки ваш живіт повинен піднятися вище. Утримуйте позу протягом п'яти вдихів, потім розтисніть щиколотки і випряміть ноги на вдиху. Відведіть ноги назад, зігнувши коліна, і стрибніть назад.

Віньяса вісім

Видихнувши, поверніть стопи так, щоб пальці ніг були спрямовані назад, в ідеалі - не торкаючись підлоги. Опустіть груди на підлогу, зігнувши лікті назад. Врешті-решт покладіть лоб і, коли це стане легше, підборіддя на підлогу, злегка притисніть до підлоги. Виконана таким чином, *Бхуджапідасана* є ідеальною підготовкою до *Курмасани*. Вона пробуджує основні м'язи тіла, особливо м'язи живота, розгиначі тулуба і сідничні м'язи.

Початківці можуть спробувати цю повну версію після того, як вони набудуть досвіду в описаній вище Фазі 3. Як тільки ви зможете опустити підборіддя вниз, виключіть п'ять вдихів вертикальної версії. Останній крок - навчитися стрибати прямо в позу і виходити з неї.

ПРАКТИЧНА ПОРАДА

До Лолласани

Якщо у вас виникають труднощі з виконанням Лолласани, яка є частиною стрибка назад і стрибка через, використовуйте наступний підхід: Опустіться на коліна і покладіть одну щиколотку на іншу. Тепер покладіть руки по обидва боки колін і, вдихаючи, *відірвіть коліна від підлоги і підніміть їх до грудей. Підрахуйте кількість вдихів, за яку ви зможете утримати цю позицію. Повторюйте вправу щодня, намагаючись додавати по одному вдиху щодня.*

Коли ви дійдете до п'ятнадцяти вдихів, починайте піднімати ноги. Вам буде складніше, і кількість вдихів зменшиться. Поверніться до десяти вдихів. Якщо ви не досягаєте прогресу, практикуйте цю вправу більше одного разу на день.

Коли ви дійдете до десяти вдихів, починайте повільно розгойдуватися вперед і назад, не відриваючи ступні від підлоги. Коли ви зможете розгойдуватися на десять вдихів, починайте збільшувати амплітуду розгойдування. Збільшуйте розгойдування до тих пір, поки не зможете перейти з Лолласани в позу Собаки, не торкаючись підлоги.

Тепер спробуйте виконати той самий рух сидячи. Можливо, вам знадобиться кілька днів - або кілька років - щоб виконати цей рух правильно. Наберіться терпіння.

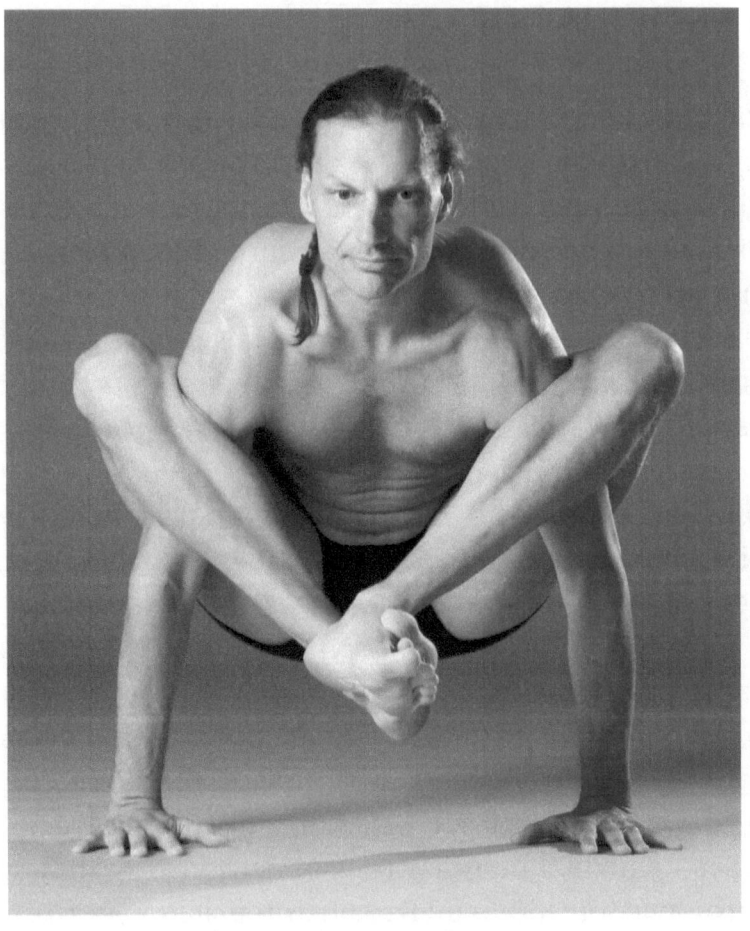

Бхуджапідасана віньяса сім

ПРАСАРІТА ПАДОТТАНАСАНА Б

Дев'ята віньяса

Вдихаючи, підніміться, випряміть руки і винесіть стопи вперед, не торкаючись підлоги. Розтисніть щиколотки і сильно попрацюйте ногами, щоб випрямити їх. Спрямуйте стопи і подивіться вгору. Ця перехідна поза до виходу з *Бхуджапідасани* - *Тіттібхасана* (поза комахи).

Видихаючи, зігніть ноги, втягніть коліна в пахви і підніміть п'яти до сідниць.

Віньяса десять

Затримайтеся на час вдиху. Ця друга перехідна поза відома як *Бакасана* (поза журавля).

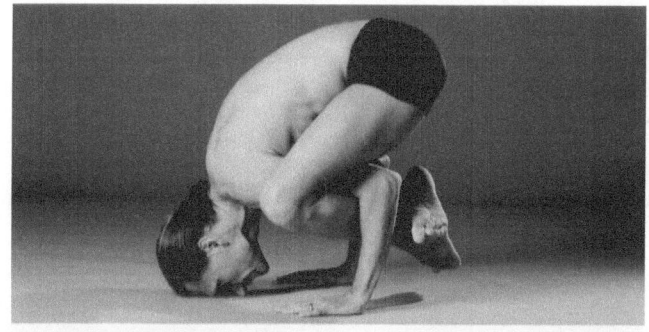

Бхуджапідасана лоб

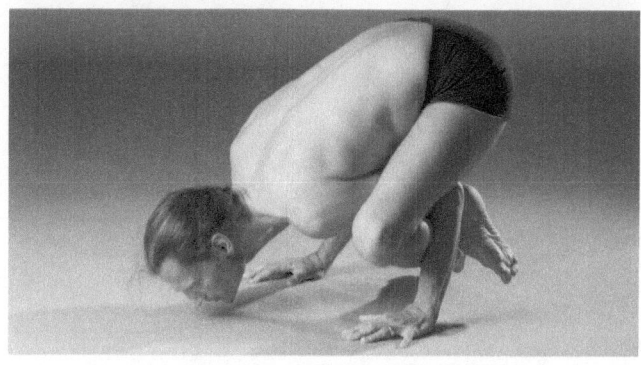

Бхуджапідасана остаточна версія

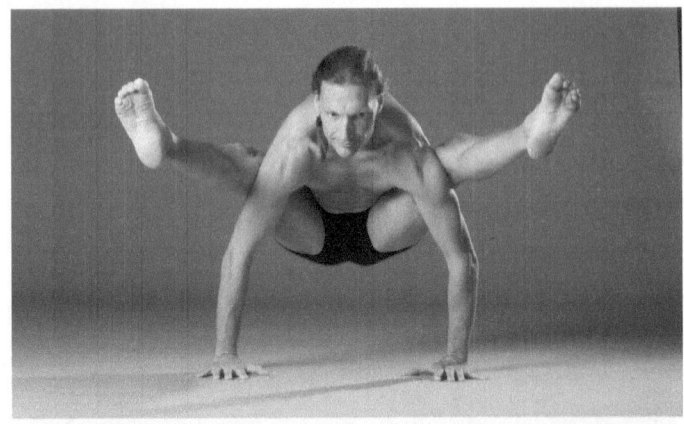

Тіттібхасана

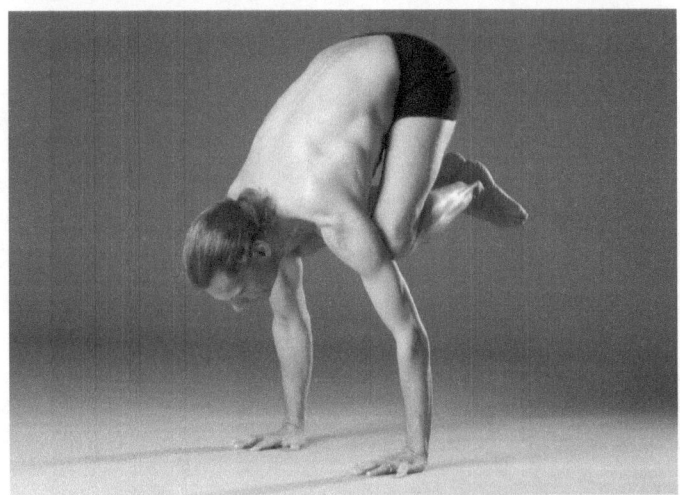

Бакасана

Віньяса одинадцять

Видихніть, ковзайте в *Чатуранга Дандасану*

Віньяса дванадцять

Вдихніть у Собаку, що дивиться вгору.

Віньяса тринадцять
Видих в Собаку, що дивиться вниз

Курмасана

Супта Курмасана
ПОЗА ЧЕРЕПАХИ ТА ПОЗА ЛЕЖАЧОЇ ЧЕРЕПАХИ
Дрішті Третє око

Необхідні умови: Володіння *Маріч'ясана Г* та *Бхуджапідасана*
Крім того, що *Супта Курмасана* має важливе значення для введення пози "ноги за головою", вона створює силу підтримки, необхідну для безпечного перенесення хребта під час динамічних прогинів назад. З цієї причини, володіння *Супта Курмасаною* повинно бути визнано передумовою для виконання дроп-беку (динамічного прогину назад з *Самастхіті* і повернення).

ЙОГИЧНИЙ КОНТЕКСТ

Важливість пози з закинутими за голову ногами
Супта Курмасана - одна з ключових поз Першій Серії. У той час як всі інші пози початкової послідовності - це нахили вперед, обертання стегон або їх комбінації, Супта Курмасана відкриває цілий всесвіт поз з закинутими за голову ногами. Їх є три в Проміжній Серії, шість в Просунутій Серії А і сім в Просунутій Серії Б. Закинуті за голову ноги протидіють прогину спини. Ці пози оздоровлюють хребет і зміцнюють м'язи черевного преса і розгиначі тулуба, розвивають грудну клітку і збільшують кровопостачання серця і легенів. Крім того, вони підвищу-

ють смиренність і зменшують гордість. Це одна з найважливіших категорій поз. У поєднанні з послідовністю прогинів спини і балансуванням на руках вона очищає систему наді і спонукає до медитації.

Сьома віньяса

Перш ніж пробувати цю позу, необхідно добре опанувати *Бхуджапідасану*. Певний прогрес у *Пашімоттанасані* також необхідний для досягнення необхідної довжини підколінного сухожилля. Вдихаючи, підстрибніть навколо рук, як при вході в *Бхуджапідасану*. Підтягнувши коліна до плечей, випряміть ноги і підніміть сідниці, поки ноги не стануть паралельно підлозі.

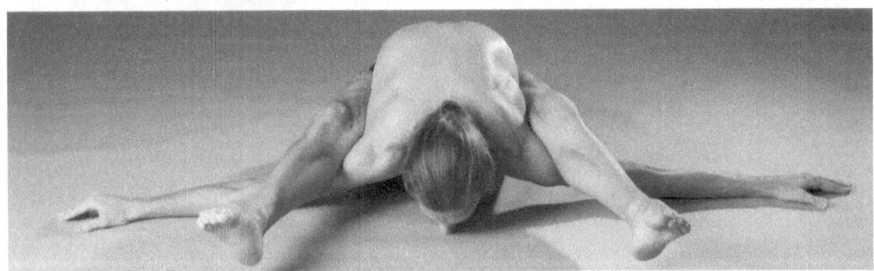

Курмасана

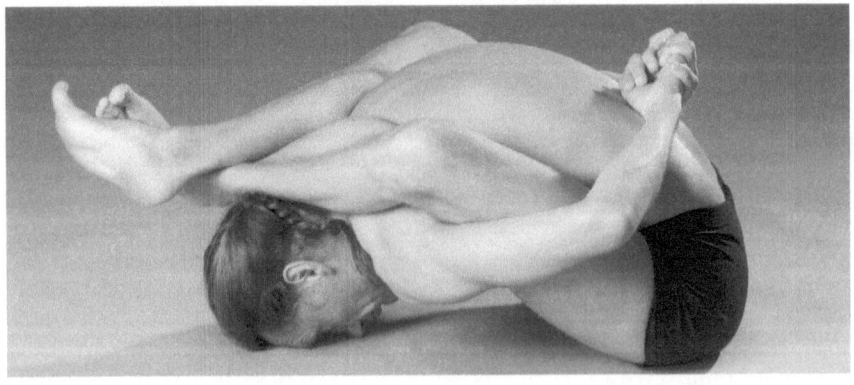

Супта Курмасана

Видихнувши, повільно опускайтеся вниз, як гелікоптер, згинаючи лікті назад за спину. На підлозі зробіть ще одну спробу підтягнути коліна прямо до плечей. Ноги повинні бути майже паралельними, без зазору між внутрішньою стороною стегон і боковими сторонами грудної клітки. Випряміть руки і витягніть кисті вперед, поки вони не опиняться на одній лінії з плечима. Долоні притисніть до підлоги. Покладіть голову на підлогу, спочатку лобом, а потім підборіддям, як у *Бхуджапідасані*. Спрямуйте стопи - як і у всіх екстремальних нахилах вперед, це захищає підколінні сухожилля і хрестоподібні зв'язки. Випряміть ноги і працюйте над тим, щоб відірвати п'яти від підлоги. Затримайтеся в *Курмасані* на п'ять вдихів.

Якщо ваші ноги прямі, але п'яти не відриваються від підлоги, перевірте, чи витягнуті руки на одній лінії з плечима.

Якщо руки відведені далі назад, існує тенденція до підйому сідничних кісток. Якщо у вас недостатньо місця, щоб витягнути руки в сторони, ви можете витягнути їх назад долонями догори. Однак цей варіант є гіршим, оскільки існує тенденція до того, що плечі будуть згорблюватися і завалюватися вперед.

Щоб відірвати п'яти від підлоги, потрібно багато сили. Однак це важливий аспект цієї пози з різних причин:
- Квадрицепси і підколінні сухожилля зміцнюються, покращуючи всі інші нахили вперед.
- Він покращує доступ до квадрицепсів, якщо вам важко тримати колінні чашечки підтягнутими в положенні стоячи.

- Хребет зміцнюється під час підготовки до дроп-беків.
- Найголовніше, це створює силу живота, необхідну для виконання *Супта Курмасани*.

Не намагайтеся виконувати *Супта Курмасану* до того, як ви набудете достатнього досвіду в *Курмасані*. Якщо спина в *Курмасані* сильно округлена, попереково диски знаходяться в уразливому положенні. Додаткова вага ніг за головою може викликати напруження, якщо тіло не підготовлене. Сила, необхідна для того, щоб відірвати ноги від підлоги, забезпечує необхідний захист.

Віньяса вісім: Початкова версія
Видихнувши, зігніть ноги, підведіть плечі далі під коліна, обхопіть руками спину і зчепіть кисті рук. Якщо можливо, візьміться за зап'ястя.

Віньяса вісім: Середня версія
Студенти, які практикують Середню Серію, можуть піднятися до сидячого положення і виконати *Дві Пада Ширшасану* для переходу в *Супта Курмасану*. (Виконуйте цю варіацію тільки тоді, коли ви досягли достатнього рівня майстерності в *Екапада Ширшасані*. Вага двох ніг за головою вимагає значної сили м'язів).

ПРАСАРІТА ПАДОТТАНАСАНА Б

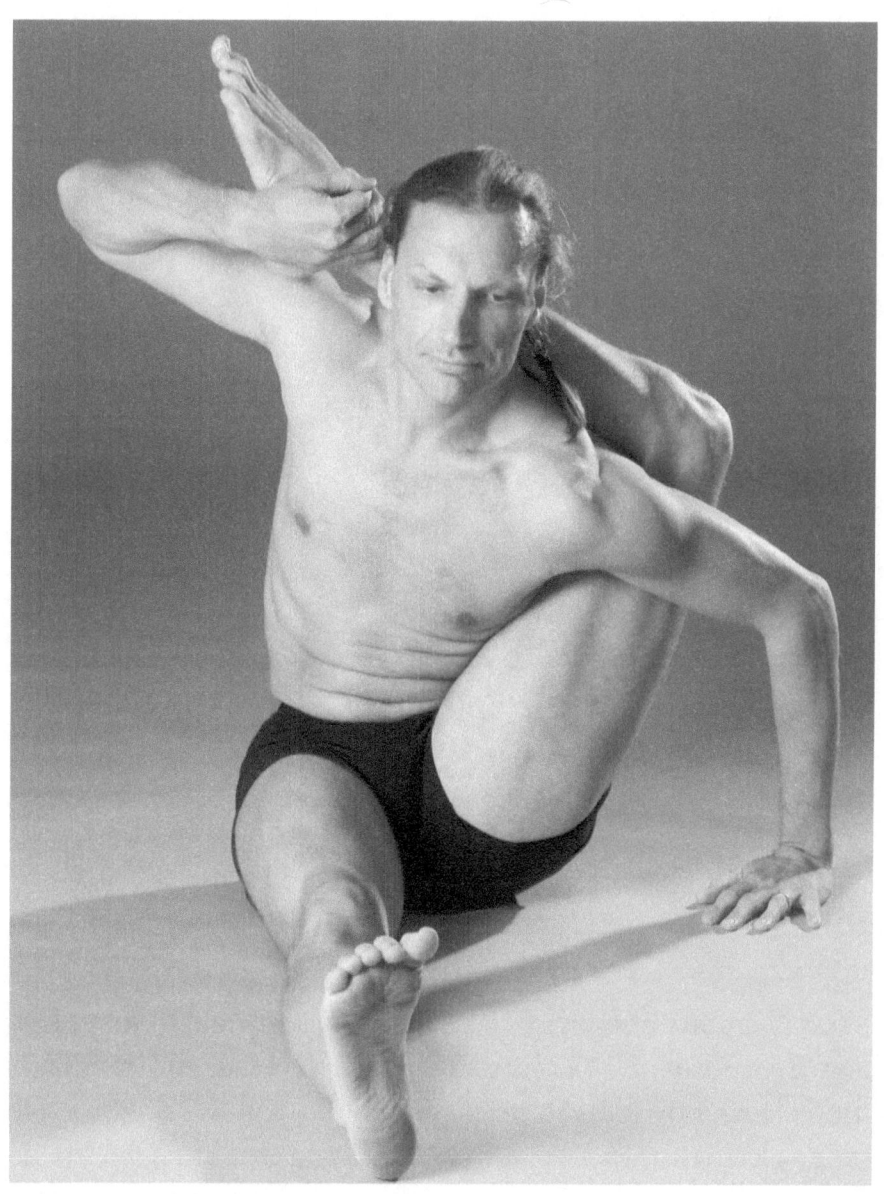

заходимо в Супта Курмасана 1

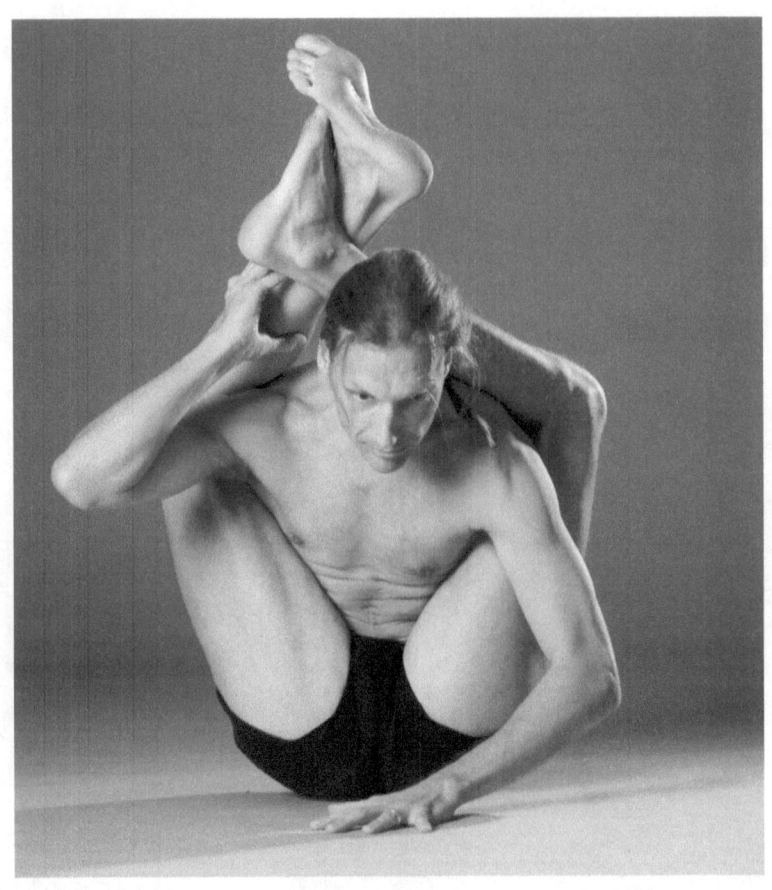

переходимо в Супта Курмасану 2

Для цього спочатку заведіть ліву ногу за голову. Подбайте про те, щоб коліно було добре відведено за плече, щоб можна було зачепити гомілку нижче С7 хребця. Це не дозволить шиї нести вагу ніг: вона повинна лягти на плечі і верхній грудний відділ хребта. Видихнувши, покладіть праву ногу на ліву, стежачи за тим, щоб ліва залишалася за головою.

При правильному виконанні поза не спричинить більше дискомфорту, ніж носіння рюкзака середнього розміру. При неправильному виконанні вона може викликати значне подразнення спинномозкових нервів шиї з усіма супутніми симптомами.

Віньяса дев'ята: Початкова версія
Вдихаючи, схрестіть щиколотки і покладіть лоб на підлогу. Це стан *Супта Курмасани*. Залишайтеся в ньому протягом п'яти вдихів, підтримуючи хребет за допомогою комбінації роботи розгиначів живота і спини.

Віньяса дев'ята: Середня версія
Покладіть руки на підлогу і опустіть на неї лоб, тримаючи обидві ноги за головою. Простягніть руки за спину і зчепіть пальці або візьміть зап'ястя.

Віньяса десять

Відпустіть руки, витягніть їх вперед і покладіть під плечі. Вдихаючи, відірвіть все тіло від підлоги, по можливості тримаючи ноги за головою. Потім, як і в *Бхуджапідасані*, випрямніть ноги в *Тіттібхасану*.

Видихніть, відведіть ноги назад, поки коліна не опиняться на тильній стороні рук. Вдихаючи, підніміться в *Бакасану*, випрямляючи руки. Спрямуйте стопи і підтягніть п'яти під сідничні кістки. Наприкінці вдиху, коли ви відчуваєте найбільшу енергію, перейдіть в одинадцяту *віньясу*.

Віньяса одинадцять

Видихнувши, поверніться в *Чатуранга Дандасану*.

Віньяса дванадцять
Вдихніть у Собаку, що дивиться вгору.

Віньяса тринадцята
Видихніть в Собаку, що дивиться вниз.

Гарбха Піндасана
ПОЗА ЕМБРІОНА В УТРОБІ МАТЕРІ
Дрішті Ніс

Передумови: Всі розглянуті до цього часу пози, особливо Маріч'ясана Г.

Сьома віньяса
Вдихаючи, перестрибніть і випряміть ноги в *Дандасану*.

Віньяса вісім
Видихнувши, складіться в *Гарбха Піндасану*. Досвідчені практики можуть робити це на одному видиху, інші ж вважають за краще розбивати його на етапи. *Падмасана* та її варіації в західних колах мають репутацію таких, що викликають проблеми з колінами. Якщо наші тазостегнові суглоби стали жорсткими від довгого сидіння на стільцях, ми не можемо розраховувати, що навчимося цій позі за тиждень. Вже згадувалося, що індійці традиційно сиділи на Матері-Землі, що відкриває тазостегнові суглоби для *Падмасани*. Якщо

ПРАСАРІТА ПАДОТТАНАСАНА Б

тазостегнові суглоби скуті, і ми змушуємо себе сісти в *Падмасану*, коліна можуть бути травмовані.

Рішення полягає в тому, щоб спочатку розкрити тазостегнові суглоби (якщо це буде необхідно через роки роботи), а потім спробувати цю позу. Якщо ви не володієте *Маріч'ясаною Г*, не намагайтеся виконувати *Гарбха Піндасану*.

ФАЗА 1

З *Дандасани* поставте праву ногу в напівлотос, точно дотримуючись інструкцій з *Ардха Баддха Падма Пашімоттанасани*. Коротше кажучи:

- Спрямуйте та переверніть праву ногу.[43]
- Відведіть праве коліно далеко вправо.
- Повністю зімкніть колінний суглоб, втягнувши праву п'яту в правий пах.
- Звідси втягніть п'яту в пупок.

Тримаючи п'ятку на пупку, покладіть праву ногу в лівий пах. Примітка: Якщо ваша права нога лежить на протилежному стегні, а не в паху, і ваша права п'ята втратила контакт з пупком, не продовжуйте далі. У цьому випадку гнучкість, необхідна для виконання пози, недостатня.

---

[43] Про те, чому ми сидимо в лотосі тільки з правої ноги, див. *Падмасану* в кінці послідовності

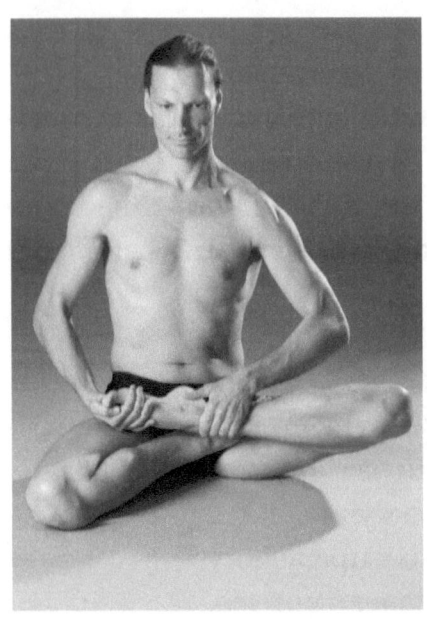 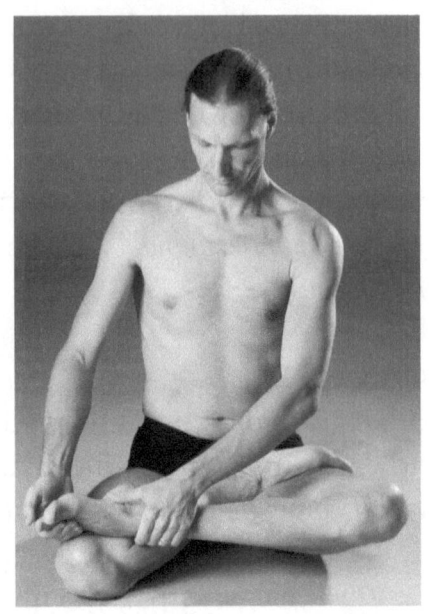

Гарбхапіндасана - правильний метод входження в лотос

Гарбхапіндасана - неправильний метод входження в метод лотоса

ФАЗА 2

Тільки якщо права нога щільно прилягає до лівого паху, можна рухатися далі. Більшість невдач у позі лотоса трапляється тоді, коли другу ногу, в даному випадку ліву, намагаються поставити силою. Найнебезпечніший спосіб поставити другу ногу - це зігнути ногу лише на 90° і перекинути стопу через праве коліно, щоб поставити її в потрібне положення. Навіть гнучкі студенти пошкоджують коліна, використовуючи цей метод.

Щоб захистити коліна в позах лотоса і напівлотоса, спочатку повністю зімкніть колінний суглоб, зблизивши гомілку і стегно. Потім рухайте їх обидві як одне ціле. Цей метод усуває бічні рухи в коліні, які є причиною травм менісків.

Щоб захистити коліно другої ноги, візуалізуйте *Падмасану* як дві пози напівлотоса, об'єднані разом. Це означає, що ми виконуємо ті ж кроки для пози напівлотоса з другою ногою, повністю ігноруючи той факт, що права нога вже знаходиться в напівлотосі. Спробуйте виконати наступні кроки:

- Поставте і переверніть ліву ногу.
- Притягніть ліву п'яту до лівого паху, повністю закриваючи колінний суглоб.
- У терапевтичних ситуаціях спочатку покладіть ліву ногу під праву щиколотку. Продовжуйте тільки тоді, коли це положення буде комфортним. Утримуючи колінний суглоб закритим, відведіть ліве коліно якомога далі вбік, не зміщуючи при цьому сідничні кістки. Обережно підніміть ногу над правою щиколоткою у напрямку до пупка.
- Звідси проведіть стопою поперек до правого паху.

Якщо рух виконується таким чином, колінний суглоб весь час повністю закритий, а це означає, що і з лівого боку великогомілкова і стегнова кістки рухаються як єдине ціле. Якщо ви відчуваєте біль у колінах у будь-якій точці, поверніть рух у зворотному напрямку до точки, де ви не відчуваєте болю, і продовжуйте повільніше, приділяючи увагу деталям.

Практикуйте інші пози, поки не досягнете необхідної гнучкості.

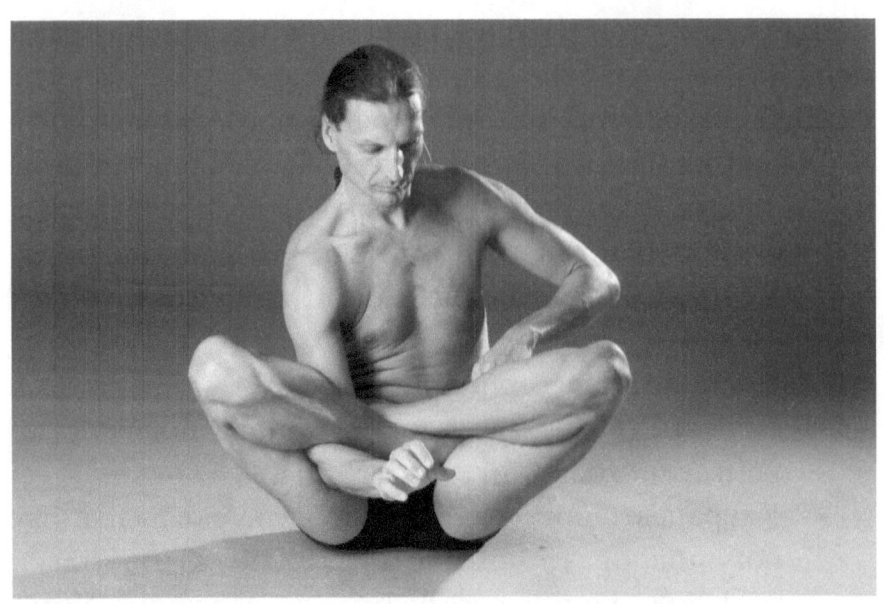

переходимо в Гарбхапіндасану

ФАЗА 3

Щоб підготуватися до *Гарбха Піндасани*, обертайте стегна в середньому напрямку, поки передні краї гомілок не будуть спрямовані вниз до підлоги, а підошви і п'яти - вгору, а не до тулуба (див. примітку "Лотос Будди" в розділі А. Януширшасана).

Обережно зблизьте коліна так, щоб стегна були майже паралельні. Це створить необхідний простір, щоб вставити руки між стегнами і литками. Вставте праву руку долонею до себе нижче литкового м'яза, де нога найтонша.

Просунувши праву руку між стегном і литкою, переверніть руку так, щоб долоня була спрямована від вас. Це допоможе ліктьовому суглобу прослизнути всередину. Не прикладайте надмірної сили. Вставте другу долоню до себе і знову поверніть її, щоб лікоть пройшов. Після того, як обидва лікті пройшли, зігніть руки, покладіть долоні на підборіддя і торкніться кінчиками пальців мочок вух. Нездатність зробити це часто вказує на слабкі м'язи живота, оскільки тут потрібне значне згинання тулуба. Підніміть голову і сядьте максимально вертикально, балансуючи на сідничних кістках.

Зараз ви перебуваєте в стані *Гарбха Піндасана*, який нагадує згорнуту позу ембріона в утробі матері. Залишайтеся на п'ять вдихів.

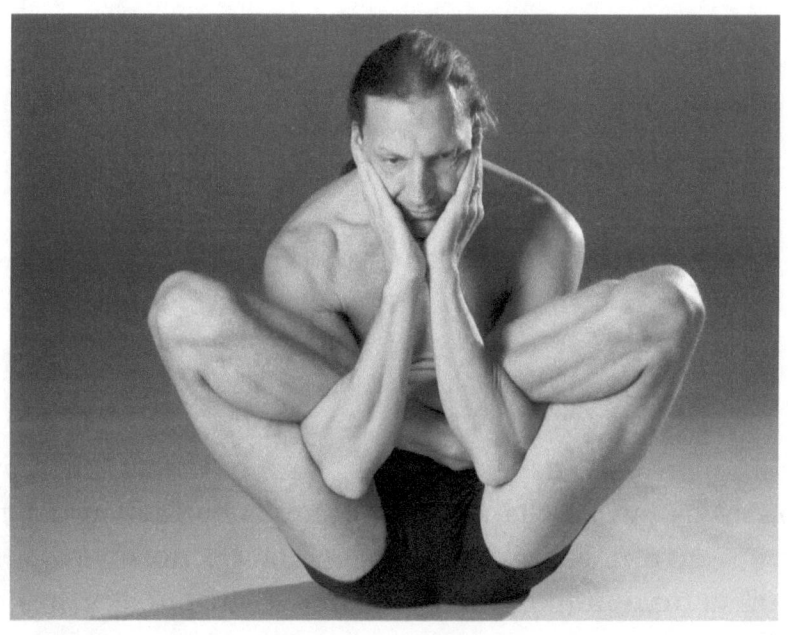

Гарбхапіндасана віньяса сім

У другій частині пози нахиліть голову вперед і в ідеалі покладіть руки на маківку голови. Це округляє спину в очікуванні перекочування на спину.

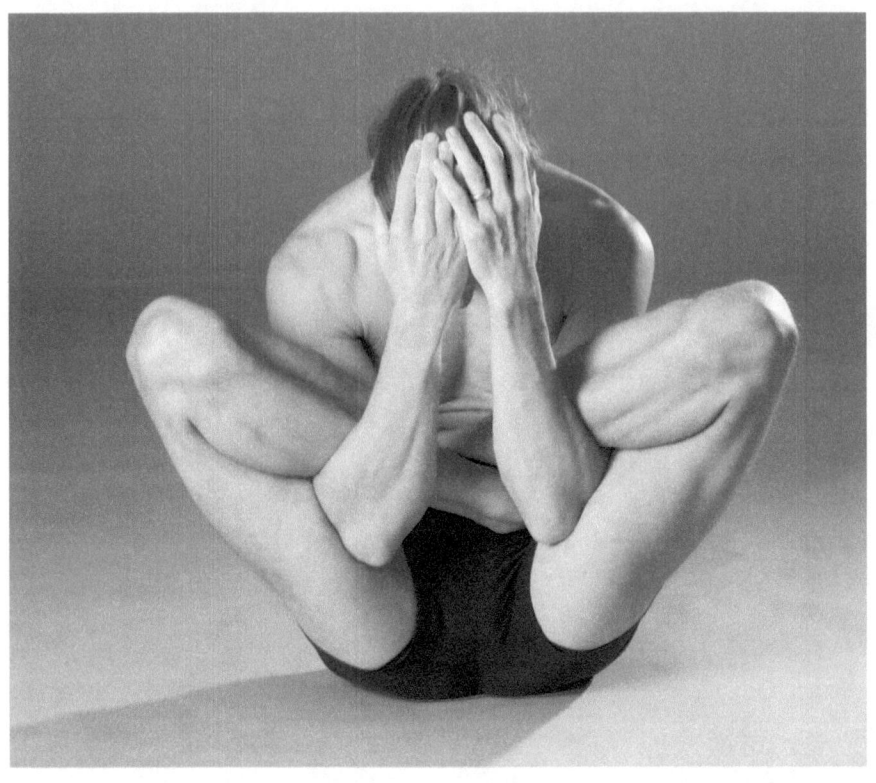

Гарбхапіндасана віньяса вісім

Видихнувши, перекотіться на спину і виконайте рух, схожий на рух крісла-качалки. Коли сідниці будуть у повітрі, злегка поверніть їх вправо. Ця дія поверне вас на місці за годинниковою стрілкою. Покачайтеся дев'ять разів, представляючи дев'ять місяців вагітності. На вдиху розгойдуйтеся вгору, а на видиху - вниз. Якщо можливо, тримайтеся руками за голову. Дозвольте руху виходити з поєднання дихання і банд.

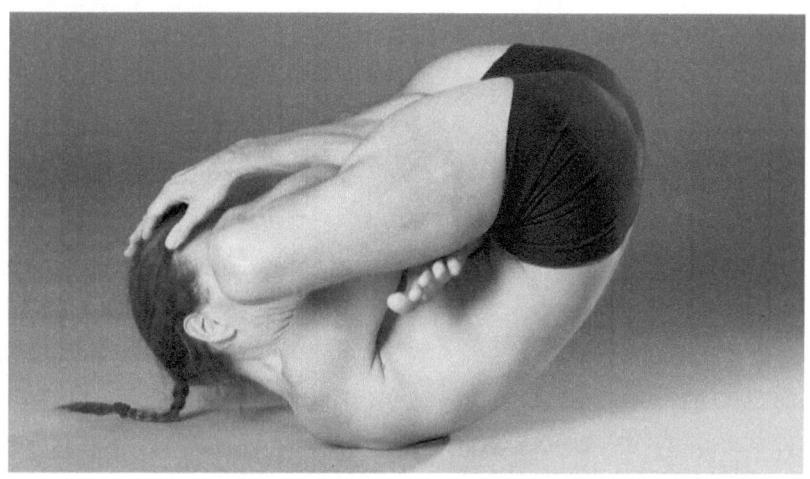

Гарбхапіндасана перекат 1

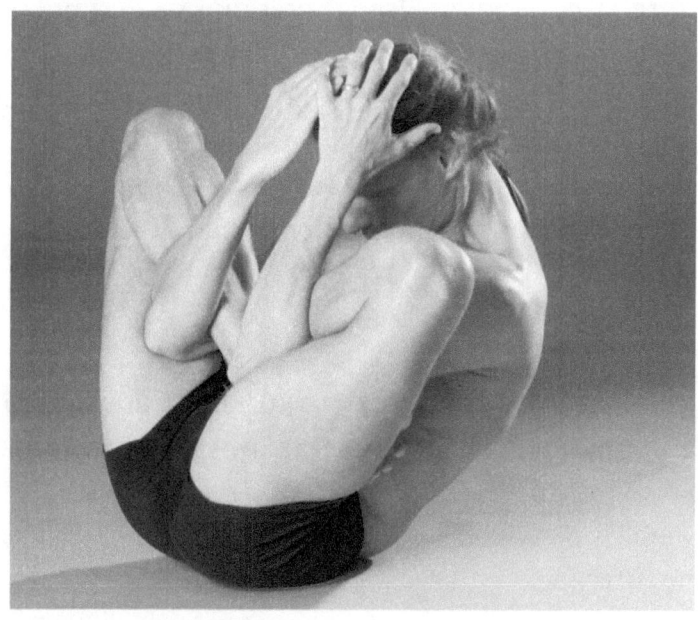

088 Гарбхапіндасана перекат 2

На останньому вдиху додайте більше імпульсу і розгойдайтеся до *Куккутасани*.

Куккутасана
ПОЗА ПІВНЯ
Дрішті Ніс

Вдихаючи, перекочуйтеся до упору вгору, поки не збалансуєтесь на руках. Як тільки руки опиняться на підлозі, підніміть голову, щоб згладити рух і почати балансувати. Тепер ви перебуваєте в *Куккутасані*, позі півня, в якій ваші дві руки нагадують лапи півня. *Гарбха Піндасана* і *Куккутасана* дуже ефективні для подальшого розкриття тазостегнових суглобів і, при правильному виконанні, є терапією для колін. Вони значно покращують якість виконання *Падмасани*. Вони створюють силу опори, тренують черевний прес і зміцнюють хребет; разом з *Курмасаною* вони є основною підготовкою і контрпозою для прогинання спини в кінці серії. Залишайтеся в стані *Куккутасани* протягом п'яти вдихів.

Видихнувши, сядьте, витягніть руки і покладіть долоні вниз.

Дев'ята віньяса

Зведіть коліна якомога ближче один до одного, щоб вони проходили крізь руки. Вдихаючи, зробіть мах ногами вперед і високо підніміть коліна. Притисніть стегна до грудей і прокрутіть сідничні кістки через руки, щоб набрати імпульс.

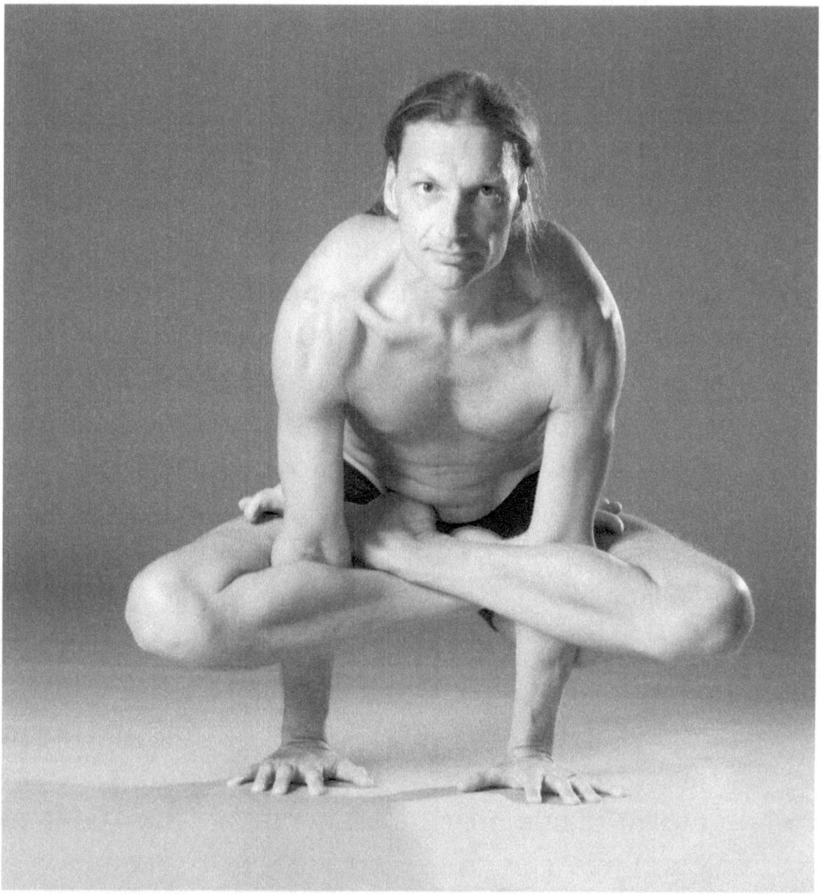

ПРАСАРІТА ПАДОТТАНАСАНА Б

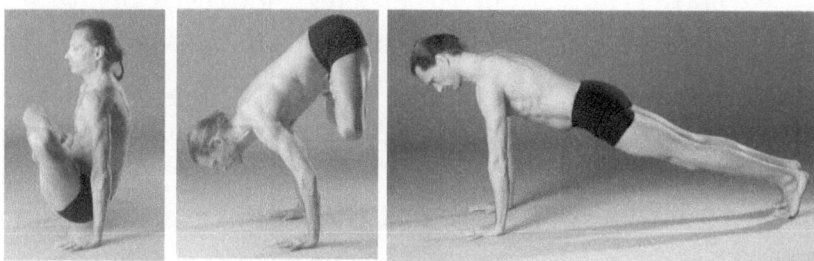

Куккутасана
стрибок назад від фази лотоса 1   стрибок назад з фази лотоса 2
стрибок назад з фази лотоса 3

Верхня: *Куккутасана*

Нижче: стрибок назад з лотоса, фази 1, 2 і 3

Віньяса десять

Видихнувши, поверніться назад і підніміть сідничні кістки високо позаду себе. Тримайте ноги складеними в грудях, поки сідничні кістки не досягнуть найвищої точки. Хребет повинен бути паралельний підлозі або сідничні кістки ще вище ніж паралельно. Тільки тепер дозвольте ногам, які все ще знаходяться в лотосі, зробити мах. Після того, як ваші стегна стануть паралельними підлозі, зробіть мах ногами, щоб приземлитися в *Чатуранга Дандасану*.

Примітка:
- Під час маху підніміть крижі дуже високо, щоб коліна могли проскочити без ударів об підлогу.
- Якщо ви хочете наростити силу, робіть рух повільно, використовуючи все менший і менший імпульс.
- Якщо ви ще не розвинули достатній контроль над бандою або відчуваєте дискомфорт у колінах, виходьте з *Падмасани* по черзі по одній нозі. Випряміть ноги в *Дандасану* і вистрибніть з неї назад.

Віньяса одинадцять Вдих у Собаку, що дивиться вгору.

Віньяса дванадцять Видих в Собаку, що дивиться вниз.

Баддха Конасана
ПОЛОЖЕННЯ З З'ВЯЗАНИМ КУТОМ
Дрішті Ніс

Сьома віньяса

Вдихаючи, ковзайте до *Дандасани*. Підтягніть стопи до себе, поки не зможете провести пряму лінію через обидва коліна і обидві щиколотки, дозволяючи при цьому колінам опускатися вбік. Не існує певної відстані від лобкової кістки до п'яти; вона варіюється від людини до людини залежно від співвідношення між довжиною стегнової кістки і довжиною гомілки. Якщо ваш таз вже нахиляється назад, підніміть сідничні кістки, сівши на згорнуту ковдру. Це допоможе вам більше використовувати силу тяжіння.

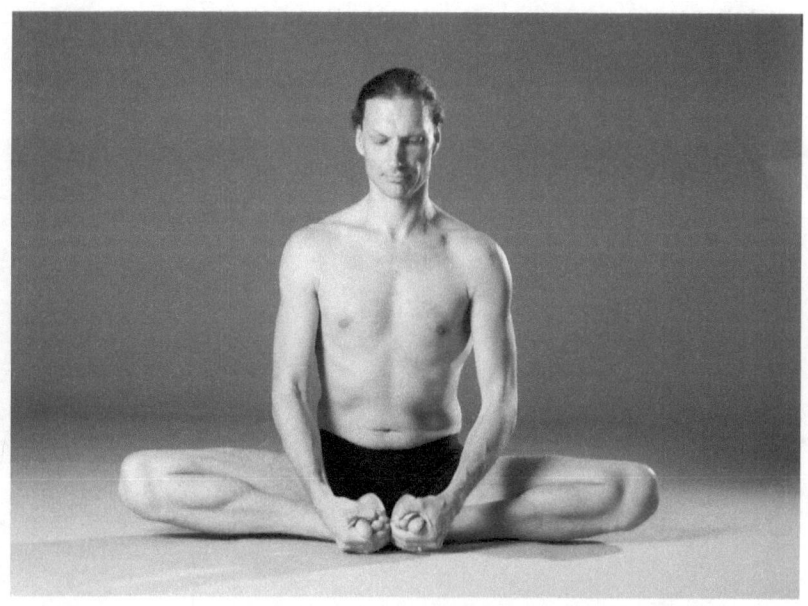

Баддхаконасана віньяса сім

Тепер візьміть стопи, просунувши великі пальці між підошвами, а потім розгорніть стопи, як сторінки книги. Одночасно використовуйте м'язи-абдуктори (середній сідничний м'яз, малий сідничний м'яз, напружувач латеральної фасції), щоб опустити коліна на підлогу. Зробіть глибокий вдих і сядьте якомога вище, так, щоб сідничні кістки сягали підлоги, поперек був прогнутий, а серце підняте високо.

Віньяса вісім

Видихнувши, нахиліться вперед, тримаючи спину повністю прямою, а серце піднімаючи вперед. Це потенційно складна поза, яку, можливо, навіть не вдасться освоїти через роки тренувань, але її можна освоїти за допомогою запиту (вічара) та інтелекту (буддхі). Ми повинні розуміти, що *Баддха Конасана* - це дві *Януширшасани А* узяті разом. Якщо ми правильно зрозуміли і практикуємо *Януширшасану А*, то *Баддха Конасана* розгорнеться.

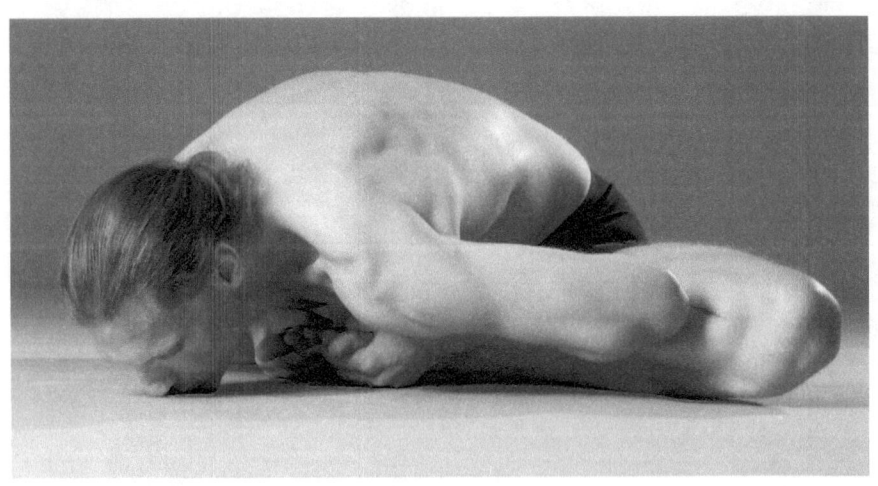

Баддхаконасана

ПРАСАРІТА ПАДОТТАНАСАНА Б

Згадаймо *Януширшасану А*. Коли права нога відкинута назад, ми:
- спрямовуємо і перевертаємо праву стопу
- втягуємо праву п'яту в правий пах
- медіально (всередину) повертаємо праву стегнову кістку
- опускаємо коліно на підлогу і відводимо назад
- простягаємося вздовж внутрішньої сторони стегнової кістки.

Всі ці дії в *Баддха Конасані* потрібно виконувати одночасно з обох боків. У сьомій *віньясі* ви вже перевернули стопи, що означає, що підошви дивляться вгору. Тепер направте стопи, що призведе до того, що п'яти розійдуться одна від одної. Це подовжує внутрішню частину стегон. Потім п'яти тягнуться до відповідних пахових ділянок, що запобігає зміщенню сідничних кісток назад, коли ми нахиляємося вперед. Найважливішою дією, однак, є обертання стегон всередину. Стегнові кістки повинні котитися вперед, як колеса воза (орієнтир - підлога). Стегнова кістка повинна обертатися всередину в *Баддха Конасані*, щоб виконати ту ж дію, що і гомілка, яка закриває і захищає колінний суглоб. Великогомілкова кістка котиться вперед, поки її передній край не буде спрямований прямо вниз. Оскільки в сьомій *віньясі* ми обертали стегна назовні, у восьмій *віньясі* нам потрібно змінити цей рух на протилежний, щоб глибше пропрацювати позу.

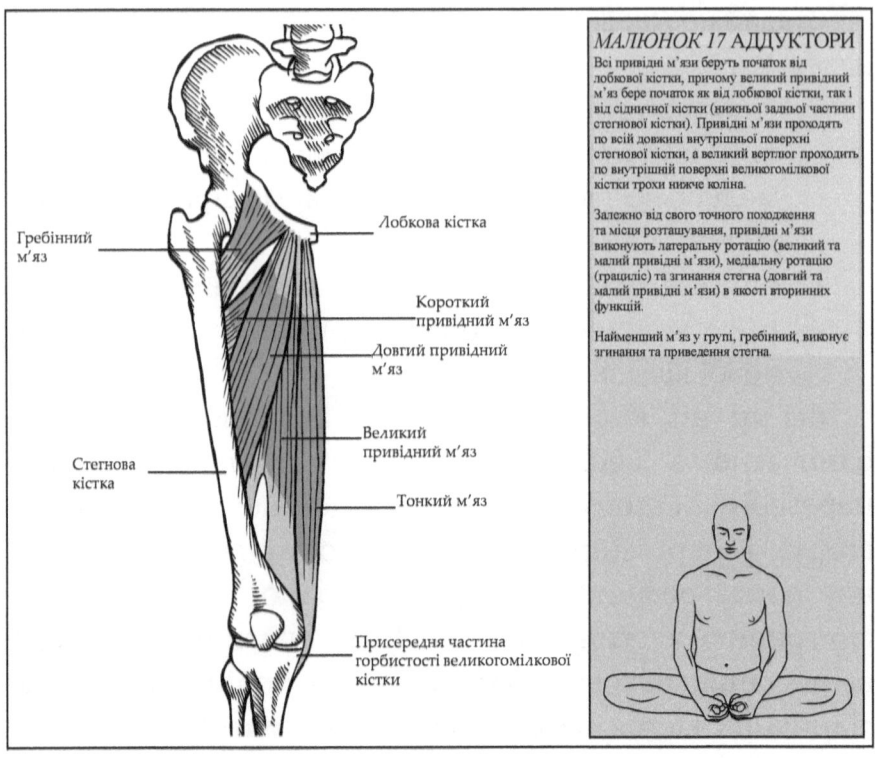

Як і в *Януширшасані А*, коліна тягнуться вниз і назад. Нарешті, дозвольте стегновим кісткам потягнутися вбік - це рух, який звільнить привідні м'язи. Цей ізометричний рух був ініційований вже при спрямуванні стоп і розведенні п'ят. Часто тут виникає рефлекс страху, щоб втягнути стегнові кістки в тазостегнові суглоби. Ця дія, однак, виконується привідними м'язами і не дасть вам розкритися в позі.

Більшості студентів заважає глибоко зануритися в цю позу хронічне напруження привідних м'язів. Це часто пов'язано з такими емоціями, як страх, біль і сором, що утримуються в цих м'язах. Ці емоції потрібно визнати, а потім відпустити з видихом. Для цього інтенсивність відчуттів у позі повинна бути ще терпимою. Якщо перенапружити м'язи, в тканинах зберігається травма. М'язи не дозволять знову повернутися до цієї точки, як простий захисний механізм.

Дії тулуба в *Баддха Конасані* такі ж, як і в *Януширшасані А* і *Пашімоттанасані* - втягнути нижню частину живота, підняти серце вперед, опустити лопатки вниз по спині і дозволити маківці голови і сідничним кісткам тягнутися в протилежні сторони. Притисніть лікті до внутрішньої сторони стегон, щоб коліна були заземлені. Підтягніть стопи до себе, зберігаючи їхню дію направлення та повертання.

Якщо ваші сідничні кістки піднімаються і відходять назад у процесі нахилу вперед, протидійте цьому, втягуючи п'яти в живіт за допомогою дихання і м'язів черевного преса. М'язи черевного преса можуть зробити це, енергійно втягуючи вміст живота до хребта, що дозволяє серцю стрибнути вперед і створює вакуум, в який всмоктуються п'яти . Нарешті, покладіть пальці ніг на груди, одягнувши їх як намисто. Залишайтеся в стані *Баддха Конасани* протягом п'яти вдихів.

ПРАКТИЧНА ПОРАДА

Поради для різних типів шкіри

Практикуючі зі шкірою вата,[44] яка досить тонка, паперова і шовкова, і легко ковзає по тканині, зазвичай не відчувають проблем з носінням довгих легінсів. Зазви-

---

[44] *Аюрведична категорія дош*

> чай вони мало потіють, але якщо все ж таки спітніють, то їм буде важко прослизнути - мокра шкіра на матеріалі створює надто сильне тертя. Студенти зі шкірою типу пітта або капха (товста, жирна, липка і волога шкіра), як правило, сильно потіють, і їм краще носити шорти і збризкувати водою руки, особливо лікті. У холодну погоду, коли сильне потовиділення менш ймовірне, вони можуть носити довгі легінси і топи з довгими рукавами. Матеріал на матеріалі також легко ковзає.

Дев'ята віньяса

Вдихаючи, ми повертаємо рух у зворотному напрямку і сідаємо прямо в тому ж положенні, що і в сьомій *віньясі*. Коліна опускаються вниз, серце піднімається, поперек прогинається, лопатки опускаються вниз. Видихаючи, опускаємо руки вниз і випрямляємо ноги.

Віньяса десять

Вдихніть, підніміться вгору. Ви відчуєте користь від роботи черевного преса, а тепер літайте, як метелик.

Віньяса одинадцять

Видих, *Чатуранга Дандасана*.

Віньяса дванадцять

Вдихніть у Собаку, що дивиться вгору.

Віньяса тринадцять

Видихніть в Собаку, що дивиться вниз.

Упавішта Конасана

ВЕРТИКАЛЬНЕ ПОЛОЖЕННЯ ПІД ПРЯМИМ КУТОМ
Дрішті ніс (віньяса вісім), вгору (віньяса дев'ять)

Віньяса сім

Вдихаючи, переходьте до *Дандасани*. Розведіть ноги настільки, щоб ви все ще могли просто тримати зовнішню сторону стоп, що може бути під кутом від 90º до 120º.

Якщо ви не можете вхопитися за зовнішні сторони під будь-яким кутом, візьміться за великі пальці ніг. Початківці можуть спочатку зігнути ноги, щоб поперек не був округлим, і сісти на згорнуту ковдру, щоб використовувати силу тяжіння при витягуванні вперед. Тримаючись за стопи, підніміть всю передню частину тулуба. Втягніть нижню частину живота і увігніть поперек. Підніміть серце, втягуючи лопатки вниз по спині.

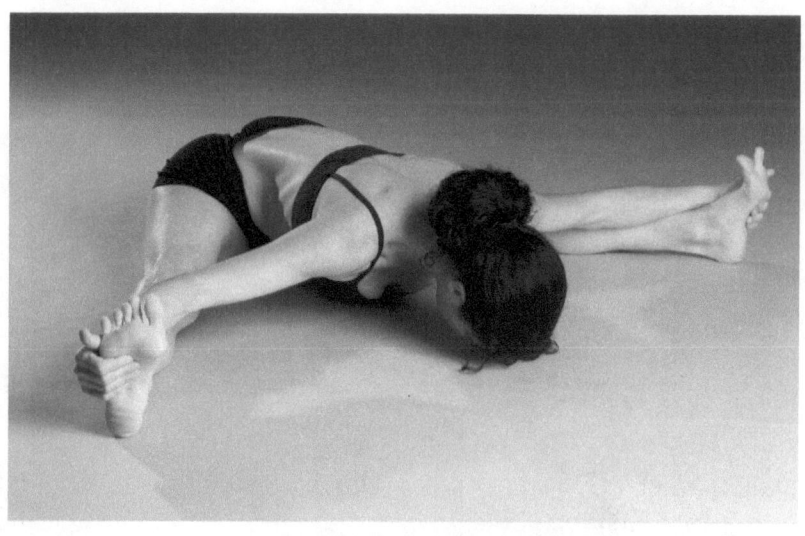

Упавішта Конасана А

Віньяса вісім

На видиху нахиліться вперед. Сильно працюйте ногами, підтягуючи колінні чашечки і втягуючи п'яти в підлогу, щоб захистити хрестоподібні зв'язки і підколінні сухожилля. Тримайте стегна в нейтральному положенні, коліна і стопи спрямовані прямо вгору. Нахиліться вперед настільки, наскільки зможете, зберігаючи спину прямою.

Мета цієї пози - збалансувати потік головної вайю в тулубі. Ці різні потоки життєвої сили врівноважуються при виконанні *Упавішта Конасани*. Для цього необхідно не опускати підборіддя до підлоги, а вести серцем вперед і вниз рівномірним рухом. Внутрішню цілісність хребта потрібно зберігати так, ніби ми стоїмо на місці.

Затримайте цю *віньясу* на п'ять вдихів.

Дев'ята віньяса

Вдихаючи, випряміть руки, підніміть тулуб, але все ще тримайтеся на ногах. На видиху нахиліться вперед, щоб отримати імпульс. Вдихаючи, перекотіться і балансуйте на кістках сидіння.

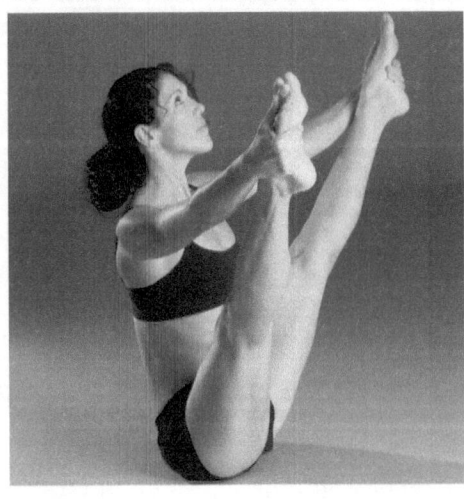

Упавішта Конасана Б

Досвідчені студенти можуть спробувати триматися за ступні під час підйому. Вам знадобиться гнучкість у нахилах вперед і сильний поперек. Швидко поверніть тулуб назад, розгинаючи стегна. Коли руки майже випрямлені, притисніть ноги до землі, використовуючи сідничні м'язи та підколінні сухожилля. Як тільки ноги відірвуться, продовжуйте рух, використовуючи згиначі стегна, щоб активно підняти ноги вище. Допомагайте руками, які будуть тягнути ноги до середньої лінії. Відведіть голову назад, щоб зменшити імпульс і врівноважитись.

Якщо цей метод не працює, змініть захват на великі пальці ніг. Ще простіший варіант - відпустити пальці ніг, але підняти прямі ноги до рук.

ЙОГИЧНИЙ КОНТЕКСТ

Вайї

Вайї, яких всього десять, є *життєво важливими потоками в тілі.* Це прана, апана, самана, *удана,* вьяна, нага, курма, кркара, девадатта і дхананджайя. Згідно з Ґеранда Самхітою, перші п'ять з них є основними вайю.[45] Вайю - це *пранічні потоки, які можна розглядати як підрозділи* прани, життєвої сили. Перший елемент у цьому підрозділі також називається праною, що потенційно може заплутати. Якщо термін прана *згадується разом з* апаною, то він відноситься до вайю-прани. Однак у терміні пранаяма, прана *відноситься до самої життєвої сили, яка є сукупністю десяти* вайю.

---

[45] Ґеранда Самхіта, V.61, *перекл.* R.B.S. Chandra Vasu, Sri Satguru Publications, Delhi, 1986, p. 46.

> *Окрім десяти* вайю, які ми також можемо назвати десятьма ватами, в тілі є десять капп *і десять* пітт. Причина, чому про них не часто згадують, полягає в тому, що ми можемо змінювати вайю *своїми діями, а отже,* змінювати весь організм. Ми не можемо впливати на пітту і каппу *безпосередньо.*
> У своєму коментарі Вьяса говорить про п'ять основних вайю: "Рух прани обмежується ротом і носом, а її дія поширюється аж до серця. Самана розподіляє [поживні речовини їжі] між усіма частинами однаково, і сфера її дії сягає пупка. Апана називається так тому, що вона виводить відходи і діє аж до підошов ніг. Удана - це життєва сила, спрямована вгору, і вона піднімається аж до голови. Життєва сила Вьяна поширюється по всьому тілу. Головною з цих сил є прана".[46]

Крім того, початківці можуть сісти прямо з повністю випрямленим хребтом, а потім підтягнути коліна до грудей, як для підготовки до *Навасани*. Візьміться за пальці ніг або зовнішню частину стоп і продовжуйте випрямляти ноги настільки, наскільки це можливо, зберігаючи спину прямою. Основна увага в позі повинна бути зосереджена на цілісності хребта, а не на тому, чи випрямлені ноги. Немає сенсу випрямляти ноги, якщо поперек округлий, а серце не витримує навантаження. Утримуйте цю

---

46 *Аранья, Філософія йоги Патанджалі з Бхасваті*, 4е доповнене видання, Університет Калькутти, Калькутта, 2000, с. 315.

віньясу також протягом п'яти вдихів. Потім, видихаючи, зведіть стопи разом і покладіть руки на підлогу.

Віньяса десять

Вдихаємо, піднімаємось вгору.

Віньяса одинадцять

Видих, *Чатуранга Дандасана*.

Віньяса дванадцять

Вдихніть у Собаку, що дивиться вгору.

Віньяса тринадцять

Видихніть в Собаку, що дивиться вниз.

Супта Конасана
ПОЛОЖЕННЯ ПІД КУТОМ НАХИЛУ
Дрішті Ніс

Сьома віньяса

Вдихаючи, перестрибніть в *Дандасану*. Видихнувши, повільно лягайте, тримаючи руки по обидва боки тулуба.

Віньяса вісім

Вдихаючи, підніміть ноги, заведіть стегна за плечі і поставте ступні на підлогу за головою. Підніміть руки над головою, потягніться до великих пальців ніг і широко розведіть ноги, поки руки не витягнуться прямо. Довго працюйте над хребтом, піднімаючи крижі до стелі. Робіть ноги сильними і прямими. Згинайте стопи і тримайте стегна в нейтральному положенні, не повертаючи їх ні в бік, ні в середину. Підніміть хребці Т1 і С7 від підлоги, м'яко вдавлюючи плечі і потилицю в підлогу.

Видихнувши, створіть невеликий імпульс, трохи підкотивши сідниці до голови і відштовхніться від пальців ніг.

Дев'ята віньяса

Вдихаючи, розгойдуйтеся на вдиху. Зупиніться в точці повороту позаду крижів, як в *Упавішта Конасані*. Піднін міть серце і обличчя до стелі. Повністю зігніть стопи і повністю скоротіть квадрицепси. Видихніть, опираючись силі тяжіння, приземляючись на литки, а не на п'яти, і тягніться грудьми і підборіддям до підлоги.

Саме координація рухів і дихання забезпечує контроль і рівновагу в цій позі. Завершіть вдих, коли досягнете точки, в якій ви бажаєте врівноважитись. Піднімаючи тут серце і обличчя, ви зупиняєте рух вперед - момент тиші - перед тим, як видих завершить нахил вперед. Тримаючи серце і обличчя піднятими, а ноги сильними і прямими, ви зробите рух плавним, а приземлення пружним.

Якщо підколінні сухожилля недостатньо гнучкі, щоб тримати ноги прямими в *Упавішта Конасані*, важливо відпускати пальці ніг під час спуску. В іншому випадку ви будете сильно приземлятися на п'яти і ризикуєте сильно розтягнути підколінні м'язи.

При правильному виконанні цей рух зміцнює м'язи спини і живота та покращує *банди*; він також може допомогти у виправленні підвивихів хребців.

ПРАСАРІТА ПАДОТТАНАСАНА Б

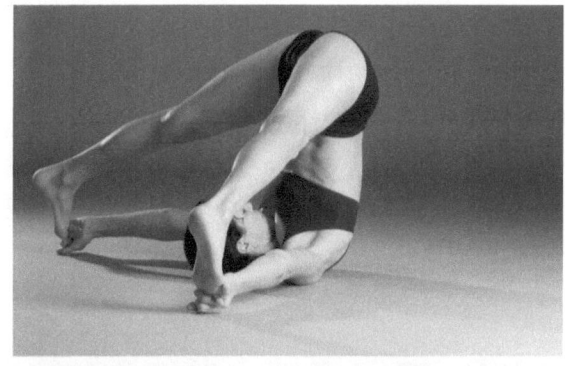

Супта Конасана фаза 1

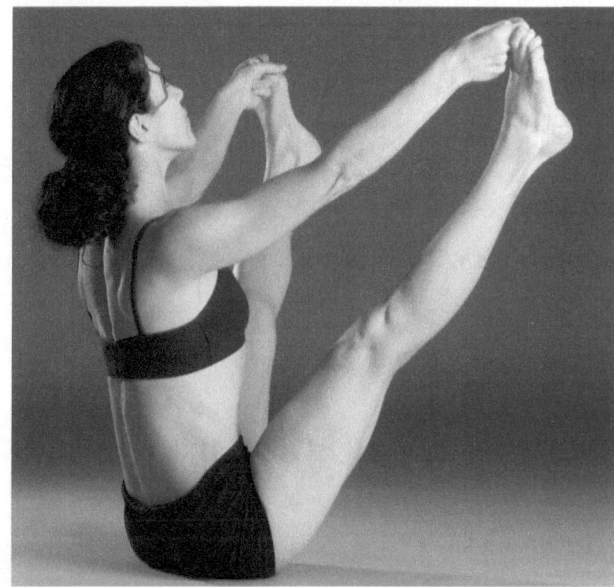

Супта Конасана фаза 2

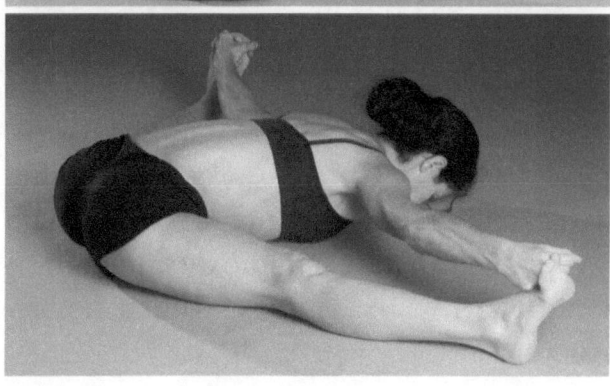

Супта Конасана фаза 3

Віньяса десять

Вдихаючи, підніміть серце, не відриваючи пальців ніг. Видихнувши, покладіть руки на підлогу.

Віньяса одинадцять

Вдихаємо, піднімаємось вгору.

Віньяса дванадцять

Видихніть в *Чатуранга Дандасану*.

Віньяса тринадцять

Вдихніть у Собаку, що дивиться вгору.

Віньяса чотирнадцята

Видихніть в Собаку, що дивиться вниз.

Супта Падангуштасана
ПОЛОЖЕННЯ ЛЕЖАЧИ ТРИМАЮЧИ ВЕЛИКІ ПАЛЬЦІ НІГ
Дрішті Пальці на ногах і в сторону

Сьома віньяса

Вдихаючи, перестрибуйте. На видиху повільним, контрольованим рухом лягайте. При цьому ексцентрично задіюються м'язи-згиначі стегна, які повинні повільно розтягуватися проти сили тяжіння; в іншому випадку ви приземлитеся на спину з глухим ударом. Тепер покладіть обидві руки на стегна.

Віньяса вісім

Вдихаючи, підніміть праву ногу, не згинаючи її, і підніміть великий палець.

Дев'ята віньяса

Видихнувши, підніміть тулуб назустріч нозі, а не тягніть ногу вниз до тулуба. В ідеалі, відірвіть весь хребет від підлоги. Це робить *Супта Падангуштасану* більше вправою для розвитку сили, ніж для підвищення гнучкості. Ліву ногу тримайте прямою і в контакті з підлогою. Серце піднімається до коліна, підборіддя зрештою зустрічається з гомілкою, а погляд піднімається до пальців ніг. Утримуйте стан *Супта Падангуштасани* протягом п'яти вдихів.

Віньяса десять

Вдихаючи, ексцентрично розтягніть згиначі стегон і черевний прес і тим самим опустіть тулуб і голову на підлогу.

Віньяса одинадцять

На видиху, все ще тримаючи великий палець ноги, витягніть праву ногу в праву сторону. Вся довжина хребта і нижня частина лівої ноги зберігають контакт з підлогою. Продовжуйте рух правої ноги вбік лише до тих пір, поки ви можете утримувати ліву сідницю на землі. У цьому вам може допомогти ліва рука на стегні. П'ятка правої ноги спрямовує рух вниз до підлоги. Це змушує праве стегно обертатися в медіальному напрямку. Ця дія необхідна для протидії протилежній тенденції (бічному обертанню стегна), що дозволяє уникнути розтягування і подовження привідних м'язів внутрішньої поверхні стегна. Аддуктори повинні подовжуватися ексцентрично на шляху вниз, рух, який може багато чому навчити нас про *Баддха Конасану*.

Завершуючи рух, підніміть голову трохи від підлоги і поверніть її, щоб подивитися в лівий бік. Сильно працюйте лівою ногою, щоб залишитися на якорі, одночасно витягуючись через основи всіх пальців лівої ноги. У кінцевому варіанті плечі, сідниці і стопи торкаються підлоги. Традиційно цій позі приписують здатність коригувати довжину кінцівок по відношенню до тулуба. Утримуйте цю *віньясу* протягом п'яти вдихів.

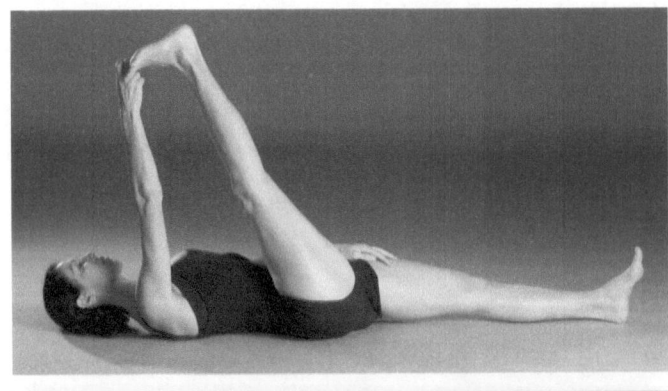

Супта Падангуштасана віньяса вісім

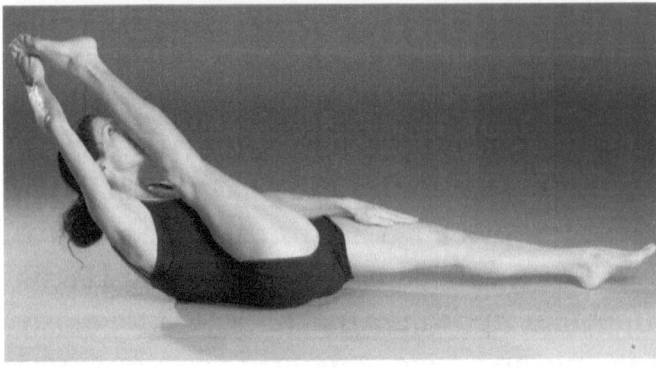

Супта Падангуштасана віньяса дев'ять

Віньяса дванадцять

Вдихаючи, підніміть ногу назад до центру, рух, який поєднує приведення і бічну ротацію стегна. Поверніть погляд на пальці ніг.

Віньяса тринадцята

Видихнувши, підніміть тулуб, повторюючи рух дев'ятої *віньяси*.

Віньяса чотирнадцята

Вдихаючи, опустити тулуб на підлогу, повторюючи рух десятої *віньяси*.

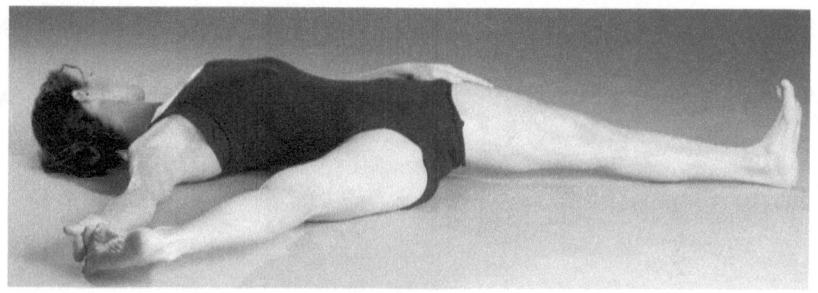

Супта Паршвасахіта (одинадцята віньяса Супта Паданґуштасани)

Віньяса п'ятнадцять

На видиху відпускаємо великий палець і тягнемо праву ногу вниз до підлоги. Поки ми не досягнемо 90º згинання стегна (нога спрямована до стелі), цей рух є розгинанням стегна, яке тут виконує великий сідничний м'яз проти сили тяжіння. З цього моменту роботу продовжують згиначі стегна, які подовжуються ексцентрично, що запобігає неконтрольованому падінню ноги на підлогу. На завершення руху обидві руки лягають на стегна.

Повторіть ті ж рухи з лівого боку (*віньяси* з шістнадцятої по двадцять третю). На рахунок двадцять три переходимо в положення лежачи на підлозі.

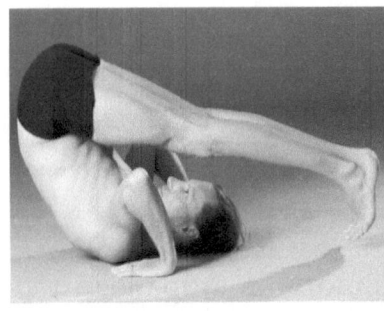

Чакрасана фаза 1   Чакрасана фаза 2

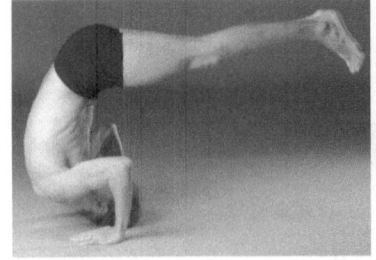

Чакрасана фаза 3   Чакрасана фаза 4

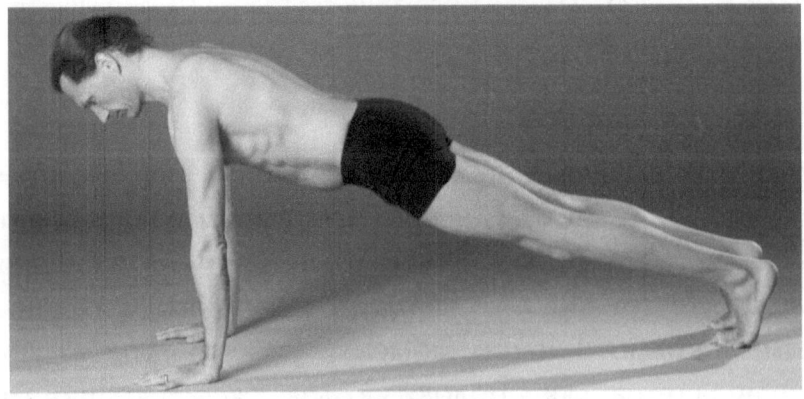

Чакрасана фаза 5

Всі пози, які закінчуються лежанням на підлозі, виходять за допомогою руху, який називається *Чакрасана* (поза колеса). Не намагайтеся виконувати *Чакрасану*, якщо у вас хлистовидний вивих або зворотне викривлення шиї.

Віньяса двадцять чотири:

версія для досвідчених студентів

Вдихаючи, відірвіть ноги від підлоги, згинаючи тазостегнові суглоби, і покладіть руки біля вух, заклавши пальці під плечі. Продовжуйте цей рух, прогинаючи тулуб, використовуючи м'язи живота. Імпульс поєднує ці рухи з рухами верхньої частини тіла; коли на підлозі залишаться тільки плечі, упріться долонями в підлогу, ніби випрямляючи руки. Тримаючи ноги сильними, а стегна відірваними від підлоги, переверніться в *Чатуранга Дандасану*. Протягом усього часу тримайте погляд на кінчику носа.

Віньяса двадцять чотири:

версія для студентів із середнім рівнем підготовки

Покладіть ковдру під плечі, щоб підняти Т1, С7 і С6. На останньому видиху відірвіть ноги від підлоги. Після того, як ви пройдете через 30º, вдихніть і підніміть ноги над головою, одночасно прогинаючи тулуб. Видихнувши, опустіть ноги за голову в *Халасану* (позу плуга) і покладіть руки під плечі. Наприкінці видиху, коли грудна клітка повністю здута, переверніться і, вдихаючи, упріться руками в підлогу, щоб перейти в *Чатуранга Дандасану*.

Щоб уникнути надмірного тиску на м'язи шиї, потрібна значна сила верхньої частини тіла. Ваш вчитель повинен оцінити, чи готові ви до цього перехідного руху. Початківці можуть повністю утриматися від цього переходу. Або ж підтягніть коліна до грудей, розгойдайтеся до сидячого положення і перейдіть до звичайної *віньяси*.

Віньяса двадцять п'ять Вдих у Собаку, що дивиться вгору.

Віньяса двадцять шість Видих в Собаку, що дивиться вниз.

Убхайя Падангуштасана
ПОЗА ВІЗЬМИ ОБИДВА ВЕЛИКИХ ПАЛЬЦЯ НІГ
Дрішті Вгору

Сьома віньяса
Вдихаючи, ковзаємо в *Дандасану* і, видихаючи, лягаємо

Віньяса вісім
Тримайте ступні ніг разом і, піднявши руки над головою, візьміться за обидва великі пальці ніг. Витягніть хребет і потягніться сідничними кістками до стелі. Випрямити руки і ноги, згинаючи стопи. Видихнувши, витягніть сідниці над головою, прогинаючи тулуб, щоб створити певний імпульс.

ПРАСАРІТА ПАДОТТАНАСАНА Б

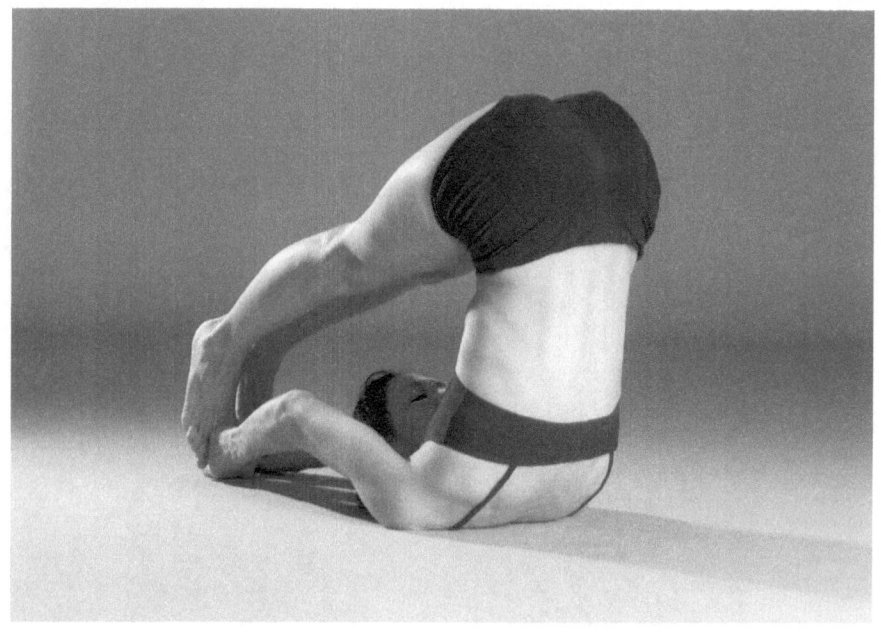

Убгайя Паданґуштасана віньяса 8

Дев'ята віньяса

Вдихаючи, перекочуйтеся вгору, спрямовуючи стопи. Щоб плавно перекотитися через спину, достатньо прогніть поперек, втягнувши нижню частину живота. Продовжуйте рух вгору, використовуючи зв'язок вдиху і *банди*. Зупиніть рух вперед серцем і підніміть обличчя до стелі, повернувшись до рівноваги за сідничними кістками. Одночасно вдих завершується в точці рівноваги, перетікаючи у видих, зберігаючи кінцеву позицію рівноваги. Витягніть задню частину шиї і відтягніть лопатки вниз. Подивіться вгору і утримуйте *Убхайя Падангуштасану* протягом п'яти вдихів.

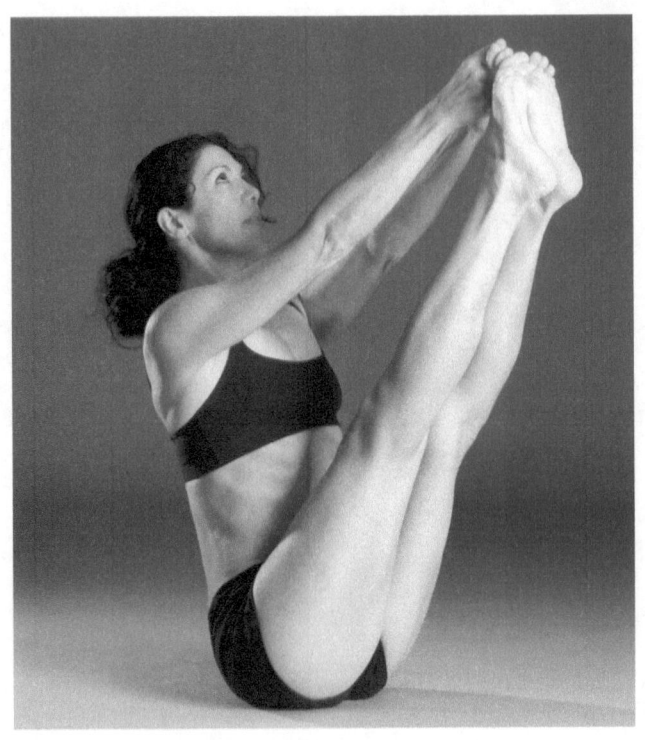

Убгайя Паданґуштасана віньяса 9

Видихнувши, опускаємо руки вниз. Стопи залишаються, зависаючи в кінцевому положенні.

Віньяса десять Вдихаючи, підніміться вгору, скручуючись у клубок.

Віньяса одинадцять Видихнувши, поверніться в *Чатуранга Дандасану.*

Віньяса дванадцять Вдих у Собаку, що дивиться вгору.

Віньяса тринадцять Видих у Собаку, що дивиться вниз.

Урдхва Мукха Пашімоттанасана
НАХИЛ ВПЕРЕД ОБЛИЧЧЯМ ВГОРУ
Дрішті Вгору

Сьома віньяса

Вдихаючи, ковзайте в *Дандасану*; видихаючи, лягайте.
Віньяса **вісім**
Вдихаючи, перекиньте ноги і покладіть ступні на підлогу за головою.

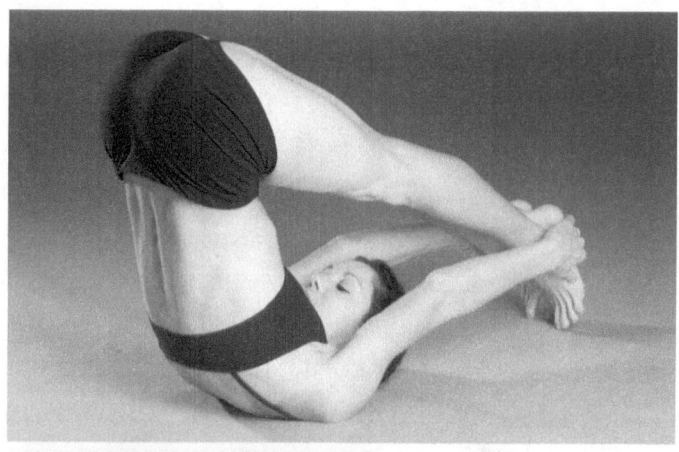

Урдхва Мукха Пашімоттанасана віньяса 8

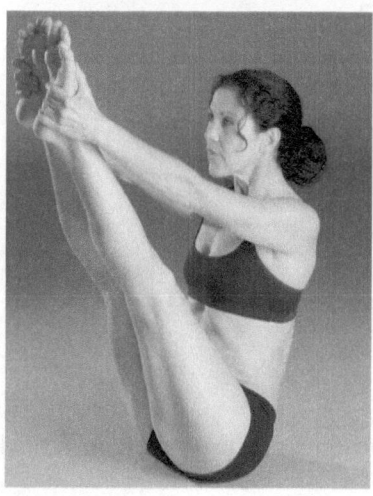

Урдхва Мукха Пашімоттанасана віньяса 9

У цій позі візьміться за зовнішню сторону стоп і спрямуйте їх. Подовжте і випряміть хребет, піднявши крижі до стелі. Втягніть низ живота і глибоко вдихніть грудною кліткою.

Видихнувши, прогніть хребет і перекочуйтеся на носках, поки стопи не зігнуться.

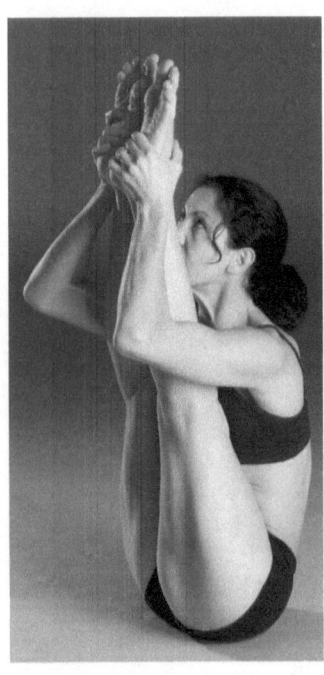

Урдхва Мукха Пашімоттанасана фінальна позиція

Дев'ята віньяса

Вдихаючи, відштовхніться від стоп і підніміться вгору, поки не врівноважиться позаду сідничних кісток. Цей рух вимагає більшої гнучкості підколінних сухожиль або, навпаки, більшого імпульсу, ніж попередня позиція. Знову підніміть серце, відведіть голову назад і затримайте вдих, щоб зафіксувати точку рівноваги.

Видихнувши, підтягніть ноги до тулуба, закриваючи проміжок між ними. Поглибте пах, направте стопи і подивіться вгору до пальців ніг. Затримайтеся в цій *віньясі* на п'ять вдихів.

Видихнувши, відпустіть стопи, залиште ноги в положенні, а руки покладіть на підлогу.

Віньяса десять

Вдихаючи, підніміться і прокрутіться, очищаючи підлогу.

Віньяса одинадцять

Видихнувши, опускайтеся в *Чатуранга Дандасану*.

Віньяса дванадцять

Вдихніть у Собаку, що дивиться вгору.

Віньяса тринадцять

Видихніть в Собаку, що дивиться вниз.

Сету Бандасана
ПОЗА МОСТУ
Дрішті Ніс

Сьома віньяса

Вдихаючи, ковзаємо до *Дандасани*. Видих, лягаємо.

Віньяса вісім

Заземливши сідниці, витягніть грудну клітку до стелі і покладіть маківку голови на підлогу. Тримайте п'яти разом і обертайте стегна вбік, поки зовнішні склепіння стоп не торкнуться підлоги. Тепер зігніть коліна так, щоб п'яти знаходилися на відстані приблизно 45 сантиметрів від сідниць, все ще тримаючи п'яти разом. Ця відстань може сильно варіюватися, залежно від гнучкості та довжини ніг. Нарешті, схрестіть руки на грудях і покладіть кожну руку в протилежну пахву.

Дев'ята віньяса

Вдихаючи, випряміть ноги і відірвіть сідниці від підлоги. Перекотіться на лоб і подивіться в сторону носа. Не скорочуйте м'язи задньої частини шиї (розгиначі шиї

- трапецієподібний, м'яз-підіймач лопаток, ремінний м'яз голови), але тримайте активними згиначі шиї (драбинчасті та кивальний м'язи), щоб контролювати величину розгинання і тим самим захистити шию (див. "Парадокс активного розслаблення"). Відкрийте передню частину горла. Підніміть грудну клітку на руки так, щоб лікті піднімалися до стелі, а не переносили вагу рук на грудну клітку. Тримайте тазостегновий суглоб витягнутим, використовуючи сідниці (сідничні м'язи), а не підколінні сухожилля, які легко спазмуються в цій позі. Тіло стає мостом, вигинаючись від стоп до голови.

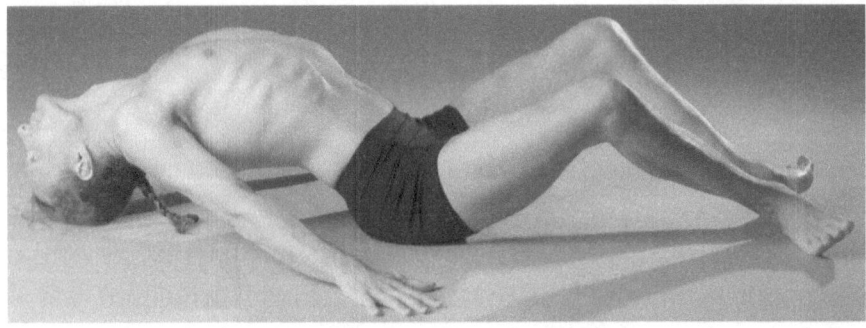

Сету Бандасана віньяса вісім

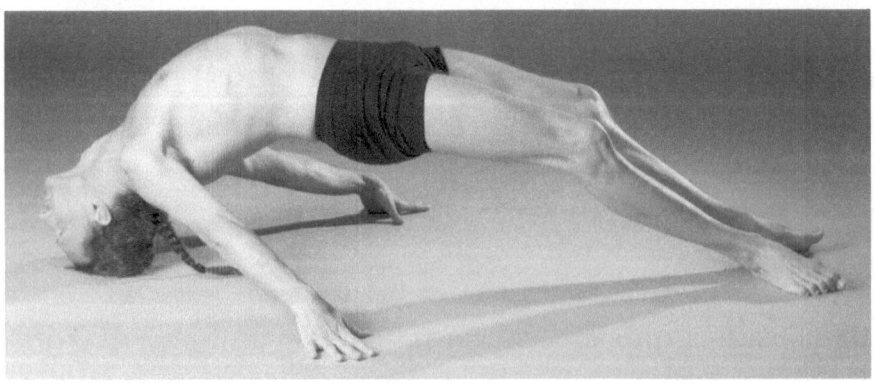

Сету Бандасана (фінальна версія)

ПРАСАРІТА ПАДОТТАНАСАНА Б

ВАРІАЦІЇ ДЛЯ ПОЧАТКІВЦІВ

Якщо ви маєте хлистову травму, маєте інші проблеми з шиєю або ваша шия недостатньо сильна, рекомендується залишатися у *віньясі* вісім, поки стан не покращиться.

Якщо ви хочете піти далі, з *віньяси* вісім розведіть руки в сторони долонями вниз. Тримаючи руки в такому положенні, випряміть ноги. Таке положення рук допомагає переносити вагу тулуба і забезпечує більшу стабільність. Виконуйте цю версію деякий час, щоб дозволити шиї зміцнитися.

Щоб просунутися ще глибше в позу, з *віньяси* вісім покладіть руки по обидва боки голови, пальці спрямовані до стоп. Тепер ви можете переносити частину ваги на руки, досліджуючи перекочування до чола.

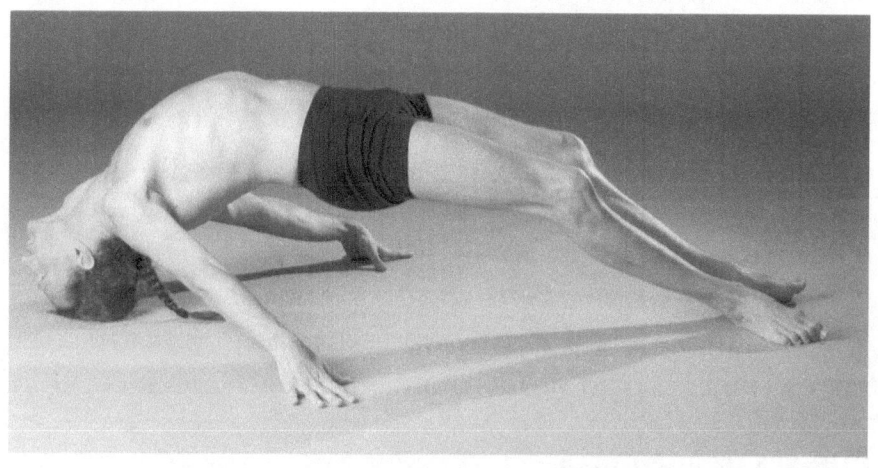

Сету Бандасана для початківців версія руки в сторони

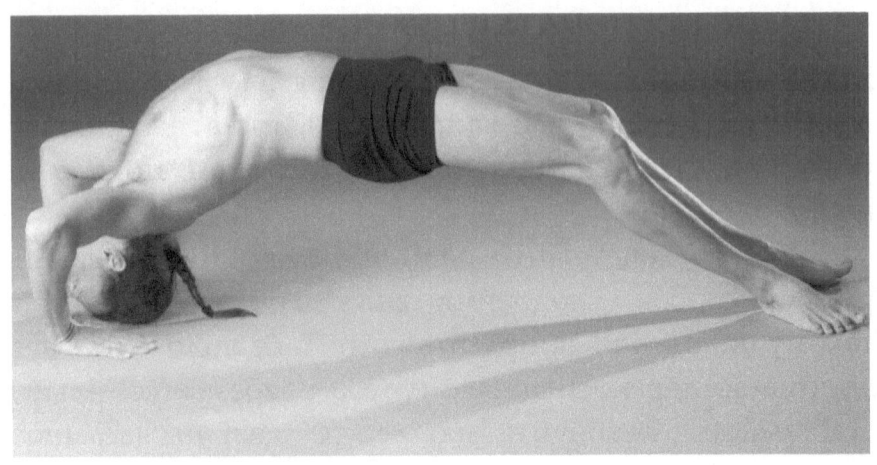

Сету Бандасана для початківців версія руки над головою

Знову ж таки, дайте собі час, щоб відчути себе компетентним у цій версії, перш ніж спробувати остаточне положення рук. При правильному виконанні *Сету Бандасана* вирівнює шию.

Віньяса десять

Видихнувши, точно повторіть рухи, за допомогою яких ви прийняли позу. Не скочуйтеся вниз з голови, оскільки це може спричинити надмірний тиск на шийні хребці. Замість цього збережіть вигин спини і опустіть сідниці вниз близько до голови. Тепер підніміть грудну клітку, відведіть голову і ляжте, випрямивши ноги і повернувши їх у нейтральне положення шляхом медіального обертання стегон.

Віньяса одинадцять

Це друга поза, в якій ми лежимо на спині. Як і в *Супта Паданґуштасані*, виходьте з цієї пози через *Чакрасану*. Якщо це занадто складно, розгойдайтеся до сидячого положення і стрибніть назад в *Чатуранга Дандасану*.

Віньяса дванадцять Вдих у Собаку, що дивиться вгору.

Віньяса тринадцять Видих у позу Собаки, що дивиться вниз.

Урдхва Дханурасана
ВИСХІДНИЙ УКЛІН

Дрішті **Ніс**

Передумова: К. Паттабхі Джойс стверджує, що студенти повинні вміти виконувати всі асани до цього моменту майстерно, перш ніж приступати до інтенсивного прогинання спини. Він пояснює, що тонкий нерв (наді) біля основи черепа може бути пошкоджений, якщо виконувати прогинання без такої підготовки.

Нахили вперед і розкриття тазостегнових суглобів створюють платформу, з якої ми переходимо до більш складних дій. *Маріч'ясана Д, Супта Курмасана* і *Гарбха Піндасана* створюють основну силу, необхідну для виконання більш інтенсивних вправ на прогинання спини, таких як згинання назад з положення стоячи.

Зверніть увагу, що *Урдхва Данурасана* відсутня не тільки в Йога Мала, але й в інших старих списках Першої Серії. Включення *Урдхва Дханурасани* в Першу Серію, схоже, є пізнішою інтерполяцією.

Сьома віньяса

Вдихаючи, ковзайте до *Дандасани* і лягайте.

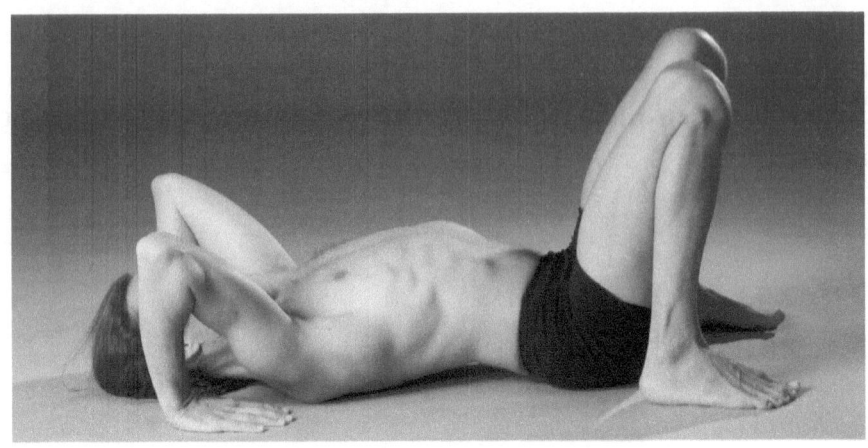

Урдхва Дханурасана віньяса вісім

Віньяса вісім

На видиху зігніть ноги і підтягніть п'яти до сідниць. Опустіть ступні вниз паралельно і на ширині стегон. Тепер покладіть руки по обидва боки голови, середні пальці паралельні і спрямовані до стоп. Розведіть пальці. З останнім видихом відірвіть тулуб від підлоги всього на сантиметр.

Дев'ята віньяса

На вдиху плавним рухом випрямити руки і ноги і підняти тулуб у повітря. Не втягуйте повітря, а плавно вдихайте. Не виштовхуйте тіло вгору, це може призвести до перенапруження плечових суглобів, крижів і фасцій хребта.

Багато студентів схильні вивертати стопи назовні і розводити коліна в сторони з розгорнутими стегнами. Це є компенсацією жорсткості чотириголового та/або сідничних м'язів. Розкриваючи ноги у швах, ви отримуєте більше простору без необхідності розтягувати згиначі стегна. Хоча це може досягти короткострокової мети, в довгостроковій перспективі це може призвести до защемлення крижів, що призводить до болю в попереку. Розгортання стегон задіює бічні м'язи-обертачі стегна, один з яких, грушоподібний м'яз, починається через зв'язки на крижах. Якщо грушоподібний м'яз спазмується від надмірного навантаження, крижі більше не можуть плавати в крижово-клубових зчленуваннях і стають фіксованими.

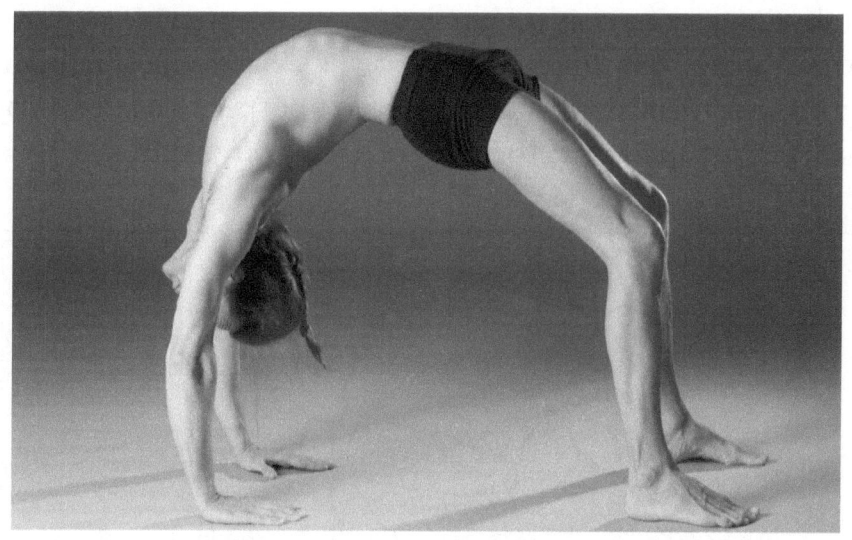

Урдхва Дханурасана (дев'ята віньяса)

Тонкі рухи крижів діють як насос, який стимулює потік спинномозкової рідини між захисними шарами спинного мозку. Наш мозок плаває в спинномозковій рідині, яка відповідає за живлення його і спинного мозку, а також захищає його, виконуючи роль амортизатора. Защемлення крижів не тільки погіршує рух хребців (ефект доміно), але й гальмує потік життєво важливої спинномозкової рідини. Це створює труднощі для всього

- від виконання повсякденних справ до залучення до тонкої роботи медитації.

Цій тенденції до вивертання стоп і стегон протидіє медіальна ротація стегнових кісток, доки не буде знайдено нейтральне положення ніг. Медіальний поворот стегнової кістки досягається за рахунок напруження фасції латеральної кістки, тонкого, напівсухожильного і напівперетинчастого м'язів (двох підколінних м'язів) і малого сідничного м'яза. При такому положенні ніг розтягуються м'язи-згиначі стегна (прямий м'яз стегна і сідничні м'язи), що необхідно для реального прогресу в нахилах назад. Всі чотири кути стоп будуть однаково закріплені.

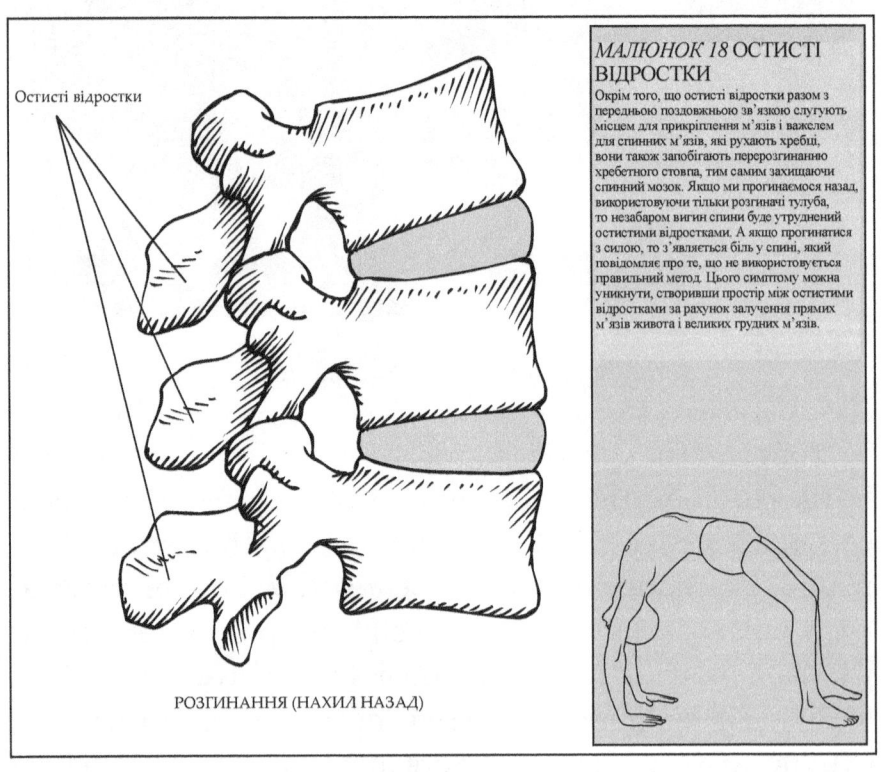

МАЛЮНОК 18 ОСТИСТІ ВІДРОСТКИ

Окрім того, що остисті відростки разом з передньою поздовжньою зв'язкою слугують місцем для прикріплення м'язів і важелем для спинних м'язів, які рухають хребці, вони також запобігають перерозгинанню хребетного стовпа, тим самим захищаючи спинний мозок. Якщо ми прогинаємося назад, використовуючи тільки розгиначі тулуба, то незабаром вигин спини буде утруднений остистими відростками. А якщо прогинатися з силою, то з'являється біль у спині, який повідомляє про те, що не використовується правильний метод. Цього симптому можна уникнути, створивши простір між остистими відростками за рахунок залучення прямих м'язів живота і великих грудних м'язів.

РОЗГИНАННЯ (НАХИЛ НАЗАД)

Щоб відкрити грудну клітку, нам знову потрібно запобігти компенсації вивертання пахвових западин убік. Це досягається за рахунок бічного обертання плечової кістки, яке виконується підостним м'язом.

До того, як тварини почали ходити прямо, хребет був горизонтальним, як стіл, рівномірно підтримуваний на всіх чотирьох кутах чотирма кінцівками. У вертикальному положенні тазовий пояс, грудна клітка і плечовий пояс захищають більшу частину хребта не тільки від нападників, але й від надмірно старанних учнів йоги. Однак однією з ділянок, якій явно бракує захисту, є поперековий відділ хребта. Оскільки поперек - найм'якша ділянка, новачок може вільно "натиснути" на нього, щоб "підкорити" прогин.

Натомість вдихайте в ті зони, які напружені, зазвичай це груди і передня частина стегон, розм'якшуйте і відпускайте їх. Одночасно підтримуйте слабкі та м'які місця. Зазвичай це поперек, який повинен бути захищений міцним косим комплексом м'язів живота (зовнішні і внутрішні косі, прямі і поперечні м'язи живота). Крім того, поперек і шия вже мають природний лордотичний вигин (див. мал. 1), і надмірне скорочення цих ділянок при нахилах назад може призвести до м'язового спазму.

Так само, як і у випадку з Собакою, що дивиться вгору, розвивайте силу опори чотирьох стовпів: рук і ніг. Як тільки тулуб піднімається в дугу назад, робота рук і ніг допомагає підняти хребет вище в повітря, подовжуючи тулуб і полегшуючи будь-яке стиснення хребців. Уявіть собі, що ваш тулуб - це балдахін, який здіймається вгору, встановлений на чотирьох міцних і закріплених опорах. Захистіть шию, подовжуючи її, а не стискаючи, і відпустивши маківку голови в напрямку підлоги.

Глибший прогрес в нахилі назад:

Після того, як ви піднялися в *Урдхва Дханурасану* і відчули, що досягли своєї межі, відпустіть частину напруги з тих м'язів, які тримали вас у цій позі, і натомість задійте їхніх антагоністів. Для плечового поясу це означає звільнення трапецієподібних і дельтоподібних м'язів, задіявши великий грудний м'яз та найширший м'яз спини. Уздовж тулуба розслабте прямі м'язи спини і поперековий м'яз, задіявши м'язи живота, особливо прямий м'яз живота. В бедрах розслабте великий сідничний м'яз, залучаючи клубово-поперекові м'язи, а на ногах розслабте підколінні м'язи, залучаючи чотириголовий м'яз.

Цей метод вивільнення протилежностей важливий з наступних причин:

- Розгиначі спини скорочуються і вкорочують спину. Це корисна дія для переходу в *Урдхва Дханурасану*, але вона має свої обмеження. Якщо продовжувати виконувати вправу, не обмежуючись виганянням спини, то рух стискає остисті відростки хребців, що перешкоджає подальшому руху назад.
- Щоб створити більш глибокий прогин спини, нам потрібно подовжити хребет і спину. Ця дія виконується за допомогою прямих м'язів живота, грудних м'язів і великих грудних м'язів, розташованих на передній частині тулуба.

- Під час віджимання в прогині основними м'язами, які перенапружуються, є м'язи попереку, оскільки це найм'якша ділянка хребта. Поперековий м'яз вивільняється і подовжується за рахунок залучення грудних м'язів і прямих м'язів живота.
- На початку практики йоги грудна клітка практикуючого часто має дерев'яну і мляву форму. Йогівське дихання і прогини допомагають зробити її м'якою і пульсуючою, забезпечуючи здорове функціонування життєво важливих органів в грудній порожнині і збільшуючи дихальний об'єм - кількість повітря, що обмінюється при нормальному диханні. При залученні великих грудних м'язів грудна клітка прокидається і розкривається.

Як досягти цих рухів:

Зберігайте підтримку тих м'язів, які привели вас у позу (розгиначі спини, згиначі плечей, розгиначі стегон і згиначі ніг), а потім задійте їхні антагоністи, щоб заглибитися в позу. Щоб задіяти великий грудний м'яз, щоб відкрити грудну клітку і пахви, зробіть ковзаючий рух руками в напрямку до кінця килимка. Ця дія наближає грудну клітку до зап'яст або навіть далі, коли розкриваються пахви і грудна клітка.

Тепер, не компенсуючи, просуньте руки до ніг. Тут задійте чотириголовий м'яз так, ніби ви хочете зігнути тазостегновий суглоб. Однак у цьому положенні тазостегновий суглоб не може згинатися, оскільки цьому перешкоджають м'язи-розгиначі стегна. Тому квадрицепси глибоко розслабляються і своєю роботою випрямляють ноги. Займіть простір, який ви отримали, зблизивши руки і ноги. Тепер підніміться на кінчики пальців ніг і підніміть груди високо над плечима. Утримуючи цю щойно набрану висоту, знову опускайте п'яти до підлоги.

Задійте м'язи живота і використовуйте це скорочення, щоб підняти весь тулуб до стелі. Залучення м'язів живота розсуне остисті відростки хребців. Тепер поглибте прогин у спині, створюючи простір під собою.

Слідкуйте за тим, щоб пахви, стегна, коліна та стопи не роз'їхалися. Розтягуйте квадрицепси та решту передньої частини тіла.

Відчуйте, як вдихи, зроблені в передню частину грудної клітки і під ключиці, розм'якшують і розкривають грудну клітку. Під час всього прогину спини погляд спрямований до носа. Ця *дрішті* допомагає запобігти надмірному стисканню шиї. Замість того, щоб відводити голову назад і дивитися вниз на руки, опустіть маківку голови і подовжте задню частину шиї.

Залучіть широкий м'яз спини, який працює разом з великим грудним м'язом для розгинання рук. Спинний м'яз також має здатність опускати весь плечовий пояс (тягнучи лопатки вниз по спині). У цій функції він є антагоністом трапецієподібних м'язів і м'язів-піднімачів лопатки. При натисканні на лопатки трапеція звільняється, а шия і верхня частина спини подовжуються. Дія дорсального м'яза спини разом з великим грудним м'язом розводить остисті відростки грудного відділу хребта в сторони. Це вигинає грудну клітку і дозволяє відкрити доступ до серця.

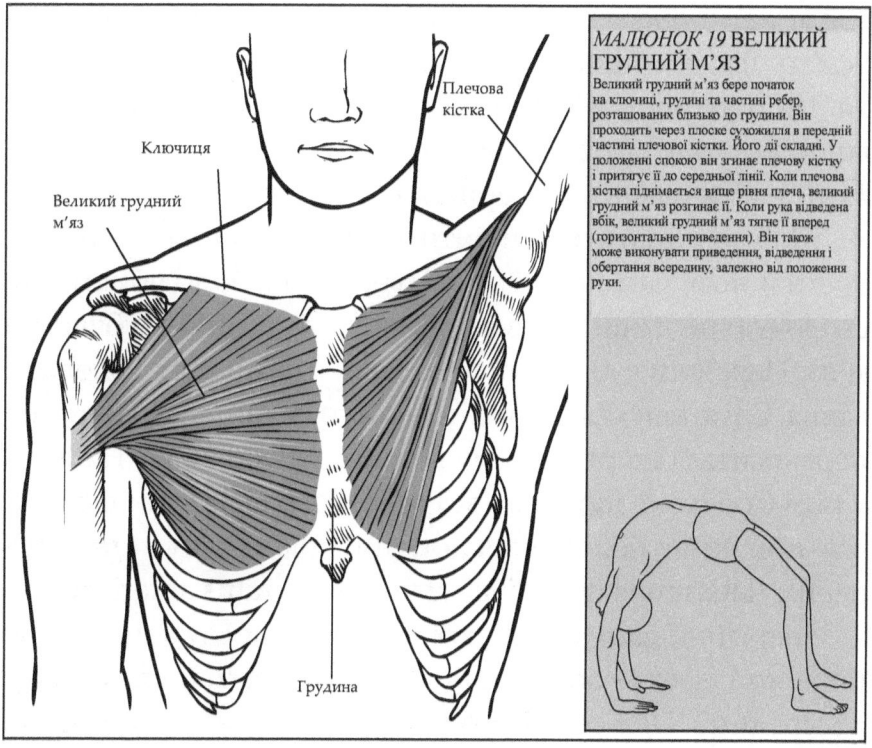

МАЛЮНОК 19 ВЕЛИКИЙ ГРУДНИЙ М'ЯЗ

Великий грудний м'яз бере початок на ключиці, грудині та частині ребер, розташованих близько до грудини. Він проходить через плоске сухожилля в передній частині плечової кістки. Його дії складні. У положенні спокою він згинає плечову кістку і притягує її до середньої лінії. Коли плечова кістка піднімається вище рівня плеча, великий грудний м'яз розгинає її. Коли рука відведена вбік, великий грудний м'яз тягне її вперед (горизонтальне приведення). Він також може виконувати приведення, відведення і обертання всередину, залежно від положення руки.

Іноді можна побачити, як студенти йоги стоять у *Самастхіті* з гордо роздутими грудьми, наче на військовому параді. Поза військової уваги складається з підняття і витягування грудної клітки вперед, як броня і укріплення характеру. Це досягається за рахунок загартовування за серцем, яке готує нас до бою. Анатомічно це відбувається завдяки скороченню трапецієподібних і ромбовидних м'язів. Ромбовидний м'яз додає лопатки (тягне лопатки всередину до хребта).

У йозі область за серцем повинна залишатися відкритою, як небо. Закриваючись за серцем, ми зосереджуємося на тому, що потрібно підкорити перед собою. Це функція сонячного розуму (пов'язана з *Сур'я Наді*, каналом сонячної енергії). На противагу цьому, відкриття за серцем дозволяє нам побачити, що ми знаходимося прямо посеред усього: що все просто є і нічого не потрібно завойовувати. Ця позиція пов'язана з відстороненим розумом, який виникає, коли дихання потрапляє в центральний канал, який також називають серцем, поглиначем розуму.

Щоб залишатися відкритими позаду серця в цій конкретній позі, нам потрібно звільнити ромбоподібні м'язи, скорочуючи їхній м'яз-антагоніст, передній зубчастий м'яз. Передній зубчастий м'яз впав у немилість і зловживання. Саме цей м'яз розводить лопатки широко, коли вага переноситься на руки; тому він також є ключовим м'язом у позі Собакою, що дивиться вгору і в балансуванні рук. У всіх цих позах положення лопаток повинно бути притисненим (latissimus dorsi) і відведеним (serratus anterior).

Енергійне залучення найширшого м'язу спини має побічний ефект - обертання плечової кістки (кістки руки) досередини. Цей ефект розділяється з підлопатковими та великими грудними м'язами. Ця медіальна ротація плечової кістки дозволяє паховим западинам розгортатися в сторони, що дозволяє плечам рухатися до вух і, в кінцевому підсумку, зменшує прогин спини. Цій дії необхідно протидіяти за допомогою підостного м'яза.

Застереження: Правильне вирівнювання пахових западин повинен оцінювати кваліфікований викладач. Дія ротації назовні, якщо зловживати нею, може призвести до хронічного запалення плечового суглоба, особливо у випадку, якщо у людини вже є постійно розвернені назовні плечові кістки.

Віньяса десять

Повільно видихаючи, опускайтеся вниз. Подивіться в стелю і опустіть потилицю вниз. Повторіть *віньясу* вісім-десять разів ще двічі, з кожним разом заглиблюючись у прогин спини.

Після завершення ми протиставляємо нагріваючий, стимулюючий ефект прогину назад охолоджуючому, заспокійливому ефекту прогину вперед.

Пашімоттанасана
ІНТЕНСИВНЕ ЗАХІДНЕ РОЗТЯЖІННЯ
Дрішті Пальці ніг

Сьома віньяса

Вдихаючи, входьте в *Дандасану*.

Віньяса вісім

Видихніть, потягніться вперед і візьміться за ступні. Вдихаючи, підніміть груди і подивіться вгору.

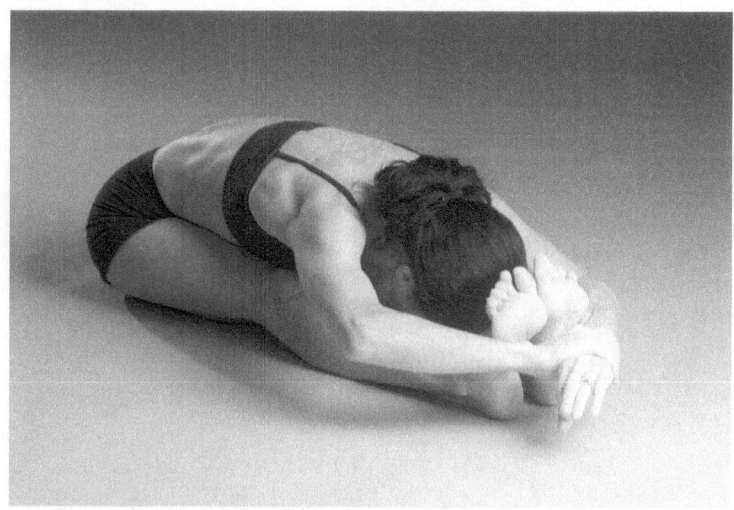

Пашімоттанасана

Дев'ята віньяса

Видихніть у *Пашімоттанасану*. Тут позу можна утримувати набагато довше, ніж на початку послідовності. Особливо після тривалої або напруженої практики її можна утримувати протягом двадцяти-тридцяти дихань як відновлювальну *асану*.

Віньяса десять

Вдихаючи, підніміть голову і випряміть руки. Видихаючи, лягайте в *Тадага Мудру*. Тадага означає резервуар або ставок, і саме тут імітується спокій ставка після активності розгинань. *Мудра* нагадує *Самастхіті* лежачи на спині. Тримайте всі основні групи м'язів задіяними, а очі відкритими. Тримайте *Тадага Мудру* протягом десяти вдихів або до тих пір, поки ваше дихання не повернеться до нормального, спокійного співвідношення. Дихання під час завершальних асан має бути спокійним.

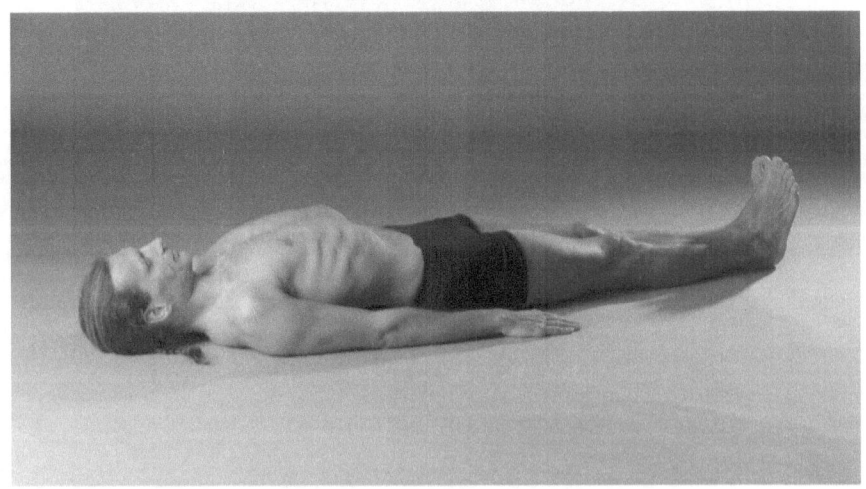

Тадага Мудра

Сарвангасана
ПОЗА ВСІХ КІНЦІВОК
Дрішті Ніс

Сьома *віньяса* не рахується, оскільки ми вже лежимо на спині.

Віньяса вісім

З *Тадага Мудри* відірвіть ноги від підлоги (згинання стегон). Черевний прес повинен бути добре розвинений, щоб це стало можливим з прямими ногами. Вага ніг буде мати тенденцію тягнути лобкову кістку вниз, нахиляти таз вперед і тим самим увігнути поперек. Цьому потрібно протидіяти, скорочуючи прямий м'яз живота. Якщо м'язи живота недостатньо сильні, щоб утримати лобкову кістку внизу, підніміть ноги із зігнутими колінами.

Продовжуйте підйом, поки стегна не відірвуться від підлоги, витягніть ноги прямо до стелі і направте стопи. Тримайте ноги активними, а всі м'язи - задіяними, щоб запобігти припливу крові до голови. Інверсії не є розслаблюючими позами.

Покладіть руки на поперек, тримаючи передпліччя паралельно. Поступово повільно піднімайте руки вгору до лопаток, щоб відкрити грудну клітку. Будьте обережні, оскільки це збільшує згинання шиї.

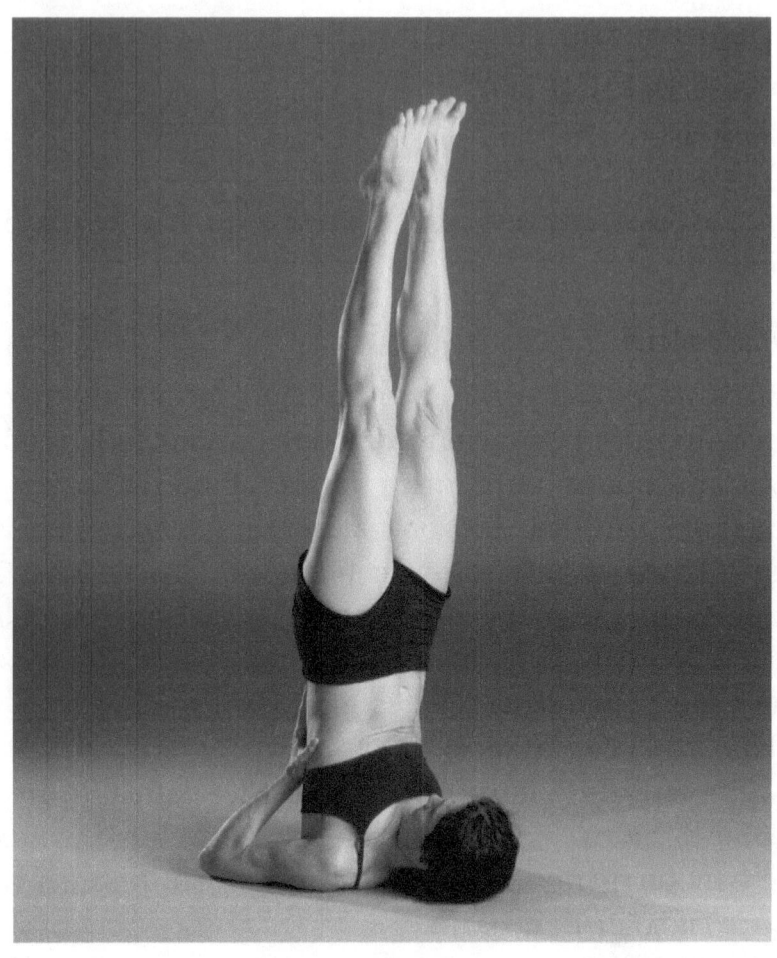

Сарвангасана

Жоден з шийних хребців не повинен контактувати з підлогою. Надмірний тиск на шию може призвести до головного болю, болю в зап'ястях, втрати природного лордотичного вигину шиї (див. мал. 1) і/або стану, який називається "голова вперед" (див. у розділі *Самастхіті*). Якщо у вас вже є нахил голови вперед, утримайтеся від *Сарвангасани*, поки не виправите цей стан за допомогою прогинів назад. Щоб зняти вагу з шиї, м'яко притисніть лікті, плечі, передпліччя і потилицю до підлоги. Якщо ви не можете відірвати потилицю від підлоги, використовуйте одну або дві складені ковдри під плечі та лікті.

Створіть відчуття легкості і потягніться всім тулубом і ногами до стелі. Якщо ваші ноги знаходяться над головою, змістіть їх так, щоб вони були на одній лінії з тулубом. Це перенесе вагу з голови на лікті.

Сарвангасана забезпечує чудову можливість для огляду вільно коливної області шлунку в порівнянні з неколивною областю нижньої частини живота від застосування *Уддіяна Банди з Уджайі Пранаямою*.

Сарвангасана покращує кровообіг і зберігає молодість судин, серця і легенів. Вона має загальний тонізуючий ефект і омолоджує. Після інтенсивної практики цю позу можна утримувати довше. Інверсії не практикуються під час менструації, оскільки вони можуть перервати нормальний менструальний потік. Високий кров'яний тиск і біль у зап'ястях є протипоказаннями для *Сарвангасани*.

Халасана
ПОЗА ПЛУГА
Дрішті Ніс

Віньяса вісім

Видихнувши, з *Сарвангасани* повільно опустіть прямі ноги вниз до підлоги. Робіть це, тільки згинаючи тазостегнові суглоби і не прогинаючи спину. Якщо ступні не досягають підлоги через напружені підколінні м'язи, тримайте їх у підвішеному стані над землею. У сутулих студентів, особливо з нерозвиненими м'язами живота, вигинання спини тут з великою вагою ніг створює надмірне навантаження на міжхребцеві диски хребта. Це може призвести до випинання дисків, якщо опустити ноги вниз.

Дозвольте сідничним кісткам тягнутися до стелі. Злегка торкніться ногами підлоги, переносячи більшу частину ваги на спину. Продовжуйте підтягуватися до колінних чашечок. Спочатку ви можете зігнути стопи, щоб дістати до підлоги; коли ви закріпитеся в позі, спрямуйте стопи. З'єднайте пальці рук, випряміть руки і тягніть кисті вниз до підлоги. Підніміть усі шийні хребці від підлоги. Використовуйте *Уддіяна Банду*, щоб віддати належне диханню в грудях.

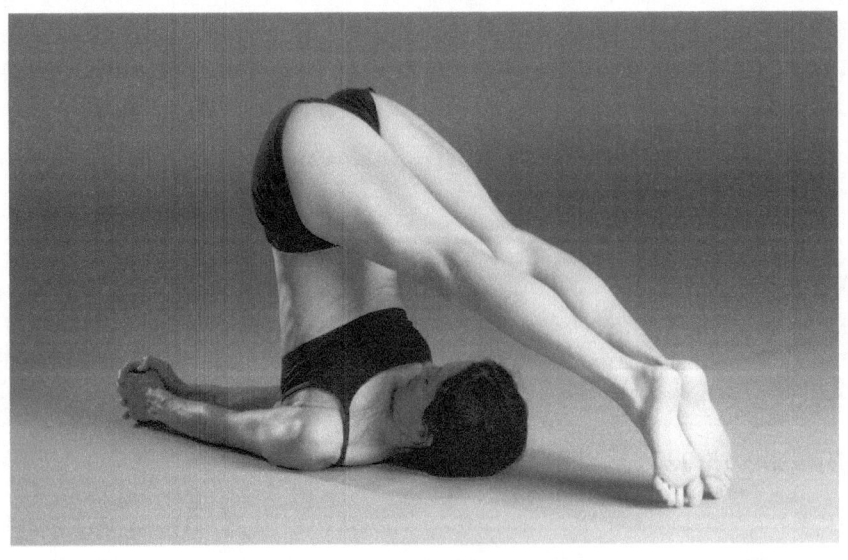

Халасана

Карнапідасана
ПОЗА КОЛІНА ДО ВУХ
Дрішті Ніс

Віньяса вісім

Видихнувши, з *Халасани* зігніть ноги за спиною і розташуйте коліна біля вух. Відпустіть коліна вниз до підлоги. Тримаючи руки зчепленими, як в *Халасані*, направте стопи і зведіть їх разом. Це найсильніше згинання тулуба в послідовності. Дихайте вільно, хоча грудна клітка стиснута.

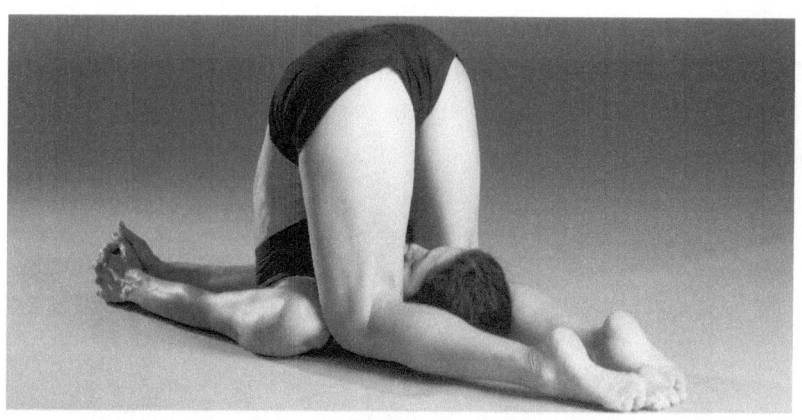

Карнапідасана

Урдхва Падмасана
ВИСХІДНА ПОЗА ЛОТОСА
Дрішті Ніс

Як і у випадку з деякими іншими позами, існує певна плутанина щодо кількості *віньяс* в *Урдхва Падмасані*. Йога Мала стверджує, що в стані цієї асани ми досягаємо восьмого рахунку, в той час як Аштанга Йога називає цю позу дев'ятою *віньясою*. Я дотримуюся *Йога Мала*, оскільки вона є більш давнім джерелом.

Віньяса вісім

Вдихаючи, з *Карнапідасани* випрямити ноги назад в *Сарвангасану*, розтягуючи спочатку хребет, а потім тазостегнові суглоби.

Дев'ята віньяса

Видихнувши, помістіть спочатку праву ногу, а потім ліву в *Падмасану*. Цю позу слід намагатися виконувати лише після того, як ви набудете достатнього досвіду в *Падмасані*. Спочатку використовуйте допомогу однієї руки, в той час як інша стабілізує позу

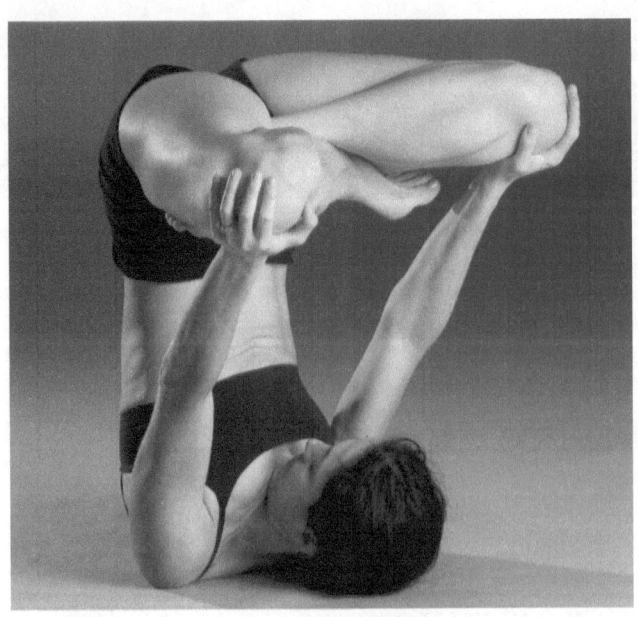

Урдхва Падмасана

Опинившись в *Падмасані*, поставте стегна паралельно підлозі і покладіть руки під коліна. Тепер балансуйте на міцній тринозі плечей і потилиці. Тримайте шийні хребці поза підлогою, заземлюючись через три кути основи триноги, одночасно тягнучись сідничними кістками до стелі.

Піндасана
ПОЗА ЕМБРІОНА
Дрішті Ніс

Дев'ята віньяса

Видихнувши, опустіть лотос вниз до грудей. Зведіть коліна ближче один до одного, щоб стегна стали паралельними. Це притягне стопи ще вище до паху. Обхопіть стегна руками і обхопіть кисті або, якщо можливо, зап'ястя. Тут складніше відірвати від землі нижні шийні хребці. Якщо трохи перекотитися на верхню частину спини, це може полегшити проблему.

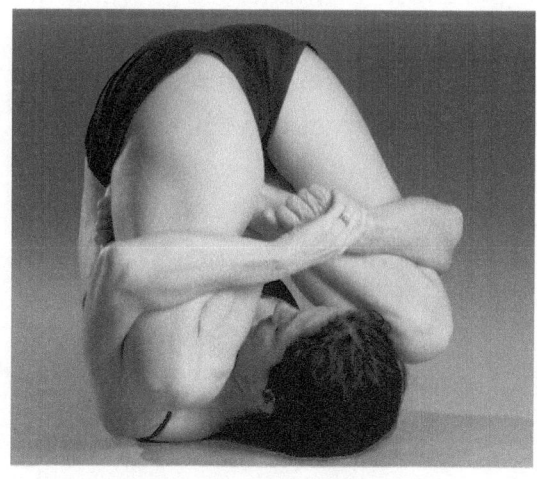

Піндасана

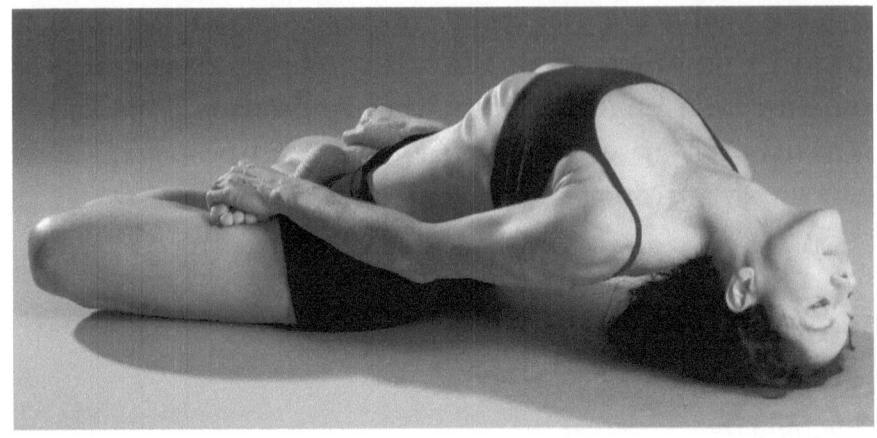

Матсьясана

Матсьясана
РИБ'ЯЧА ПОЗА
Дрішті Ніс

Дев'ята віньяса

Вдихаючи, відпустіть руки і опустіть спину на підлогу. Витягніть тазостегнові суглоби і покладіть коліна на підлогу. Тримаючись за стопи, підніміть грудну клітку до стелі, вигніть спину і покладіть маківку голови на підлогу. Утримуючи стопи, випряміть руки і продовжуйте піднімати серце до стелі. *Матсьясана* відкриває горло і посилює лордотичні вигини шиї, які були змінені під час виконання стійки на плечах. Якщо дивитися зверху, то поза має форму риби, голова і плечі утворюють голову риби, зігнуті ноги - хвіст, а руки - спинний і хвостовий плавники.

Уттана Падасана

НАПРУЖЕНЕ ПОЛОЖЕННЯ НІГ
Дрішті Ніс

Віньяса вісім

На вдиху, утримуючи тулуб і голову в тому ж положенні, що і в *Матсьясані*, розгорніть ноги з лотоса і випряміть їх під кутом 30° над підлогою. Витягніть руки під тим же кутом долонями до підлоги. Черевний прес тут сильно працює, оскільки він переносить вагу ніг, які прагнуть нахилити таз вперед. Дихайте грудьми, оскільки дихання животом дестабілізує поперек. Це поза не для початківців. М'язи живота потрібно підготувати, повільно додаючи попередні пози початкової серії.

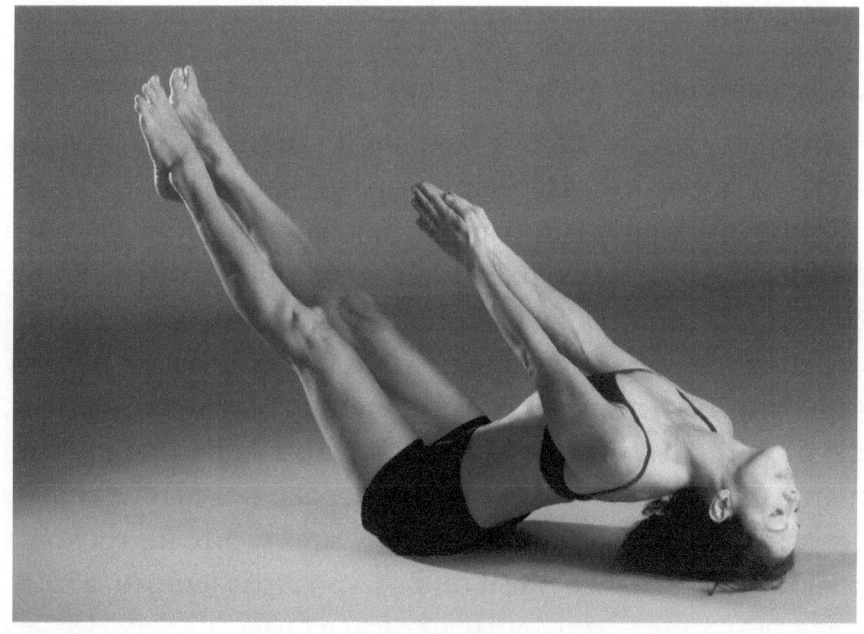

Уттана Падасана

Дев'ята віньяса

Вдихаючи, підніміть голову і випряміть шию. Видихнувши, опустіть ноги над головою в *Халасану*. Опустіть руки по обидва боки голови і, вийшовши з *Чакрасани*, підніміться в *Чатуранга Дандасану*.

Віньяса десять

Вдихніть у Собаку, що дивиться вгору.

Віньяса одинадцять

Видихніть в Собаку, що дивиться вниз.

Ширшасана
СТІЙКА НА ГОЛОВІ
Дрішті Ніс

Сьома віньяса

Вдихаючи, зігніть ноги в колінах і, видихаючи, опустіть лікті на килимок. Перевірте правильну ширину ліктів, обхопивши їх руками: при правильній відстані кісточки пальців будуть знаходитися на зовнішній стороні ліктів. Не змінюючи положення ліктів, відпустіть хватку рук і переплетіть пальці. Покладіть обидва мізинці на підлогу - не один на одного - і розведіть зап'ястя. Переконайтеся, що руки і зап'ястя знаходяться у вертикальному положенні (перпендикулярно до підлоги), не перекочуючись на тильну сторону долонь. Це утворює міцну опору для підтримки і рівноваги. Тримайте плечі широко розправленими, а шию - довгою, а передпліччями натискайте на підлогу. Це дія заземлення, необхідна в *Ширшасані*. Нижній бік зап'ясть є точкою рівноваги.

ПРАСАРІТА ПАДОТТАНАСАНА Б

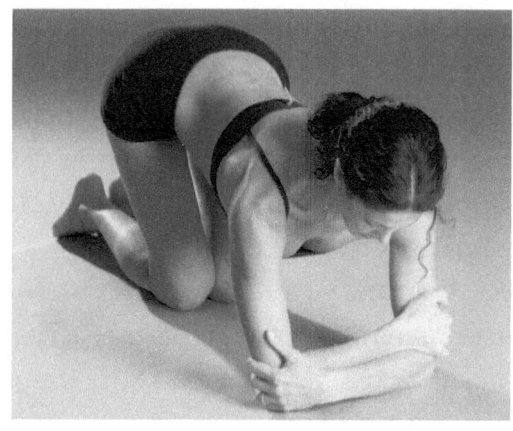

Ширшасана віньяса сім

Стійкість у стійці на голові залежить від відстані між пальцями та центральною точкою між ліктями. Чим більше лікті розведені в сторони, тим коротшою стає ця відстань, і стійка на голові стає менш стійкою.

Альтернативне положення руки для коротких плечових кісток

Якщо ваші плечові кістки (кістки рук) не довші за відстань між основою шиї та маківкою голови, описане положення рук буде стискати шию. Якщо це так, притисніть долоні одна до одної і розведіть лікті в сторони. Це дозволить розташувати голову більш центрально в трикутнику, а плечові кістки будуть перпендикулярні до підлоги. Це краще відповідає довжині передпліч, але укорочена стійка робить таке положення рук менш стабільним і, отже, більш складним.

Опустіть найвищу точку голови на килимок, а потилицю покладіть на долоні. Якщо замість цього ви будете балансувати на лобі, це призведе до надмірного викривлення шийного відділу хребта і стиснення шийних хребців. Точка голови, яка є найвищою точкою в *Самастхіті*, повинна торкатися підлоги. Насправді, більшість інструкцій для *Самастхіті* та *Ширшасани* ідентичні.

Щоб перейти в перевернуте положення, випряміть ноги і підійдіть ступнями до голови. Зберігайте заземлення триноги, коли ви втягуєте ноги якомога ближче, одночасно витягаючи сідничні кістки високо до стелі. Сідничні кістки перемістяться назад за голову, так що спина буде злегка витягнута. Тепер перенесіть всю вагу тіла на руки: голова повинна лише злегка торкатися підлоги. К. Паттабхі Джойс вчить учнів не переносити вагу на голову, а в Йога Мала він заявляє, що якщо ми будемо тримати *Ширшасану*, переносячи вагу тіла на голову, це зашкодить нашому інтелектуальному розвитку. Крім того, існує ймовірність пошкодити тонкі наді в мозку.

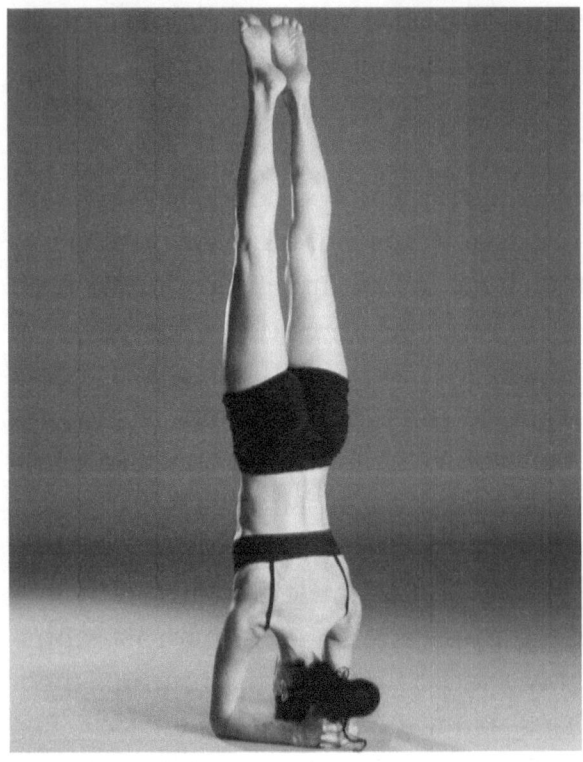

Ширшасана

Віньяса вісім

Вдихаючи, повільно підніміть прямі ноги до стелі, розгинаючи тазостегнові суглоби, залучаючи великі сідничні м'язи. Дихайте повільно і тримайте нижню частину живота підтягнутою. Прискорене дихання, особливо в живіт, дестабілізує всі інверсії. Тримайте руки розслабленими до такої міри, щоб можна було ще покрутити пальцями. Якщо пальці стиснуті разом у спробі утримати позу, це часто призводить до того, що на лікті припадає занадто велика вага, а лікті розставлені занадто широко. Щоб збалансувати, притисніть зап'ястя до землі і рівномірно розподіліть вагу тіла між ліктями і кистями.

Розведіть лопатки широко (відведення лопаток за допомогою передніх зубчастих м'язів - див. *Урдхва Дханурасана*). Потім притягніть лопатки до стегон, скорочуючи найширший м'яз спини. Спочатку цей рух може бути складним без додаткового навантаження на голову, оскільки він вимагає розвиненого м'яза спини (latissimus dorsi).

Щоб розкрити грудну клітку, тягніться під пахвами до стіни перед собою. Це усуне горб, який може існувати у верхній частині спини в районі хребця Т6. Весь тулуб і ноги залишаються активними і тягнуться до стелі. Ступні ніг загострені (підошовне згинання). Виконувана таким чином, *Ширшасана* є чудовою позою для медитації. Відкрийте для себе той факт, що її легше підтримувати, ніж стояти на ногах! Ми забули, скільки зусиль ми докладали, щоб навчитися ходити. Центр ваги в *Ширшасані* набагато нижчий, ніж коли ми стоїмо на ногах, і тому балансувати легше. Руки, лікті, голова і кисті охоплюють набагато більшу площу, ніж стопи, що потенційно робить поставу стійкішою, ніж при прямому стоянні.

У середньовічних писаннях Хатха багато говорилося про здатність стійки на голові та стійки на плечах "перемагати" смерть і здобувати безсмертя. Вважається, що це відбувається наступним чином: Тонкий Місяць знаходиться в тілі всередині голови, саме у верхній задній частині м'якого піднебіння. Це також кінець *сушумни*, яка називається *Брахмарандра*, ворота Брахмана. Анатомічно це місце знаходиться близько до місця, де череп з'єднується з хребтом. Вважається, що з цього "місяця" витікає прохолодний нектар безсмертя, який називається *амріта* (мріта = смерть, а-мріта = безсмертя). Цей нектар також використовується в інших техніках, таких як *Набхо* і *Кечарі Мудра*.

Тонке "сонце" в тілі знаходиться в шлунку, де сидить шлунковий вогонь (*агні*). Нектар безсмертя, що виділяється місяцем, стікає на сонце, де його споживає шлунковий вогонь. Коли нектар зрештою вичерпується, смерть неминуча. Коли тіло перевернуте в просторі, сонце опиняється над місяцем. Гравітація тепер гальмує потік амріти, щоб вона могла знову всмоктатися. Вважалося, що результатом цього є безсмертя або продовження тривалості життя. Однак заклопотаність фізичним безсмертям є досить недавнім явищем в історії йоги. Як показав Мірча Еліаде.[47] У первісній традиції йоги безсмертя досягалося шляхом усвідомлення того, що саме по собі є безсмертним: *пуруші* (свідомості).

Ототожнення з тілом називається егоїзмом. Тіло є проявом нашого минулого досвіду, включаючи наші болі, амбіції та обмеження. Навіщо нам намагатися вічно триматися за ґрати тюремної камери, коли ми можемо бути вільними?

---

[47] Мірча Еліаде, *Йога – Безсмертя і Свобода*, 2ге видання, Видання Прістонського Університету, Прінстон, Нью Джерсі, 1969.

ПРАСАРІТА ПАДОТТАНАСАНА Б

Навіщо носити на плечах величезне ковадло, коли ми можемо розправити крила і полетіти? Тіло - це твердження, що "я відокремлений від глибинної реальності (Брахмана)", як добре показав Шанкара. Згідно з *Самкх'я Карікою*, "Як гончарний круг продовжує свій рух навіть після того, як гончар припинив свої зусилля, так і тіло завершить свій природний хід. Після здобуття істинного знання більше не відбудеться жодного фізичного прояву". Тіло відпускається, коли людина входить в океан безмежної свідомості. Це і є йогічне безсмертя. Стародавня йога навчала цьому в *Упанішадах*, а також великі майстри, такі як Капіла, Патанджалі, Вьяса і Шанкара. Середньовічні спроби шукати свободу через те, що нас зв'язує, є проявами Калі Юги.

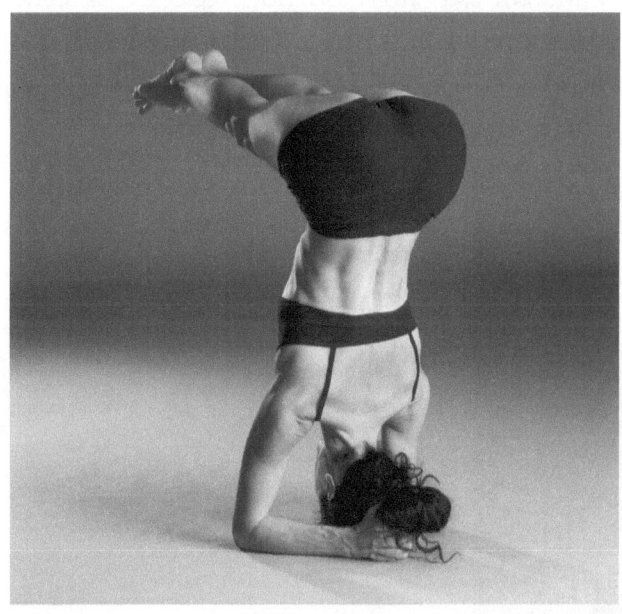

Урдхва Дандасана

Ширшасана - дуже корисна поза для очищення крові, серця і легенів. Вона також допомагає розвинути усвідомлення центру тіла, що корисно в усіх інших позах. Повільно збільшуйте час перебування в *Ширшасані*, спочатку достатньо двадцяти п'яти вдихів. Після більш тривалої і напруженої практики рекомендується більше часу проводити в *Ширшасані*.

Дев'ята віньяса

На видиху опускайте ноги, тримаючи їх прямими, поки вони не стануть паралельними підлозі. Ця поза - *Урдхва Дандасана* (перевернута палиця) - розвиває розгиначі стегна (переважно сідничні м'язи) і розгиначі спини (прямі м'язи хребта і чотириголовий м'яз попереку). Щоб утримати рівновагу, кістки сидячого положення повинні рухатися назад за потилицю. Хребет злегка витягнутий, а грудна клітка відкрита. Спрямуйте стопи (підошовне згинання) в цій позі. Погляд спрямувати до носа і утримувати позу протягом десяти вдихів.

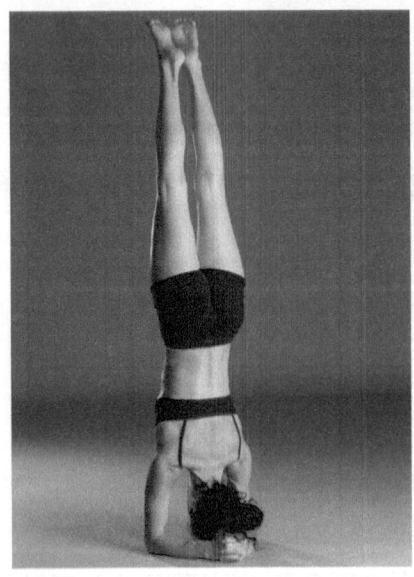

Підйом Ширшасани

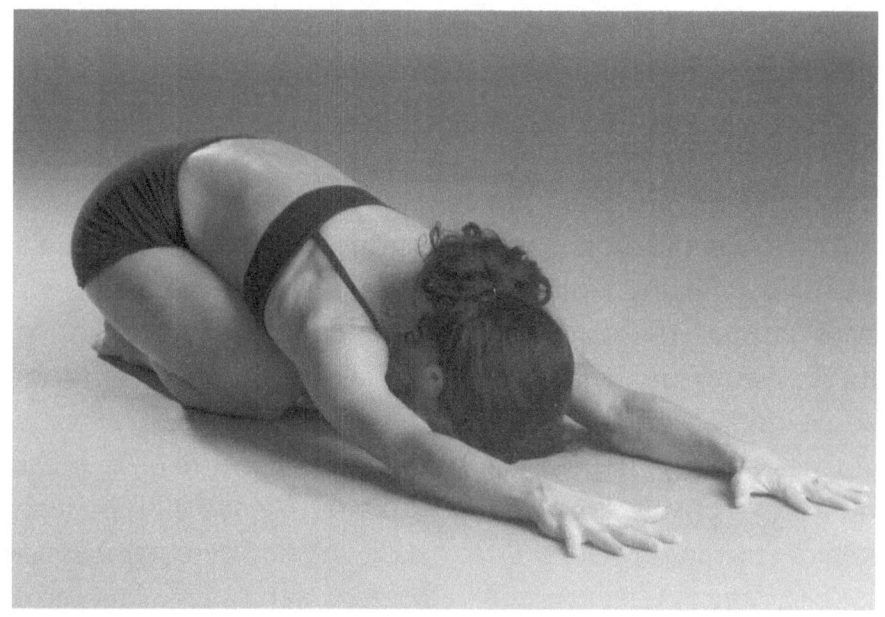

Баласана

Віньяса десять

Вдихаючи, підніміть прямі ноги назад у *Ширшасану*. Звідси повністю відірвіть голову від підлоги. Це починається з натискання ліктями на підлогу (згинання плечового суглоба). Тепер ви перебуваєте в рівновазі на передпліччях, маківка голови спрямована прямо вниз, а пальці рук зчеплені. Спочатку подивіться на ніс, а потім підніміть підборіддя до грудини і подивіться вгору до пупка. Розкрийте грудну клітку і розведіть лопатки в сторони і вгору до стелі. Міцно тримайте *Уддіяна Банду* і утримуйте позу протягом десяти вдихів.

Ця поза є ідеальною підготовкою до *Пінча Маюрасани* в Середній Серії. Для тих, хто хоче виконувати стійку на руках пізніше, вміння відривати голову від підлоги в *Ширсасані* є необхідною підготовкою.

Віньяса одинадцять

Видихнувши, м'яко поверніть голову на підлогу і опустіть прямі ноги, щоб безшумно приземлитися на килимок. Зігніть ноги в колінах, відведіть стегна назад, щоб спиратися на п'яти, і покладіть лоб на підлогу. Витягнувши руки над головою, м'яко тягнемо лопатки вниз, щоб розслабити м'язи шиї. Простягаємося і віддаємося в цій позі (*Баласана*, поза дитини). *Баласана* полегшує обмін тиску в голові після *Ширшасани*. Залежно від тривалості стійки на голові, ми можемо утримувати *Баласану* від десяти вдихів до двох хвилин. К. Паттабхі Джойс підкреслює, що якщо не тримати голову на підлозі деякий час, щоб забезпечити обмін тиску, може статися пошкодження мозку і нервової системи.

Віньяса дванадцять

Вдихаючи, випрямити руки і ноги. Видихаючи, опуститися в *Чатуранга Дандасану*.

Віньяса тринадцять

Вдихніть у Собаку, що дивиться вгору.

Віньяса чотирнадцята

Видихніть в Собаку, що дивиться вниз.

Падмасана
ПОЗА ЛОТОСА
Дрішті Ніс

Падмасана - основна поза йоги. Їй з ентузіазмом приписують такі переваги, як знищення всіх хвороб, перемога над смертю, перетин океану зумовленого існування.

Сьома віньяса

Вдихаючи, перестрибніть в *Дандасану*.

Віньяса вісім

Видихнувши з положення з прямою ногою, зігніть спочатку праву ногу в *Падмасану*. Щоб зробити це безпечно, повністю зігніть правий колінний суглоб, притягнувши праву п'яту до правої сідниці. Якщо це неможливо, не намагайтеся виконувати *Падмасану*, а сядьте, схрестивши ноги. Якщо ви можете торкнутися п'ятою сідниці, дозвольте правому коліну випасти в сторону, спрямовуючи і вивертаючи праву стопу. Тепер втягніть праву п'яту в правий пах, щоб переконатися, що колінний суглоб залишається повністю зігнутим у цьому відведеному положенні. Звідси підніміть праву п'яту до пупка, наближаючи коліно до центральної лінії. Утримуючи п'яту на одній лінії з пупком, помістіть ступню в протилежний пах.

ЙОГИЧНИЙ КОНТЕКСТ

Падмасана: спочатку права нога

Чому Падмасану традиційно виконують, спочатку ставлячи праву ногу, а потім закидаючи зверху ліву? Відповідаючи на це питання, К. Паттабхі Джойс процитував Йога Шастру: "Спочатку правий бік, а потім ліва нога зверху очищає печінку і селезінку. Лівий бік спочатку, а права нога зверху - взагалі не має ніякої користі". Він також пояснив, що лотос, зроблений таким чином, стимулює вироблення інсуліну.

Сучасні вчителі пропонують виконувати *Падмасану* з обох боків, щоб збалансувати тіло. Покращення симетрії тіла досягається через пози стоячи. Однак пози, які сильно впливають на черевну і грудну порожнини, такі як *Падмасана, Курмасана, Дві Пада Ширшасана* і *Пашасана*, мають функцію не зробити тіло симетричним, а пристосувати асиметрію органів черевної та грудної порожнин. Щоб врахувати той факт, що печінка знаходиться в правій частині черевної порожнини, а селезінка - в лівій, спочатку праву ногу ставлять в позицію з лівою ногою зверху. Оскільки в позі "ноги за головою" розвивається грудна клітка, розміщення лівої ноги першою в *Курмасані* врахує той факт, що серце знаходиться переважно в лівій частині грудної клітки.

Повторіть ці кроки на лівій нозі, так, ніби права нога залишається прямою. Спочатку повністю зігніть колінний суглоб, доки нижня частина стегна не торкнеться задньої частини ноги по всій довжині. Відводячи коліно далеко вліво, підніміть ліву ногу над правою щиколоткою в напрямку пупка. Не піднімайте ліву ногу над правим коліном, оскільки це означатиме відкриття лівого колінного суглоба, що спричинить бічний рух в коліні під час переходу.

Сидячи в *Падмасані*, обертайте стегна всередину, поки передні краї гомілок не будуть спрямовані вниз, а підошви і п'яти стоп - вгору. Таким чином, колінні суглоби повністю закриті і тим самим захищені. Не сідайте в *Падмасану* і зберігайте початкове бічне обертання стегон, яке використовується для входу в позу.

ЙОГИЧНИЙ КОНТЕКСТ

Важливість Баддха Падмасани

Баддха Падмасана - дуже потужна медитаційна поза. У писаннях пропонується, щоб йог підготував сидіння з трави куша, поклав на нього оленячу або, краще, тигрову шкуру, а зверху - чисту білу бавовняну тканину. Мені кілька разів пропонували таке сидіння під час мого навчання в Індії. Таке хитромудре сидіння для медитації використовується з метою ізоляції. Енергія завжди тече від найвищого до найнижчого потенціалу. Оскільки земля є сприйнятливою, енергія буде витікати з тіла йога в землю. З цієї причини пропонується ізоляція, щоб зберегти енергію для підйому *Кундаліні*. Мула Банда робиться зі схожих причин. Вона запобігає витоку енергії з основи хребта.

Звичку йогів медитувати в Гімалаях слід розглядати в такому ж світлі. Чим вище в гори ми піднімаємося, тим більше зменшується сприйнятливе тяжіння землі і тим легше *кундаліні* підніматися вгору. Ми найлегше втрачаємо енергію з долонь і підошов наших ніг. З цієї причини в *Падмасані* підошви відвернуті від землі. У *Баддха Падмасані* руки з'єднуються зі ступнями, і таким чином створюється енергетичний ланцюг. Вся енергія тепер перероблясться всередині тіла, крім енергії, яка виходить через дев'ять сенсорних воріт (два ока, два вуха, дві ніздрі, рот, генеративний орган і анус).

Лівою рукою простягніть руку за спину і візьміть великий палець лівої ноги долонею вниз. Нога, яка знаходиться зверху, зв'язується першою. Тепер правою рукою захопіть великий палець правої ноги, поклавши праву руку зверху на ліву руку на спині. Це *Баддха Падмасана*. Якщо у вас виникають труднощі зі захопленням, схрестіть руки над ліктями, а не над передпліччями. Це сприяє розкриттю плечей і грудної клітки. Найбільшою перешкодою тут є напружений малий грудний м'яз.

ПРАСАРІТА ПАДОТТАНАСАНА Б

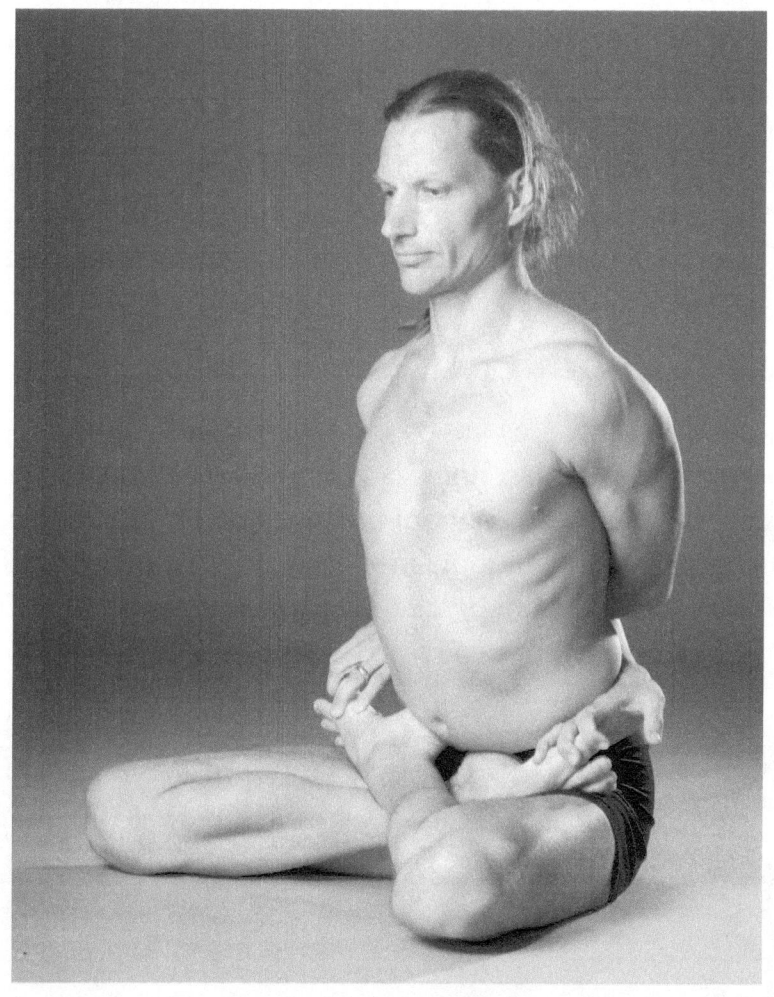

Баддха Падмасана

Якщо у вас все ще виникають труднощі з прив'язкою, зверніть увагу на наступні області:
- Обертання стегон - чим більше ми можемо обертати стегна всередину і зблизити коліна, тим більше ступні будуть ковзати вгору до паху. Це наближає ступні до рук і тим самим полегшує зв'язування.

- Гнучкість плечей - якщо плечі розслаблені, ми можемо легше відвести їх назад, щоб дотягнутися до пальців ніг.
- Потрібно обхопити руками талію. Чим тонша талія, тим легше завдання. Позбавлення зайвої ваги може творити тут чудеса, як і в *Курмасані*. Вдихаючи, підніміть груди високо, відведіть плечі назад і подивіться вгору.

Дев'ята віньяса

Видихніть, нахиліться вперед, поклавши лоб на підлогу, і спрямуйте погляд до носа. З підвищенням майстерності ви можете покласти підборіддя на підлогу. Не досягайте цього, випинаючи підборіддя вперед і згинаючи потилицю. Це блокує енергію і перешкоджає підйому *кундаліні*. Тримайте потилицю довгою і дивіться вгору між бровами.

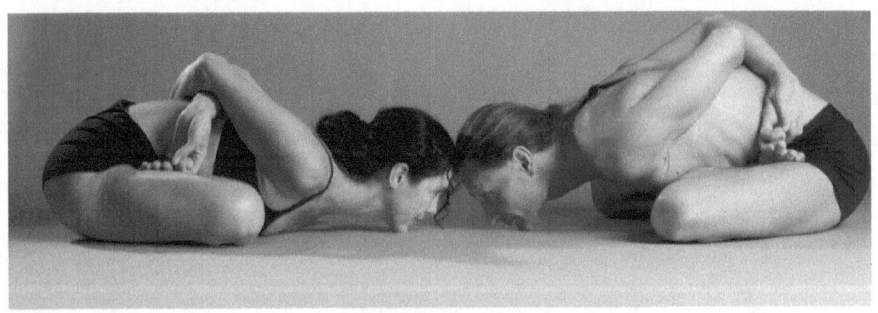

Йогамудра

Продовжуйте обертати стегнові кістки всередину і дозвольте маківці голови і сідничним кісткам тягнутися в протилежні боки. Лопатки слідують за сідничними кістками. Ця поза - *Йога Мудра* (печатка йоги), і це один з найефективніших способів запечатати в тілі енергію, отриману під час практики. Утримуйте позу від десяти до двадцяти п'яти вдихів, залежно від тривалості вашої практики, зосереджуючись на *бандах*.

Віньяса десять

Вдихаючи, підніміться, відпустіть ступні і покладіть руки на коліна, долонями догори в позі сприйняття. Тримайте руки прямими, щоб вирівняти плечі і зробити хребет рівним. Складіть руки в *Джнана Мудру* (печатку знання), з'єднавши великий і вказівний пальці та витягнувши інші пальці. Значення пальців полягає в наступному:
- Великий палець уособлює Брахмана (безмежну свідомість).
- Вказівний палець символізує *атман* (істинну природу).
- Середній палець уособлює *буддхі* (інтелект).
- Безіменний палець уособлює *манас* (розум).
- Мізинець представляє *кайю* (тіло).

Поклавши великий і вказівний пальці разом, ви запечатуєте намір усвідомити, що ваша справжня природа (*атман*) є нічим іншим, як безмежною свідомістю (Брахманом).

Зараз ви перебуваєте в класичній позі для медитації. Вона є кращою за просту позицію зі схрещеними ногами. У *Падмасані* ми сидимо на твердій основі з сідничних кісток, стегон і колін. Це дозволяє нам зберегти природний подвійний S-подібний вигин хребта, як у *Самастхіті*, коли ми стоїмо прямо.

Правильне положення хребта не тільки необхідне для підйому *кундаліні*, але й сприяє підвищенню пильності. Якщо ми просто сидимо, схрестивши ноги, існує тенденція до того, що таз нахиляється назад, серце стискається, а голова опускається до грудей. Потрібні зусилля, щоб уникнути цієї сутулості, яка швидко призводить до втоми. Якщо втома присутня, медитація стає важкою. Медитація - це яскравість і світлість розуму. Якщо під час медитації розум є млявим, це може призвести до згубних наслідків. (Більш детально про медитацію ми поговоримо в Частині 4).

Для того, щоб тримати розум уважним, нам потрібна поза, в якій голова може без зусиль утримуватися на одній лінії з шиєю і хребтом протягом тривалого періоду часу. *Падмасана* - ідеальна поза для цієї мети.

Злегка опустіть підборіддя. Спрямуйте погляд м'яко вниз до кінчика носа. Затримайтеся принаймні на двадцять п'ять повільних вдихів.

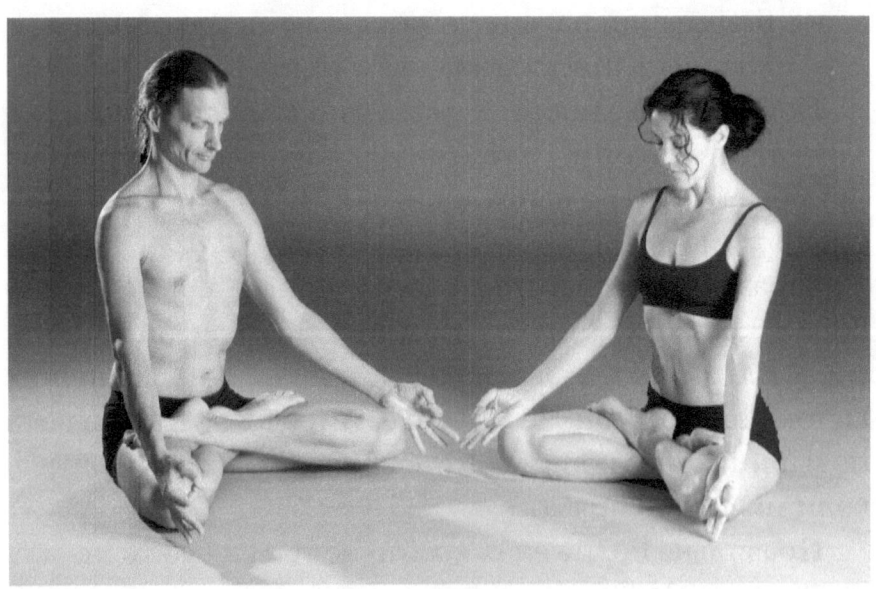

Падмасана з Джнана Мудрою

ПРАСАРІТА ПАДОТТАНАСАНА Б

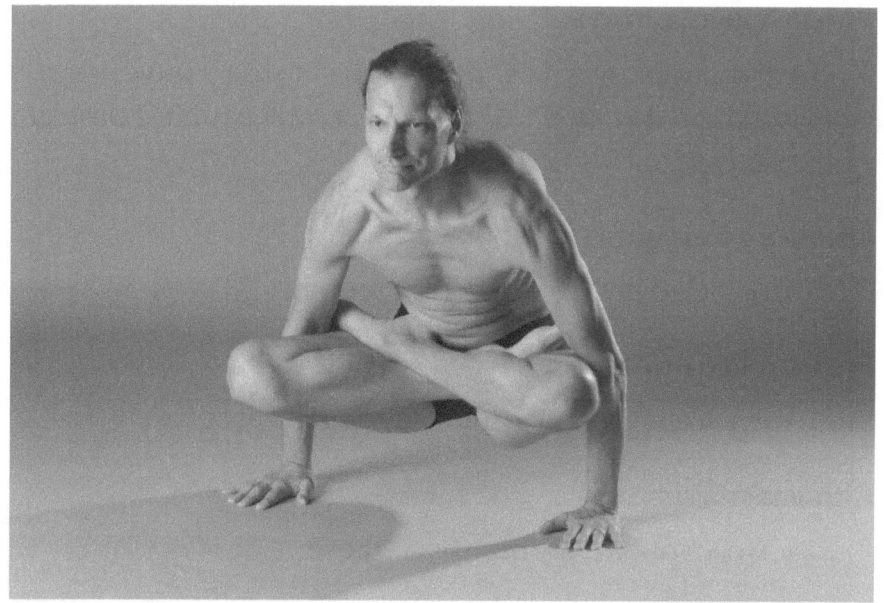

Утплуті

Віньяса одинадцять

Покладіть руки по обидва боки стегон з розчепіреними пальцями. Вдихаючи, відірвіть все тіло від підлоги в *Утплуті* (виривання з корінням).

Щоб піднятися вгору, хребет повинен вигнутися, що передбачає згинання тулуба. Цю дію виконують м'язи живота, переважно прямі м'язи живота. Плечі підтримуються за рахунок напруження плечового поясу (latissimus dorsi). Зберігайте нормальне співвідношення дихання. Ця поза збільшує контроль над *бандою* і допомагає зрозуміти рух *віньяси*. Це одна з найкращих поз для відновлення енергії. Вона усуває втому в кінці практики. Утримуйте *Утплуті* протягом двадцяти п'яти вдихів, дивлячись у напрямку до носа.

Віньяса дванадцять

Видихніть, прокрутіться, розкладіть лотос і опустіться в *Чатуранга Дандасану*. Рух і його можливі варіації описані в розділі *Гарбха Піндасана*.

Віньяса тринадцять

Вдихніть у Собаку, що дивиться вгору.

Віньяса чотирнадцята

Видихніть в Собаку, що дивиться вниз.

Віньяса п'ятнадцять

Вдихаємо, стрибаємо. Видих, лягаємо.

Шавасана
ВІДПОЧИНОК

К. Паттабхі Джойс називає цю позу "Відпочинком". Однак в йогічній літературі вона називається *Шавасана* (поза трупа) або *Мрітасана* (поза смерті). Згідно з *Хатха Йога Прадіпіка*, "Лежання на землі, як труп, називається *Шавасана*. Вона знімає втому і дає відпочинок розуму".[48] *Геранда Самхіта* погоджується: "Лежати на землі, як труп, називається *Мрітасана*. Ця поза знищує втому і заспокоює хвилювання розуму".[49] Обидва трактати приписують

---

48 *Хатха Йога Прадіпіка* I.34, пер. П. Сінх, Шрі Сатгуру Паблікейшнз, Делі, 1915, с. 37.
49 *Геранда Самхіта*, II.11, пер. Р.Б.С. Чандра Васу, Шрі Сатгуру Паблікейшнз, Делі, 1986, с. 15.

цій позі не тільки оздоровлення, але й важливу функцію заспокоєння розуму.

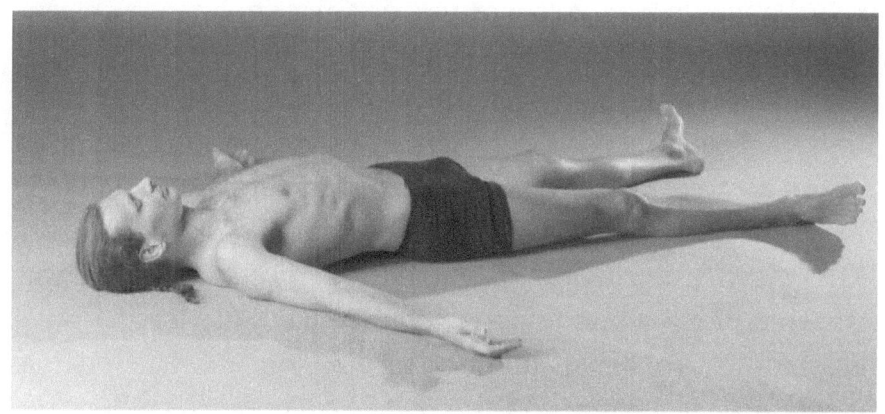

Шавасана

Шавасана є невід'ємною частиною практики йоги. Під час практики ми нагріваємо і очищаємо грубе (фізичне) тіло і тонке (енергетичне) тіло. Після практики тілу потрібен час, щоб охолонути і заспокоїтися. Негайне схоплення і початок щоденних справ може зробити людину збудженою і знервованою. Заспокійливий, центруючий, угамовуючий ефект практики йоги може виникнути лише тоді, коли після неї буде належний відпочинок.

Під час практики ми поглинуті діяльністю, а в *Шавасані* настає час утвердитися в недіянні, час просто бути. Містичний стан, який є метою йоги, не може бути досягнутий через діяльність; натомість він виникає через припинення будь-якої діяльності. Таке припинення дозволяється під час *Шавасани*.

Фізичне значення релаксації
Шавасана визначається як повне розслаблення тіла і розуму. Розслаблення тіла важливе для засвоєння *прани*. *Прана*

виникає в атмосфері. Були спроби порівняти прану з сонячним вітром і альфа-променями.[50] Практика найбільш корисна на сході та заході сонця, оскільки пранічний рівень тоді найвищий.[51] Тільки завдяки накопиченій *прані* можна підтримувати організм протягом тривалого періоду часу. Існують свідчення про йогів, які були поховані під землею на термін до року і залишалися живими після ексгумації. Хоча такі подвиги не є метою йоги, вони цікаві в цьому контексті. Життя в першу чергу підтримується *праною*, і практика Аштанга Віньяса покликана зберігати її в тілі. Метод *Уджайї* перетворює голосову щілину на клапан, який збільшує пранічний тиск всередині тіла. *Банди* працюють як фільтри, які відфільтровують прану з повітря, яким ми дихаємо. Якщо ми продовжуємо активність одразу після практики, накопичена прана повільно витікає з тіла і втрачається.

Шавасана дає нам можливість асимілювати цю *прану*. Завдяки розслабленню тіло, після того, як воно було підготовлене практикою, стає сприйнятливою губкою, яка вбирає її. *Шавасана* - це буквально купання в атмосферній прані. Щоб це сталося, ми повинні все повністю відпустити.

Психологічне значення релаксації

Поза називається *Шавасана*, тому що вона готує нас до смерті. Вона вчить нас повністю віддаватися і відпускати. Коли прийде час помирати, ця здатність повністю припи-

---

50 Андре ван Лісбет, *Die Grosse Kraft des Atems*, O.W. Barth Verlag, Мюнхен, 2011.

51 З цього можна зробити висновок, що пранічний рівень пов'язаний з положенням сонця. Це робить ймовірним, що прана походить від сонця. Багато релігій і культур поклоняються сонцю як божеству і дарувальнику життя.

нити діяти - повністю віддатися - дозволить нам відмовитися від будь-якої ідентифікації з цим тілом, цією особистістю і цим его. Тоді ми зможемо відокремитися від цього життя так само легко, як огірок відділяється від лози.[52] Лише наші уявлення про себе, які змушують нас бажати одних речей і відкидати інші, наше "я", змушують нас вірити, що це наше тіло. Воно зовсім не наше. Хіба ми його створили? Навіть після століть наукових досліджень ми все ще не можемо зрозуміти всіх аспектів тіла, як і не можемо створити тіло. Ми не маємо свідоцтва про право власності. Коли приходить час залишити цей світ, ми віддаємо тіло назад природі (*пракрті*). Наше тіло створене природою, а не нами, як стверджують *Йога Сутри* IV.2 і IV.3.

Є Дзенський *коан*, який говорить:
Метелик злітає
Щоб перетнути озеро
Я повертаюся до себе

Існує багато дискусій щодо значення цього *коану*. Одне з тлумачень полягає в ототожненні метелика з думкою. Якщо ми відпускаємо його, якщо він покидає нас, щоб перетнути озеро, тоді ми можемо повернутися в себе. Якщо ж ми тримаємося за нього, то стаємо одним цілим з коливаннями розуму (сутра I.4). Якщо ми дозволимо метелику злетіти, то зможемо залишитися у своїй істинній природі (сутра I.3)].

---

[52] Ця метафора використовується в традиційній індійській молитві. Відокремлення огірка від лози відбувається мирно і без зовнішньої сили, тоді як плід, що росте на дереві чи кущі, насильно зривається під дією сили тяжіння.

Але метелика також можна прирівняти до тіла, а озеро - до поділу між життям і смертю. Тіло перетинає цю межу, а я - ні. Якщо мені вдасться відпустити тіло, то я знову перебуватиму у своїй істинній природі - вічній, незмінній свідомості. Якщо ж я буду триматися, то це повернення неможливе, і я шукатиму нового втілення.

У *Шавасані* всі зусилля, вся рішучість, все відпадає від нас. Це падіння, ця повна капітуляція імітує процес, який має відбутися при смерті. Можна сказати, що кожна *Шавасана* - це підготовка до моменту, коли не ми, а наше тіло буде виконувати позу. Смерть може бути страшною, якщо ми вважаємо себе тілом. Якщо ми здаємося, якщо ми віддаємо себе, то це запрошення повернутися до істинного і природного стану, яким є свідомість. Дотримуючись поради Пана Крішни в *Бгаґавад Ґіті*, ми "відмовляємося від відчуття власної активності, бо тільки дурень вважає себе діячем".

Стародавні майстри вчили, що ми не є тілом, яке підлягає смерті, а є ненародженим, нествореним і незмінним. Смерть тіла запрошує нас повернутися до нашої справжньої природи, якою є свідомість. Це відпускання штучного ототожнення з тим, що є непостійним, і є *Шавасана*. *Шавасана*, коли вона виконується правильно - як відпускання всього - показує нам, ким ми є насправді. І *Йога Сутра*, і *Бхагавад Гіта* стверджують, що чисте існування, чисте усвідомлення, чисте буття, яке залишається в кінці тіла, не має початку і кінця.

Його не можна різати ножами,
Його не можна проколоти колючками,
Його не можна спалити вогнем,
Його не можна втопити у воді.
Це вічне, істинне "я".

Глосарій

АБДУКТОР М'яз, що відводить кістку від середньої лінії тіла.

АЧАРІЯ Вчитель, той, хто вивчив тексти, практикував методи, досяг результатів і здатний їх передати.

АДДУКТОР М'яз, який тягне кістку до середньої лінії тіла.

АДВАЙТА ВЕДАНТА - філософія *Упанішад*, що пропагує беззастережний монізм, заснована Ачар'єю Гаудападою і розвинена Ачар'єю Шанкарою, вважаючи, що індивідуальне "я" (*атман*) і глибинна реальність (Брахман) є тотожними.

АХАМКАРА Егоїзм, Я-творець, той, хто володіє сприйняттям, не плутати з фрейдистським его.

АКАША Простір, ефір.

АЛЛОПАТІЯ Західна медицина.

АНАХАТА ЧАКРА Серцева чакра, тонкий енергетичний центр.

АНАХАТА НАДА Неударний звук, звук серцевого лотоса, об'єкт медитації.

АНАНДА Екстаз, блаженство.

АНАНТА Нескінченності, ім'я змії нескінченності.

ПЕРЕДНІЙ Вперед, спереду.

АСАМПРАДЖНАТА Безпредметне самадхі, надкогнітивне самадхі.

АСАНА Поза.

АШТАДЬЯЇ Стародавній трактат з граматики санскриту, автором якого є Паніні.

АСМІТА Дослівно Я-є-буття. 1. Егоїзм, сприймати бачачого і бачення як одне ціле, одна з п'яти форм страждання. 2. Форма об'єктивного самадхі, що виникає, коли спостерігається чисте Я-є-буття.

АТМАН Істинне "я", свідомість. Термін, який використовується у Веданті замість *пуруші*.

АВАТАРА Божественний прояв.

АВІДІЯ Невігластво.

АЮРВЕДА Давньоіндійська медицина, одна з чотирьох дочірніх Вед (Упаведа).

БАНДА Зв'язок, енергетичний замок.

БГАҐАВАД ҐІТА Пісня Пана, найвпливовіша з усіх *шастр*. Верховна Істота у формі Пана Крішни об'єднує вчення Самкх'ї, Йоги та Веданти.

БГАҐАВАТА ПУРАНА Також називається Шрімад Бгаґаватам, пурана, в якій йдеться про відданість Верховній Істоті в образі Пана Вішну. Описуються всі аватари Вішну, включаючи Крішну.

БХАКТІ Йога любові, практика відданості Верховній Істоті.

БХОГА Споживання, досвід, рабство.

БРАХМА СУТРА Головний трактат веданти, автором якого є ріші Вьяса.

БРАХМАЧАР'Я Визнання Брахмана в усьому, пізніше означало безшлюбність.

БРАХМАН Нескінченна свідомість, глибинна реальність, реальність, яка не може бути зведена до більш глибокого шару.

БРАХМАРАНДХРА Ворота Брахмана, верхній кінець *сушумни*.

ГЛОСАРІЙ

БУДДХІ Інтелект, осередок інтелекту.

ВАЙШНАВІТ Той, хто поклоняється Вішну.

ВАСАНА Обумовленість, накопичення підсвідомих відбитків.

ВАТА Один з трьох аюрведичних дош, іноді перекладається як вітер.

ВАЮ - буквально вітер, життєво важливий повітряний потік.

ВЕДАНТА Буквально кінець Вед. Аналіз змісту *Упанішад*, головний трактат – *Брахма Сутра*. Розвинулося кілька шкіл (адвайта-веданта, вішіштадвайта-веданта, двіта-веданта).

ВЕДИ Найдавніші священні тексти людства. В'яса розділив єдину *Веду* на чотири: *Ріґ, Яджур, Сама* і *Атхарва Веди*, кожна з яких поділяється на *Самхіту* (гімни), *Брахману* (ритуал), *Араньяку* (поклоніння) і *Упанішаду* (містику). Існує чотири допоміжні *Веди* (Упведи): *Аюрведа* (медицина), *Артхаведа* (економіка), *Дханурведа* (військова наука) і *Гандхарваведа* (музика). *Веда* має шість розділів (веданг): *Вьякарана* (санскритська граматика), *Джйотіша* (астрологія), *Нірукта* (етимологія), *Шикша* (фонетика), *Чандас* (метр) і *Кальпа* (ритуал, обов'язок). Ранні гімни *Ріґ Веди* мають вік понад 8000 років. Згідно з традицією, *Веди* вічні, і їх бачать *ріші* на початку кожної світової епохи.

ВІДЬЯ Правильне знання, протилежне невігластву (авідья).

ВІКАЛЬПА Концептуалізація, слово без предмета, на який воно вказує.

ВІКШИПТА ЧІТТА Збентежений розум, розум, придатний для того, щоб розпочати практику йоги.

ВІНЯСА Послідовний рух, що поєднує пози, утворюючи безперервний потік. Створює медитацію руху, яка розкриває всі форми як непостійні і з цієї причини не тримаються за них.

ВІПАРІЯ Неправильне пізнання, помилка, невірна ідентифікація об'єкта, що сприймається.

ВІШНУ, ПАН Ім'я Верховної Істоти; Брахман, наділений формою.

ВІШТАДВАЙТА ВЕДАНТА Упанішадська філософія, що пропагує кваліфікований монізм, розроблена ачар'єю Рамануджею. Вважає, що індивідуальне "я" (*атман*) і глибинна реальність (Брахман) є тотожними, але різними.

ВІВЕКА КЬЯТЕХ Дискримінаційне знання, знання про різницю між тим, хто бачить, і тим, кого бачать.

ВІВЕКІНА Знавець відмінностей, той, хто отримав дискримінаційні знання.

ВСТАВКА М'ЯЗА Кінець м'яза, віддалений від центру тіла.

ВРІТТІ буквально означає вихори, коливання, модифікації (розуму).

ГІПЕРРОЗТЯЖІННЯ Розведення понад 182º.

ГУНИ Раджас, тамас і сатва, якості або нитки *пракрті*, які утворюють, завдяки своєму різноманітному переплетенню, всі явища.

ДАРШАНА Погляд, система філософії. *Даршани* поділяються на ортодоксальні та гетеродоксальні, залежно від того, приймають вони чи відкидають авторитет Вед. Ортодоксальними *даршанами* є Самкх'я (раціональне дослідження), Йога (наука про розум), Мімамса (наука про дію), Ньяя (логіка), Вайшешика (категоризація), Веданта (аналіз Упанішад). Ці *даршани* в ідеалі не конкурують між собою, а вирішують різні завдання. Майстер йоги Т. Крішнамачар'я мав ступені в усіх шести системах. Гетеродоксальними *даршанами* є Джайна (джайнізм), Бодха (буддизм) і Чарвака (матеріалізм). Особливим випадком є Тантра, яка не приймається як ортодоксальна і не розглядається як гетеродоксальна. Шанкара був, мабуть, останньою людиною, яка опанувала всі десять систем філософії.

ДЖИВА Феноменальне "я", образ себе, який формується через контакт з феноменами, а не справжнє "я".

ДЖНАНА Знання, тут знання про себе.

ДЖНАНІН Знавець, тут знавець самого себе.

ДРІШТІ Координаційний центр.

ДХАРАНА Концентрація.

ДАРМА 1. Властивість, ознака. 2. Праведність, чеснота.

ДАРМІН Об'єкт-як-такий, така-сутність об'єкта, сутність об'єкта.

ДХ'ЯНА Медитація.

ЕКАГРА ЧИТТА - односпрямований розум, розум, придатний для практики вищої йоги.

ЕНТРОПІЯ Кількість безладу в системі.

ЗАДНІЙ Задній, протилежний передньому.

ЗВІЛЬНЕННЯ Визнати свою справжню природу як вічну, незмінну свідомість.

З'ЄДНАННЯ Зводити кістки разом.

ІДА Місячний енергетичний канал.

ІНТЕЛЕКТ Місце розташування інтелекту.

ІШТАДЕВАТА Божество в медитації, особиста проекція, яка дозволяє встановити віддані стосунки з Верховною Істотою.

ІШВАРА Верховна Істота, Брахман, наділений формою.

ІЗОМЕТРИЧНІ ВПРАВИ Вправа, при якій м'язи не скорочуються.

ІЗОТОНІЧНІ ВПРАВИ Вправа, яка передбачає скорочення м'язів.

ІТІХАСА Писання, які стосуються того, що колись було, історії: Махабхарата, Рамаяна та Йога Вашішта.

ЙОГА КОРУНТА Трактат про послідовну йогу, автором якого є Ріші Вамана.

ЙОГА ВАШІШТА Стародавній трактат, в якому недуалістичне вчення Ріші Васішти викладено у 30 000 строфах.

КАЙВАЛІЯ Свобода, незалежність; мета йоги.

КАЛІ ЮГА Нинішня епоха, епоха темряви; почалася 3104 року до н.е. зі смертю Пана Крішни; вважається, що вона триватиме ще 400 000 років.

КАППА Один з трьох аюрведичних дош, іноді перекладається як флегма.

КАРМА Дія.

КАРМА ЗАКОН, закон причинно-наслідкового зв'язку.

КАРМАША Сховище, де зберігаються наслідки наших дій.

КЛЕША Стан страждання. Клеші - це невігластво, егоїзм, бажання, ненависть і страх смерті.

КОГНІТИВНА САМАДХІ Самадхі, виникнення якої залежить від пізнання об'єкта; об'єктивна самадхі.

КРАМА Послідовність миттєвостей, зміна миттєвостей.

КРІШНА, ПАН Форма Вищої Істоти, аватара Пана Вішну, вчитель у Бгаґавад Ґіті.

КШАНА Мить, момент, найменша одиниця часу.

КШИПТА ЧИТТА Неспокійний розум, непридатний для занять йогою.

КУМБАКА Затримка дихання.

КУНДАЛІНІ 1. Перешкода, що закриває гирло *сушумни*. 2. Іноді використовується для позначення підйому *шакті* в *сушумні*.

КІФОЗ Викривлення хребта вперед.

ЛАТЕРАЛЬНИЙ Збоку, від середньої лінії тіла.

ЛАТЕРАЛЬНА РОТАЦІЯ Зовнішнє обертання.

ЛОРДОЗ Викривлення хребта назад.

МАХАБХАРАТА Найбільший літературний твір, створений людиною, дхарма-шастра (писання про правильні дії), автором якого є Ріші В'яса; містить Бгаґавад Ґіту.

МАХАБХУТА Груба стихія, тобто земля, вода тощо.

МАНДАЛА Круговий малюнок, сакральна геометрія, об'єкт медитації.

МАНДУК'Я КАРІКА Коментар до "Мандук'я Упанішади", автором якої є Ачарья Гаудапада, що є початком філософської школи Адвайта Веданта. Гаудапада стверджує, що три стани неспання, сну і глибокого сну не мають власної реальності і залежать від четвертого стану (турія) - свідомості.

МЕДІАЛЬНА РОТАЦІЯ Внутрішнє обертання.

МОКША Звільнення від рабства.

МОКША ШАСТРА Писання, що стосується звільнення.

МУДХА ЧІТТА Розум, захоплений матеріалістичним ступором, не придатний для занять йогою.

МУДРА ПЕЧАТКА, зазвичай це поєднання *асани*, *пранаями і банди*.

МУЛА БАНДА Кореневий замок.

НАДІ - буквально річка; енергетичний канал.

НІРГУНА БРАХМАН Безформний Брахман, глибока реальність, нескінченна свідомість.

НІРОДХА ЧІТТА Відсторонений розум, природний стан, мета йоги.

ОБ'ЄКТ Все, що не є суб'єктом (свідомістю); включає його, інтелект і всесвіт.

ОБ'ЄКТ МЕДИТАЦІЇ Будь-який об'єкт саттвічної якості, наприклад, мантра, символ ОМ, янтра або мандала (священна геометрія), квітка лотоса, дихання, божество, на яке ви медитуєте, порожнеча, світло або звук у серці, інтелект, тонкі елементи.

ОБ'ЄКТИВНА САМАДХІ Самадхі, яка залежить у своєму виникненні від об'єкта.

БЕЗОБ'ЄКТНЕ САМАДХІ Самадхі, яке не залежить у своєму виникненні від об'єкта, а тому може виявити суб'єкт, свідомість.

ПОЧАТОК М'ЯЗА Кінець м'яза, який знаходиться ближче до центру тіла.

ПАРАВАЙРАГІЯ Повна відмова, повне відпускання, найвища відстороненість.

ПАРІНАМА Трансформація, зміна.

ПІНГАЛА Канал сонячної енергії.

ПІТТА Один з трьох аюрведичних дош, іноді перекладається як жовч.

ПОВНА СИСТЕМА ВІНЯСИ Практика, в якій ви виконуєте віньясу стоячи між сидячими позами.

ПЛЕЧЕ Плечова кістка.

ПРИВ'ЯЗАНІСТЬ Помилкове ототожнення з минущим, прив'язаність до явищ.

ПРАДЖНА Повне знання явищ, які породжуються *пракрті*.

ПРАКРТІ Прародителька, прокреативність, природа, матриця або утроба, що породжує весь тонкий і грубий всесвіт, окрім свідомості.

ПРАНА Життєва сила або внутрішнє дихання; іноді відноситься до анатомічного або зовнішнього дихання.

ПРАНАЯМА Подовження дихання, дихальні вправи для гармонізації потоку життєвої сили.

ПРАТЬЯХАРА Незалежність від сенсорних стимулів.

ПУРАНИ - буквально стародавні. Священні тексти, які у формі алегорій та історій розповідають про містику та філософію простим людям.

ПУРУША Чиста свідомість, яка є вічною і незмінною; термін, який використовується в Самкх'ї та йозі замість атмана.

РАДЖАС Шаленство, енергія, динаміка; одна з гун *пракрті*.

РАМАЯНА Дослівно - шлях Рами. Стародавній епос (ітіхаса), що описує життя Рами, аватари Пана Вішну.

РІШІ Ведичний провидець, звільнений мудрець, той, хто через відсторонення розуму може зазирнути на дно свого серця.

РОЗГИНАННЯ Повернення після згинання.

РОЗУМІННЯ Зусилля розуму, спрямовані на ідентифікацію та інтерпретацію даних, що надходять від органів чуття.

САГУНА БРАХМАН Вища Істота, Брахман, що має форму.

САМАДХІ Поглинання.

САМАПАТТІ Ототожнення розуму з об'єктом; стан розуму під час об'єктивного *самадхі*.

САМКХІЯ Найдавніша система філософії, заснована Ріші Капілою.

САМКХІЯ КАРІКА Трактат, написаний Ішваракрішною, що описує систему філософії Самкх'я. Каріка має велике значення, оскільки це найдавніший збережений текст, що описує *самкхію*, на якій базується йога. Однак слід пам'ятати, що цей текст молодший за Йога Сутру і не є репрезентативним для старіших і оригінальніших форм *Самкхії*.

САМПРАДЖНАТА Об'єктивне *самадхі*, пізнавальне *самадхі*.

САМСАРА Обумовлене існування, нескінченне коло перероджень.

САМСКАРА Підсвідомий відбиток.

САМ'ЯМА Комбіноване застосування *дхарани*, *дхьяни* та об'єктивного *самадхі*.

САТТВА Світло, мудрість, розум; одна з гун *пракрті*.

СВІДОМІСТЬ Те, що є свідомим, спостерігачем, усвідомленням.

СЕРЕДНЯ До середньої лінії тіла.

СЕРЦЕ - санскр. хрдая, що означає серцевину всіх явищ, якою, згідно з Ведантою, є свідомість. Якщо цей термін використовується в анатомічних інструкціях, то він позначає серцевину грудної клітки.

СИСТЕМА НАПІВВІНЬЯСА Практика, в якій людина проходить через *Чатуранга Дандасану, Висхідну Собаку* та *Низхідну Собаку* між сидячими позами.

СТЕГНО Стегнова кістка.

СТРАЖДАННЯ П'ять форм страждань (клеш).

ШАЙВІТ Шанувальник Шиви.

ШАКТІ 1. богиня-мати, супутниця Шиви, уособлення *пракрті*. 2. Енергія, життєва сила, прана.

ШАСТРА Писання, шлях до істини.

ШАТКРІЯ Буквально шість дій, набір очисних дій, що використовуються в Хатха йозі для відновлення балансу між трьома гунами (дошами) тіла.

ШИВА, ПАН Ім'я Верховної Істоти, чистої свідомості, Брахмана, що має форму.

ШИЙНИЙ ХРЕБЕТ Хребці шиї.

ШРУТІ Веди та Упанішади - писання божественного походження, які бачить або чує ріші.

ШУНЯТА Порожнеча, пустота.

ШУНЯВАДИН Прихильник буддійської школи шуньявади, яка вважає, що невід'ємною природою всіх явищ є порожнеча (*шуньята*).

СИДДХ Досконала істота.

СИДДХИ Досконалість, надприродна сила.

СМРТІ 1. Священна традиція, писання, створені людським розумом, які пояснюють об'явлені *шруті*. 2. Пам'ять, одне з п'яти коливань розуму.

СУБКОМЕНТАРІЙ Коментар, який додатково пояснює вже існуючий коментар до оригінального трактату. Оскільки індійські майстри дуже поважали тих, хто думав до них, вони часто складали тексти, які додавали ще один рівень пояснень та інтерпретацій, а не започатковували власну школу думки.

ТОНКИЙ Щось реальне, але не сприймається органами чуття. Його можна сприймати безпосередньо в об'єктивному *самадхі*. Слово з'являється в багатьох виразах, таких як тонке тіло, тонкий елемент, тонка анатомія.

СУПЕРКОГНІТИВНА САМАДХІ *Самадхі* за межами пізнання об'єкта, безоб'єктна *самадхі*, *самадхі*, що розкриває суб'єкт, свідомість.

СУШУМНА Центральний енергетичний канал, метафора серця в хатха йозі.

СВАДХ'ЯЯ Вивчення священних текстів.

ТАМАС Тупість, інертність, маса; одна з гун *пракрті*.

ТАНМАТРА Тонкий елемент, інфраатомний потенціал, найменша частинка матерії.

ТАНТРА 1. Система, яка фокусується на точному виконанні дій, а не на містичних спекуляціях. 2. Трактат, в якому описується ця система.

УДДІЯНА Одна з *шаткрій* хатха йоги; всмоктування вмісту черевної порожнини в грудну порожнину під час виконання Кумбаки.

УДДІЯНА БАНДА Підйомний замок, нижній черевний замок, втягування вмісту нижньої частини живота до хребта.

УДЖАЇ ПРАНАЯМА Переможне розтягнення життєвої сили.

УПАНІШАДИ Стародавні писання, з яких розвинулися всі системи індійської філософії. Упанішади зачаті серцем (*шруті*).

УПВЕДА Допоміжні Веди, яких налічується чотири: *Аюрведа* (медицина), *Артхаведа* (економіка), *Дханурведа* (військова справа) і *Гандхарваведа* (музика).

ХАТХА ЙОГА Тантрична школа йоги, заснована близько 1120 року н.е. майстром Горакнатом. Дослівно сонячна/місячна йога, акцент робиться на збалансуванні сонячних і місячних енергетичних каналів в організмі. Хатха йога змістила акцент з містики та філософії старих упанішадських видів йоги на використання тіла як інструменту.

ХАТХА ЙОГА ПРАДІПІКА Тантричний трактат, автором якого є Сватмарама.

ЧАКРА Тонкий енергетичний центр.

ЧАРАКА САМХІТА Трактат з аюрведи. Автор, Чарака, як кажуть, є втіленням Патанджалі.

ЯНТРА Священний малюнок, який згодом візуалізується; об'єкт медитації, що використовується в школі Тантри.

Бібліографія

Adams, G.C., Jr, translator and commentator, *Badarayana's Brahma Sutras*, Motilal Banarsidass, Delhi, 2013.
Agehananda Bharati, Sw., *The Light at the Center*, Ross-Erickson, Santa Barbara, 1996.
Agehananda Bharati, Sw., *The Ochre Robe*, 2nd rev. edn, Ross-Erickson, Santa Barbara, 2000.
Agehananda Bharati, Sw., *The Tantric Tradition*, Anchor Books, New York, 1992.
Aranya, Sw. H., *Yoga Philosophy of Patanjali with Bhasvati*, 4th enlarged edn, University of Calcutta, Kolkata, 2020.
Ashokananda, Sw., translator and commentator, *Avadhuta Gita of Dattatreya*, Sri Ramakrishna Math, Madras.
Ashtavakra Gita, 8th edn, Sri Ramanasramam, Tiruvannamalai, 2021.
Baba, B., translator and commentator, *Yogasutra of Patanjali*, Motilal Banarsidass, Delhi, 1996.
Bachhofer, J., *Milarepa Meister der Verrueckten Weisheit*, Windpferd.
Bader, J., *Meditation in Sankara's Vedanta*, Aditya Prakashan, New Delhi, 2010.
Balantyne, J.R., translator and commentator, *Yoga Sutra of Patanjali*, Book Faith India, Delhi, 2020.
Banerjea, A.K., *Philosophy of Gorakhnath*, 1st Indian edn, Motilal Banarsidass, Delhi, 2003.
Bernard, T., *Heaven Lies Within Us*, Charles Scribner's Sons, New York, 1959.
Bernard, T., *Hindu Philosophy*, Jaico Publishing House, Mumbai, 2009.

Bhatt, G.P. (ed.), *The Skanda Purana*, part 1, trans. G.V. Tagare, Motilal Banarsidass, Delhi, 2012.

Bhattacharya, V., editor and translator, *The Agamasastra of Gaudapada*, Motilal Banarsidass, Delhi, 1963.

Bose, A.C., *The Call of the Vedas*, Bharatiya Vidya Bhavan, Mumbai, 2019.

Bouanchaud, B., *The Essence of Yoga*, Rudra Press, Portland, Oregon, 2017.

Briggs, G.W., *Goraknath and the Kanphata Yogis*, 1st Indian edn, Motilal Banarsidass, Delhi, 1958.

Calais-Germaine, B., *Anatomy of Movement*, rev. edn, Eastland Press, Seattle, 2011.

Calasso, R., *Ka – Stories of the Minds and Gods of India*, Vintage Books, New York, 2019.

Chaitow, L., *Positional Release Techniques*, 2nd edn, Churchill Livingstone, London, 2022.

Chandra Vasu, R.B.S., translator, *The Gheranda Samhita*, Sri Satguru Publications, Delhi, 2006.

Chandra Vasu, R.B.S., translator, *The Siva Samhita*, Sri Satguru Publications, Delhi, 2004.

Chang, G.C.C., translator, *Teachings and Practice of Tibetan Tantra*, Dover Publications, Mineola, New York, 2024.

Chapple, C., translator, *The Yoga Sutras of Patanjali*, Sri Satguru Publications, Delhi, 2010.

Clemente, C.D., *Anatomy – A Regional Atlas of the Human Body*, 4th edn, Williams & Wilkins, Baltimore,
Maryland, 2017.

Cole, C.A., *Asparsa Yoga – A Study of Gaudapada's Mandukya Karika*, Motilal Banarsidass, Delhi, 2002.

Coulter, D., *Anatomy of Hatha Yoga*, Body and Breath Inc., Honesdale, Pennsylvania, 2021.

Dahlke, P., translator, *Buddha – Die Lehre des Erhabenen*, Wilhelm Goldmann Verlag, Munich, 1940.

Dasgupta, S., *A History of Indian Philosophy*, 1st Indian edn, 5 vols, Motilal Banarsidass, Delhi, 1995.

Dasgupta, S., *Yoga as Philosophy and Religion*, Motilal Banarsidass, Delhi, 1993.

Desikachar, T.K.V., *Health, Healing and Beyond*, Aperture, Denville, New Jersey, 2018.

Desikachar, T.K.V., *The Heart of Yoga*, Inner Traditions, Rochester, Vermont, 2015.

Desikachar, T.K.V., translator, *Yoga Taravali*, Krishnamacharya Yoga Mandiram, Chennai, 2023.

Deussen, P., editor, *Sixty Upanisads of the Veda*, translated by V.M. Bedekar & G.B. Palsule, 2 vols, Motilal Banarsidass, Delhi, 2017.

Deussen, P., *The Philosophy of the Upanishads*, translated by A.S. Geden, Motilal Banarsidass, Delhi, 2017.

Deutsch, E., *Advaita Vedanta – A Philosophical Reconstruction*, University of Hawaii Press, Honululu, 1993.

Digambarji, Sw., editor and commentator, *Vasishta Samhita*, Kaivalyadhama, Lonavla, 2004.

Doniger O'Flaherty, W., *Siva – The Erotic Ascetic*, Oxford University Press, London & New York, 1993.

Douglas, N., *Tantra Yoga*, Munshiram Manoharlal, New Delhi, 1991.

Dvivedi, M.N., translator and commentator, *The Yoga Sutras of Patanjali*, Sri Satguru Publications, Delhi, 1910.

Egenes, T., *Introduction to Sanskrit*, part 1, 3rd rev. edn, Motilal Banarsidass, Delhi, 2023.

Egenes, T., Introduction to Sanskrit, part 2, Motilal Banarsidass, Delhi, 2020.

Eliade, M., *Yoga – Immortality and Freedom*, 2nd edn, Princeton University Press, Princeton, New Jersey, 1989.

Evans-Wentz, W.Y., editor, *Tibet's Great Yogi Milarepa*, 2nd edn, Munshiram Manoharlal, Delhi, 2020.

Evans-Wentz, W.Y., editor, *The Tibetan Book of the Dead*, Oxford University Press, London, 1980.

Evans-Wentz, W.Y., editor, *Tibetan Yoga and Secret Doctrines*, Oxford University Press, Oxford, 1978.

Feldenkrais, M., *Awareness through Movement*, HarperCollins, San Francisco, 2010.

Feuerstein, G., *The Shambhala Encyclopedia of Yoga*, Shambhala, Boston, 2017.

Feuerstein, G., *The Yoga Tradition*, Hohm Press, Prescott, Arizona, 2021.

Feuerstein, G., translator and commentator, *The Yoga-Sutra of Patanjali*, Inner Traditions, Rochester, Vermont, 2009.

Frawley, D., *Ayurvedic Healing – A Comprehensive Guide*, 1st Indian edn, Motilal Banarsidass, Delhi, 2012.

Frawley, D., *From the River of Heaven*, 1st Indian edn, Motilal Banarsidass, Delhi, 2012.

Frawley, D., *Gods, Sages and Kings*, 1st Indian edn, Motilal Banarsidass, Delhi, 2013.

Frawley, D., *Tantric Yoga and the Wisdom Goddesses*, 1st Indian edn, Motilal Banarsidass, Delhi, 2016.

Frawley, D., *The Yoga of Herbs*, 1st Indian edn, Motilal Banarsidass, Delhi, 2014.

Frawley, D., *Wisdom of the Ancient Seers*, Motilal Banarsidass, Delhi, 2014.

Freeman, R., *The Yoga Matrix* (audio casettes), Sounds True, Boulder, Colorado, 2021.

Freeman, R., *Yoga with Richard Freeman* (video and handbook), Delphi Productions, Boulder, Colorado, 2013.

Friend, J., *Anusara Yoga – Teacher Training Manual*, Anusara Press, Spring, 2019.

Gambhirananda, Sw., *Bhagavad Gita with Commentary of Sankaracarya*, Advaita Ashrama, Kolkata, 2017.

Gambhirananda, Sw., translator, *Brahma Sutra Bhasya of Sri Sankaracarya*, Advaita Ashrama, Kolkata, 1985.

Gambhirananda, Sw., translator, *Eight Upanisads*, Advaita Ashrama, Kolkata, 2016.

Ganganatha, J., translator, *Yoga-Sara-Sangraha of Vijnana – Bhiksu*, rev. edn, Parimal Publications, Delhi, 2015.

Ganguli, K.M., translator, *The Mahabharata*, 12 vols, Munshiram Manoharlal, New Delhi, 2018.

Gharote, M.L., translator, *Brhadyajnavalkyasmrti*, Kaivalyadhama, Lonavla, 2002.

Godman, D. (ed.), *Be As You Are – The Teachings of Ramana Maharshi*, Penguin Books India, New Delhi, 2005.

Gopal, L., *Retrieving Samkhya History*, D.K. Printworld (P) Ltd, New Delhi, 2020.

Gosh, S., translator, editor and commentator, *The Original Yoga*, 2nd rev. edn, Munshiram Manoharlal, New Delhi, 2019.

Govinda, L.A., *Der Weg der weissen Wolken*, Scherz Verlag, Bern, 1995.

Grabowski, T., *Principles of Anatomy and Physiology*, 10th edn, John Wiley & Sons, Hoboken, New Jersey,

Guenther, H.v., translator, *Juwelenschmuck der geistigen Befreiung*, Eugen Diederichs Verlag, Munich, 2009.

Guenther, H.v., translator and commentator, *The Life and Teaching of Naropa*, Shambala, Boston, 2015.

Gupta, A.S., *The Evolution of the Samkhya School of Thought*, 2nd rev. edn, Munshiram Manoharlal, New Delhi, 2006.

Gupta, S.R., translator and commentator, *The Word Speaks to the Faustian Man*, vol. 2, A Translation and Interpretation of the Prasthanatrayi, Motilal Banarsidass, Delhi, 2015.

Gurdjieff, G.I., *Beelzebub's Erzaehlungen fuer seinen Enkel*, Sphinx Verlag, Basel, 2001.

Gurdjieff, G.I., *Begnungen mit bemerkenswerten Menschen*, Aurum Verlag, Freiburg, 1998.

Gurdjieff, G.I., *Das Leben ist nur dann wirklich wenn ich bin*, Sphinx Verlag, Basel, 2007.

Hamill, S. & Seaton, J.P., translators and editors, *The Essential Chuang Tzu*, Shambala, Boston, 2018.

Isayeva, N., *From Early Vedanta to Kashmir Shaivism*, 1st Indian edn, Sri Satguru Publications, Delhi, 2017.

Iyengar, B.K.S., *Light on the Yoga Sutras of Patanjali*, HarperCollins Publishers India, New Delhi, 2013.

Iyengar, B.K.S., *Light on Yoga*, 2nd edn, Allen & Unwin, London, 1996.

Iyengar, B.K.S., *Pranayama*, HarperCollins Publishers India, New Delhi, 2013.

Iyengar, B.K.S., *The Tree of Yoga*, HarperCollins Publishers India, New Delhi, 2015.

Jacobsen, A.J., *Prakrti in Samhkya-Yoga*, 1st Indian edn, Motilal Banarsidass, Delhi, 2022.

Jagadananda, Sw., translator, *Upadesa Sahasri of Sri Sankaracarya*, Sri Ramakrishna Math, Madras.

Jagadananda, Sw., translator, *Vakyavrtti of Sri Sankaracarya*, Sri Ramakrishna Math, Madras.

Jois, K.P., *Ashtanga Yoga with K. Pattabhi Jois*, 1st series (video), Yoga Works Productions, Santa Monica, California, 2016.

Jois, Sri K.P., *Yoga Mala*, 1st English edn, Eddie Stern / Patanjala Yoga Shala, New York, 2019.

Kale, M.R., *A Higher Sanskrit Grammar*, Motilal Banarsidass, Delhi, 1992.

Kalu Rinpoche, *The Gem Ornament*, Snow Lion, Ithaca, New York, 2006.

Kanshi, R., *Integral Non-Dualism*, Motilal Banarsidass, Delhi, 2015.

Kendall, F.P., *Muscles Testing and Function*, 4th edn, Lippincott Williams & Wilkins, Philadelphia, 2013. 299

Krishnamacharya the Purnacharya, Krishnamacharya Yoga Mandiram, Chennai.

Krishnamurti, J., *Krishnamurti to Himself*, HarperCollins, San Francisco, 2013.

Krishnamurti, J., *Krishnamurti's Journal*, 2nd rev. edn, Krishnamurti Foundation Trust India, Chennai, 2023.

Krishnamurti, J., *The Awakening of Intelligence*, HarperCollins, San Francisco, 2007.

Krishnamurti, J., *The First and Last Freedom*, HarperCollins, San Francisco, 1995.

Kumar, S., translator and annotator, *Samkhyasara of Vijnanbhiksu*, Eastern Book Linkers, Delhi, 2008.

Kunjunni Raja, K., editor, *Hathayogapradipika of Swatmarama*, The Adyar Library and Research Centre, Madras, 1992.

Kuvalayananda, Sw., *Asanas*, Kaivlayadhama, Lonavla, 1953.

Kuvalayananda, Sw., *Pranayama*, 7th edn, Kaivlayadhama, Lonavla, 2003.

Lad, V., Ayurveda, *The Science of Self-Healing*, 1st Indian edn, Motilal Banarsidass, Delhi, 2014.

Larson, G.J., *Classical Samkhya*, 2nd rev. edn, Motilal Banarsidass, Delhi, 1999

Larson, G.J. & Bhattacharya, R.S., *Encyclopedia of Indian Philosophies*, vol. 4, Samkhya, 1st Indian edn, Motilal Banarsidass, Delhi.

Leggett, T., *Realization of the Supreme Self*, New Age Books, New Delhi, 2022.

Leggett, T., translator, *Sankara on the Yoga Sutras*, 1st Indian edn, Motilal Banarsidass, Delhi, 2012.

Lester, R.C., *Ramanuja on the Yoga*, Adyar Library and Research Centre, Madras, 1996.

Long, R.A., *The Key Muscles of Hatha Yoga*, Bandha Yoga Publications, 2025.

Lorenzen, D.N., *Kabir Legends and Ananta Das's Kabir Parachai*, 1st Indian edn, Sri Satguru Publications, Delhi, 2012.

Lorenzen, D.N., *The Kapalikas and Kalamukhas*, 2nd rev. edn, Motilal Banarsidass, Delhi, 2011.

Madgula, I.S., *The Acarya*, 2nd rev. edn, Motilal Banarsidass, Delhi, 2021.

Madhavananda, Sw., translator and commentator, *Minor Upanisads*, Advaita Ashrama, Kolkata, 2016.

Madhavananda, Sw., translator, *The Brhadaranyaka Upanisad*, Advaita Ashrama, Kolkata, 2017.

Madhavananda, Sw., translator and annotator, *Vedanta Paribhasa*, Advaita Ashrama, Kolkata, 2017.

Maehle, G., *Ashtanga Yoga: Practice and Philosophy*,

Maehle, G., *Ashtanga Yoga: The Intermediate Series*,

Pranayama: The Breath of Yoga, Yoga Meditation: Through Mantra, Chakras and Kundalini to Spiritual Freedom, Samadhi The Great Freedom, How to Find Your Life's Divine Purpose and Chakras, Drugs and Evolution, Mudras: Seals of Yoga and *Bhakti: Yoga of Love*

Mahadevan, T.M.P., *The Hymns of Sankara*, Motilal Banarsidass, Delhi, 2000.

Mani, V., *Puranic Encyclopedia*, 1st English edn, Motilal Banarsidass, Delhi, 1995.

Mascaro, J., translator, *The Upanishads*, Penguin Books, New Delhi, 2014.

Miele, L., Ashtanga Yoga, *International Federation of Ashtanga Yoga Centres*, Rome.

Mitchiner, J.E., *Tradition of the Seven Rsis*, Motilal Banarsidass, Delhi, 2020.

Mohan, A.G., trans., translator, *Yoga-Yajnavalkya*, Ganesh & Co, Madras.

Mohan, A.G., *Yoga for Body, Breath and Mind*, Shambala, Boston & London, 2022.

Mohan, A.G., *Yoga Therapy*, Shambala, Boston & London, 2024.

Monier-Williams, M., *A Sanskrit English Dictionary*, Motilal Banarsidass, Delhi, 2022.

Mueller, M., editor, *The Sacred Books of the East*, vol. 38, Vedanta Sutras, trans. G. Thibault, Motilal Banarsidass, Delhi, 1982.

Muktananda, Sw., *Der Weg und sein Ziel*, Deutsche Erstausgabe, Droemersche Verlagsanstalt, Munich, 2007.

Muktibodhananda, Sw., translator and commentator, *Hatha Yoga Pradipika*, 2nd edn, Yoga Publications Trust, Munger, 2013.

Nalanda Translation Committee, *The Life of Marpa the Translator*, Shambala, Boston, 2002.

Natarajan, A.R., *Ramana Maharshi – The Living Guru*, Ramana Maharshi Centre for Learning, Bangalore, 2016.

Natarajan, A.R., *Timeless in Time – A Biography of Sri Ramana Maharshi*, 2nd edn, Ramana Maharshi Centre for Learning, Bangalore, 2020.

Natarajan, N., translator and annotator, *Tirumantiram*, Sri Ramakrishna Math, Madras.

Neumann, D.A., *Kinesiology of the Muskuloskeletal System*, Mosby, St Louis, 2022.

Nikhilananda, Sw., translator, *The Mandukya Upanishad with Gaudapada's Karika and Sankara's Commentary*, Advaita Ashrama, Kolkata, 2007.

Nikhilananda, Sw., translator, *Vedanta-sara of Sadananda*, Advaita Ashrama, Kolkata, 2017.

Niranjanananda, P., *Yoga Darshan*, Sri Panchdashnam Paramahamsa Alakh Bara, Deoghar, 2013.

Norbu, N., *Dream Yoga*, Snow Lion, Ithaca, New York, 2012.

Pandey, K.C., editor, *Isvara Pratyabhijna Vimarsini – Doctrine of Divine Recognition*, 3 vols, Motilal Banarsidass, Delhi, 2006.

Panoli, V., translator and commentator, *Gita in Shankara's Own Words*, Shri Paramasivan, Madras, 2000.

Percheron, M., *Buddha*, Rowohlt Verlag, Hamburg, 1978.

Perry, E.D., *A Sanskrit Primer*, 4th edn, Motilal Banarsidass, Delhi, 1956.

Powell R., editor, *The Experience of Nothingness – Sri Nisargadatta Maharaj's Talks on Realizing the Infinite*, 1st Indian edn, Motilal Banarsidass, Delhi, 2024.

Powell R., editor, *The Nectar of Immortality – Sri Nisargadatta Maharaj's Discourses on the Eternal*, 1st Indian edn, Motilal Banarsidass, Delhi, 2024.

Prabhavananda, Sw., translator, *Bhagavad Gita*, Vedanta Press, Hollywood, 2007.

Prabhavananda, Sw., translator and commentator, *Patanjali Yoga Sutra*, Sri Ramakrishna Math, Madras.

Prabhavananda, Sw., translator, *The Upanishads*, Vedanta Press, Hollywood, 2003.

Prabhavananda, Sw., *Yoga and Mysticism*, Vedanta Press, Hollywood, 1989.

Prakashanand Saraswati, Sw., *The True History and the Religion of India*, 1st Indian edn, Motilal Banarsidass, Delhi, 2021.

Prasada, R., translator, *Patanjali's Yoga Sutras*, Munshiram Manoharlal, New Delhi, 2023.

Pungaliya, G.K., *Yoga Sastra*, Yoga and Allied Research Institute, Pune, 2018.

Radhakrishnan, S., *Indian Philosophy*, Indian edn, 2 vols, Oxford University Press, New Delhi, 1960.

Radhakrishnan, S., translator and commentator, *The Bhagavad Gita*, HarperCollins Publishers India, New Delhi, 2022.

Radhakrishnan, S., editor, *The Principal Upanisads*, HarperCollins Publishers India, New Delhi, 2014.

Rajneesh, O., *Tantra: The Supreme Understanding*, The Rebel Publishing House, Portland, Oregon, 2017.

Rajneesh, O., *The Book of the Secrets*, 2nd edn, Rajneesh Foundation International, Antelope, Oregon, 2002.

Ram Das, *Miracle of Love*, Munshiram Manoharlal, New Delhi, 2019.

Rama, Sw., *Path of Fire and Light, vol. 1*, The Himalayan Institute Press, Honesdale, Pennsylvania, 2008.

Rama, Sw., translator and commentator, *The Mystical Poetry of Kabir*, The Himalayan International Institute of Yoga, Honesdale, Pennsylvania, 2010.

Ramachandra Rao, S.K., *Yoga and Tantra in India and Tibet*, Kalpatharu Research Academy, Bangalore, 2019.

Ramakrishnananda, Sw., *Life of Sri Ramanuja*, Sri Ramakrishna Math, Madras.

Ramanasramam, S., *Sri Ramana Gita*, 8th edn, Sri Ramanasram, Tiruvannamalai, 2018.

Ramaswami, S., *Yoga for the Three Stages of Life*, Inner Traditions, Rochester, Vermont, 2020.

Reich, W., *Die Massenpsychologie des Faschismus*, Kiepenheuer & Witsch, Cologne, 1991.

Rieker, H.U., commentator, *Hatha Yoga Pradipika*, Aquarian/Thorsons, London, 2012.

Rolf, I.P., *Rolfing – The Integration of Human Structures*, Dennis-Landman, Santa Monica, 1997.

Rukmani, T.S., translator, *Yogavarttika of Vijnanabhiksu*, 4 vols, Munshiram Manoharlal, New Delhi, 2018–2021.

Sangharakshita, *The Thousand-Petalled Lotus: The Indian Journey of an English Buddhist*, Sutton Pub Ltd, 2008.

Satyananda Saraswati, Sw., *Moola Bandha*, 2nd edn, Bihar School of Yoga, Munger, 2016.

Scott, J., *Ashtanga Yoga*, Simon & Schuster, Roseville, NSW, 2020.

Sharma, A., *Advaita Vedanta*, Motilal Banarsidass, Delhi, 2013.

Sharma, C., *The Advaita Tradition in Indian Philosophy*, Motilal Banarsidass, Delhi, 2016.

Sharma, V.S., *Essentials of Ayurveda*, 2nd edn, Motilal Banarsidass, Delhi, 2018.

Shastri, J.L. (ed.), *The Kurma Purana*, trans. G.V. Tagare, 2 vols, Motilal Banarsidass, Delhi, 2001.

Shastri, J.L. (ed.), *The Linga Purana*, 2 vols, Motilal Banarsidass, Delhi, 1993.

Shastri, J.L. (ed.), *The Narada Purana*, trans. G.V. Tagare, 5 vols, Motilal Banarsidass, Delhi, 2000.

Shastri, J.L. (ed.), *The Siva Purana*, 4 vols, Motilal Banarsidass, Delhi, 1992.

Shrikrishna, *Essence of Pranayama*, 2nd edn, Kaivalyadhama, Lonavla, 2016.

Silburn, L., *Kundalini Energy of the Depths*, State University of New York Press, Albany, 2008.

Singh, J., translator and annotator, *Para Trisika Vivarana of Abhinavagupta*, Motilal Banarsidass, Delhi, 2008.

Singh, J., translator and annotator, *Siva Sutras – The Yoga of Supreme Identity*, Motilal Banarsidass, Delhi, 1999.

Singh, J., translator and annotator, *Spanda Karikas – The Divine Creative Pulsation*, Motilal Banarsidass, Delhi, 2000.

Singh, J., translator and annotator, *Vijnanabhairava*, Motilal Banarsidass, Delhi, 1999.

Sinh, P., translator, *The Hatha Yoga Pradipika*, Sri Satguru Publications, Delhi, 1935.

Sinha, N., *The Samkhya Philosophy*, Munshiram Manoharlal, New Delhi, 2023.

Sivananda Radha, Sw., *Kundalini Yoga*, 1st Indian edn, Motilal Banarsidass, Delhi, 2012.

Sjoman, N.E., *The Yoga Tradition of the Mysore Palace*, Abhinav Publications, New Delhi, 2016.

Sparham, G., *Dzog Chen Meditation*, Sri Satguru Publications, Delhi, 2014.

Sri Yukteswar, Sw., *Die Heilige Wissenschaft*, Otto Wilhelm Barth Verlag, Munich, 2011.

Stiles, M., *Structural Yoga Therapy,* Samuel Weiser, York Beach, Maine, 2020.

Stoler Miller, B., translator, *Yoga Discipline of Freedom,* Bantam Books, New York, 2018.

Subramaniam, K., translator, *Mahabharata,* Bharatiya Vidya Bhavan, Mumbai, 2019.

Subramaniam, K., translator, *Srimad Bhagavatam,* 7th edn, Bharatiya Vidya Bhavan, Mumbai, 2017.

Subramaniam, V.K., translator, *Saundaryalahari of Sankaracarya,* Motilal Banarsidass, Delhi, 1997.

Sullivan, B.M., *Seer of the Fifth Veda,* 1st Indian edn, Motilal Banarsidass, Delhi, 2019.

Swahananda, Sw., translator, *Chandogya Upanisad,* Sri Ramakrishna Math, Madras, 1976.

Swenson, D., *Ashtanga Yoga 'The Practice Manual',* Ashtanga Yoga Productions, Houston, 2019.

Taimni, I.K., translator and commentator, *The Science of Yoga,* The Theosophical Publishing House, Adyar, 1981.

Tapasyananda, Sw., translator, *Prasnottara-ratna-malika of Sri Sankaracarya,* Sri Ramakrishna Math, Madras.

Tapasyananda, Sw., translator, *Sankara-Dig-Vijaya,* Sri Ramakrishna Math, Chennai.

Tapasyananda, Sw., translator, *Sivanandalahari of Sri Sankaracarya,* Sri Ramakrishna Math, Madras.

Tapasyananda, Sw., translator and annotator, *Srimad Bhagavad Gita,* Sri Ramakrishna Math, Madras.

Thie, J.F., *Touch for Health,* rev. edn, DeVorss & Co., Marina del Rey, California, 1999.

Thurman, R., translator, *The Tibetan Book of the Dead,* HarperCollins Publishers India, New Delhi, 2018.

Tola, F. & Dragonetti, C., translators, *The Yogasutras of Patanjali*, Motilal Banarsidass, Delhi, 2007.

Torwesten, H., *Ramakrishna – Schauspieler Gottes*, Fischer Taschenbuch Verlag, Frankfurt, 2001.

Tsogyal, Y., *The Lotus Born – The Life Story of Padmasambhava*, trans. E. Pema Kunsang, Shambala, Boston, 2013.

Turiyananda, Sw., translator, *Vivekacudamani of Sri Sankaracarya*, Sri Ramakrishna Math, Madras.

Tyagisananda, Sw., translator and annotator, *Narada Bhakti Sutras*, Sri Ramakrishna Math, Madras.

Van Lysbeth, A., *Die grosse Kraft des Atems*, O.W. Barth Verlag, Munich, 2011.

Veda Bharati, Sw., *Meditation and the Art of Dying*, The Himalayan Institute Press, Honesdale, Pa, 1999.

Veda Bharati, Sw., translator and commentator, *Yoga Sutras of Patanjali*, vol. 2, Motilal Banarsidass, Delhi, 2021.

Venkatesananda, Sw., translator, *The Supreme Yoga [Yoga Vashishta]*, 2 vols, The Divine Life Society, Shivanandanagar, 2015.

Venkatesananda, Sw., translator and commentator, *The Yoga Sutras of Patanjali*, The Divine Life Society, Shivanandanagar, 2018.

Verma, V., *Ayurveda – der Weg des gesunden Lebens*, Taschenbuchausgabe, Heyne Verlag, Munich, 2015.

Vimalananda, Sw., translator and annotator, *Mahanarayanopanisad*, Sri Ramakrishna Math, Madras.

Vimuktananda, Sw., translator, *Aparokshanubhuti of Sri Sankaracharya*, Advaita Ashrama, Kolkata, 1958.

Vireswarananda, Sw., translator, *Brahma Sutras According to Sri Sankara*, Advaita Ashrama, Kolkata, 1956.

Vireswarananda, Sw., translator, *Srimad Bhagavad Gita,* Sri Ramakrishna Math, Madras.

Virupakshananda, Sw., translator, *Samkhya Karika of Isvara Krsna,* Sri Ramakrishna Math, Madras.

Wasson, R.G., *Soma: Divine Mushroom of Immortality*, Harcourt Brace Jovanovich, 1992.

Whicher, I., *The Integrity of the Yoga Darsana*, 1st Indian edn, D.K. Printworld, New Delhi, 2020.

White, D.G., *The Alchemical Body,* The University of Chicago Press, Chicago, 2016.

Woodroffe, J., *Sakti and Sakta,* 10th edn, Ganesh & Co., Madras, 2014.

Woods, J.H., translator, *The Yoga System of Patanjali*, Motilal Banarsidass, Delhi, 1934.

Wu, J.C.H., translator, *Tao Teh Ching*, Shambala, Boston, 2010.
Yoga Journal, San Francisco, November/December 2015.

Інформація Про Автора

Грегор почав займатися раджа йогою наприкінці -1970х і додав хатха йогу на початку -80х. Невдовзі після цього він почав щорічно подорожувати до Індії, де навчався у різних майстрів йоги і тантри, традиційних індійських *садху* і аскетів. Він прожив багато років як відлюдник, вивчаючи санскрит і йогічні писання та практикуючи йогічні техніки.

Серія підручників Грегора складається з *"Аштанга Йога: практика і філософія"*, *"Аштанга Йога: проміжна серія"*, *"Пранаяма: дихання йоги"*, *"Медитація йоги"*: Через мантри, чакри і кундаліні до духовної свободи", "Самадхі - велика свобода", "Як знайти божественне призначення свого життя" та "Чакри, наркотики та еволюція", "Мудри: Печатки йоги" та *"Бгакті: Йога любові"* розійшлися по всьому світу накладом понад 100 000 примірників і були перекладені вісьмома мовами. Статті в його блозі можна знайти на сайті www.chintamaniyoga.com.

Сьогодні Грегор інтегрує всі аспекти йоги у своє вчення в дусі Патанджалі та Т. Крішнамачар'ї. Його чудернацьке почуття гумору, багатий особистий досвід, широкі та глибокі знання священних писань, індійської філософії та йогічних технік - все це робить вчення Грегора легко застосованим, актуальним та доступним для його учнів. Він проводить семінари, ретрити та тренінги для вчителів по всьому світу.

Зв'яжіться з Ґреґором:

www.chintamaniyoga.com
www.8limbs.com
https://www.facebook.com/gregor.maehle.

www.ingramcontent.com/pod-product-compliance
Lightning Source LLC
Chambersburg PA
CBHW020053200426
43197CB00050B/500